T0277356

LA MEJOR DEFENSA

MATT RICHTEL

La mejor

DEFENSA

LA NUEVA CIENCIA DEL

SISTEMA INMUNITARIO

URANO

Argentina – Chile – Colombia – España
Estados Unidos – México – Perú – Uruguay

Título original: *An Elegant Defense – The Extraordinary New Science of the Immune System – A Tale in Four Lives*
Editor original: William Morrow, New York, USA
Traducción: Victoria Horrillo Ledezma

1.ª edición Mayo 2022

ISBN: 978-84-17694-22-7
E-ISBN: 978-84-18259-57-9
Depósito legal: 4.914-2022

Fotocomposición: Ediciones Urano, S.A.U.

Impreso por: Rotativas de Estella – Polígono Industrial San Miguel
Parcelas E7-E8 – 31132 Villatuerta (Navarra)

Impreso en España – *Printed in Spain*

Para Jason y los Argonautas.

ÍNDICE

Tercera parte
Bob

Cuarta parte
Linda y Merredith

Quinta parte
Jason

Sexta parte
Vuelta a casa

NOTA DEL AUTOR

Para distinguir entre licenciados en medicina y doctores en cualquier otra disciplina académica, me refiero a los primeros como médicos o doctores y a estos últimos únicamente por su apellido. Se trata de una solución de compromiso que adopto con cierto pesar, dado que los doctores —en el sentido académico de la palabra— no solo han tenido que esforzarse mucho para conseguir su doctorado, sino que son los responsables de los principales descubrimientos en el campo de la inmunología. Decidí hacerlo así, siguiendo informalmente el estilo del *New York Times*, a fin de guiar al lector por esta historia con personajes diversos, algunos de ellos dedicados al campo de la investigación, que solían ser doctorados, y otros con formación y experiencia clínicas, que solían ser médicos. Ruego comprensión a los científicos, que son quienes mandan entre los Argonautas de esta odisea.

Por último, llamo por su nombre de pila a Jason Greenstein, a sus familiares y amigos y a otras personas cuya intimidad he compartido, como Bob Hoff, Linda Segre y Merredith Branscombe. El relato de su periplo médico es tan íntimo que requiere un trato informal.

Primera parte

Vidas en la balanza

1

Lazos de unión

Jason Greenstein guardaba silencio, sentado en el asiento del copiloto de un Ford Windstar, bajo un cielo gris. Era el viernes 13 de marzo de 2015. Jason iba en pos de un milagro y viajaba como tenía por costumbre: en plan cutre.

Su monovolumen plateado, que se acercaba velozmente a Denver desde el extrarradio de la ciudad, era una pura chatarra rodante. La calefacción tosía y expectoraba, y parecía funcionar solamente cuando en el exterior hacía calor. La puerta trasera no se abría y el salpicadero estaba lleno de lucecitas que alertaban de diversas averías de las que Jason hacía caso omiso. Sus mapas y atlas rebosaban de los compartimentos y estaban esparcidos por el suelo del vehículo.

Y luego estaba el olor que impregnaba el interior del coche: la peste que emanaba del bidón metálico de veinte litros de gasolina que Jason llevaba siempre en la parte de atrás por si surgía alguna emergencia, y de los desperdicios grasientos acumulados tras un sinfín de paradas en locales de comida rápida. Jason era incapaz de resistirse a los perritos calientes del 7-Eleven, pese a que los llamara «dedos de bruja» y los tildara de «asquerosos».

Cuando viajaba por trabajo y tenía que atravesar el país, lo que sucedía a menudo, dormía a veces en la parte trasera del coche. Se acurrucaba encima de una jarapa naranja y manchada, con la cabeza junto al bidón de gasolina, o descabezaba un sueño echado encima de las cajas de baratijas de oropel y pedrería que vendía como artículos promocionales a casinos de aquí y allá.

Tenía cuarenta y siete años, una diplomatura de una universidad de élite, una licenciatura en derecho y empresariales, y ninguna confianza ni especial apego por esos aditamentos. Vivía a salto de mata, pasando de una iniciativa empresarial a otra, de una aventura a la siguiente. Nunca se sentía más feliz que cuando iba en su coche, con un pellizco de tabaco de mascar Skoal Fine Cut debajo del labio y meciéndose al son de Springsteen o de alguna emisora de radio local, con una nueva ciudad en el horizonte. Estaba empeñado en vivir a su aire, descubriendo y explorando. Era un soñador americano de pura cepa y el monovolumen era su carreta.

—Mamá, si me pasa algo alguna vez, quiero que el coche esté bien cuidado. ¿Me oyes, mamá? —le decía a su madre.

Jason y su madre, Catherine, se adoraban y reñían sucesivamente. Entablaban unos diálogos pasivo-agresivos tan feroces y viscerales que habrían hecho las delicias de Arthur Miller.

Ahora Jason iba sentado en el asiento del copiloto y era su novia, Beth, quien conducía. Iba camino de marcarse el truco más estrafalario que podía habérsele ocurrido. Estaba decidido a convertirse en un prodigio médico, en el modelo de anuncio —decía él— de un nuevo y milagroso tratamiento contra el cáncer. Iba a desafiar a la muerte hallándose ya al borde mismo del precipicio, con un pie en el aire.

Jason padecía un cáncer muy avanzado. Su estado podía definirse con todo rigor como terminal.

Tenía un linfoma de Hodgkin de casi siete kilos de peso alojado en los pulmones y la espalda, en el lado izquierdo del cuerpo. El tumor duplicaba su tamaño cada pocas semanas. La quimioterapia y la radioterapia a las que Jason se había sometido durante cuatro años solo habían servido para frenar durante breves temporadas el desarrollo de un cáncer que suele tener buenas perspectivas de curación. Los médicos lo habían intentado casi todo; algunos fármacos, por partida doble o combinados con otros, lo que había tenido efectos secundarios brutales. Pero el cáncer siempre volvía a aparecer. Ahora, el tumor protruía tanto de su espalda que Beth llamaba cariñosamente a Jason *Quasimodo*. La masa tumoral presionaba el nervio cubital, lo que le provocaba terribles dolores y le impedía mover la mano izquierda, que estaba hinchada y tenía el aspecto de un bulbo carnoso.

El deterioro de su mano izquierda resultaba especialmente cruel. De jovencito, cuando éramos adolescentes, Jason era un fenómeno, un deportista listo, tenaz, un zurdo veloz y escurridizo. No era muy alto, pero saltaba como nadie, como un antílope con ancas de rana. Jugaba en la liga juvenil de baloncesto de Colorado y en la de béisbol, y tenía un físico acorde con sus proezas deportivas. Moreno, de ojos oscuros y sonrisa generosa, sus orígenes italianos y judíos a partes iguales habían dado como resultado una mezcla genuinamente norteamericana que volvía locas a las chicas. Pero para mí su rasgo más definitorio era su risa, que estallaba en un registro agudo, casi de soprano, a menudo en respuesta a sus propios chistes. Era un puro deleite.

Mientras Beth conducía de Boulder a Denver, el sol festoneaba las nubes como si el mes de marzo no lograra decidirse entre el invierno y la primavera. Jason, incómodo, iba recostado en el asiento. Vestía pantalones de chándal grises, zapatos de lona y camisa de franela, todo muy holgado porque los bultos dolorosos que tenía en el cuerpo no le permitían vestir de otra manera. Tenía hinchados los pies. Había encajado todos los golpes que le había lanzado el cáncer, hasta tal punto que su oncólogo lo apodaba *Toro de Acero* porque había soportado tozudamente todos los tratamientos que le habían prescrito, e incluso se las ingeniaba para no perder la sonrisa y hasta para bromear mientras tanto.

El lunes de la semana anterior, en una cita con su oncólogo, Jason había recibido su sentencia de muerte. Tras analizar la evolución del tumor, el doctor le comunicó con lágrimas en los ojos que no se podía hacer nada más. Habían probado todos los tratamientos, todos los cócteles farmacológicos. Y el cáncer siempre volvía con nuevos bríos. Era hora de tirar la toalla.

Después de la consulta, el médico anotó en la historia de Jason: «lo más razonable, por duro que sea emocionalmente, es derivar al señor Greenstein a un centro para enfermos terminales». Y fijó una cita con la familia para hablar de los cuidados paliativos que recibiría Jason. Continuar con el tratamiento, escribió el médico, estaba resultando «más perjudicial que beneficioso» y solo tendría sentido si el estado de Jason experimentaba «un cambio drástico».

Beth y Jason circulaban por el barrio de clase media donde está ubicado el Centro Médico Presbiteriano St. Luke. A Jason, normalmente, le encantaba hablar. Era muy parlanchín, hablaba por los codos. Ahora, en cambio, Beth casi no conseguía sacarle una palabra.

Cuando aparcaron, sujetó a Jason del brazo y juntos tomaron el ascensor hasta la segunda planta. Jason había pasado muchas horas en la planta de oncología del hospital, sentado en un voluminoso sillón reclinable de color marrón, en un box, soportando los extenuantes ciclos de quimioterapia. Pero hoy no era eso lo que tocaba.

Jason se sentó despacio en una silla y una enfermera conectó la vía intravenosa al reservorio que tenía implantado en el pecho. Primero le puso un gotero con suero para asegurarse de que la vía estaba limpia. Después, le administró Benadryl —un sedante— para que se adormilara. Por último, cambió esas bolsas por otra, también llena con un líquido transparente. Un medicamento nuevo.

* * *

El cáncer es una de las principales causas de muerte en el mundo. Pero esta no es una historia sobre el cáncer, como tampoco lo es sobre las enfermedades coronarias o respiratorias, los accidentes, los ictus, el Alzheimer, la gripe y la neumonía, las dolencias de riñón, la diabetes, el sida o cualquiera de esas dolencias que nos afligen y nos matan. Esta no es la historia de una enfermedad o una lesión concretas. Es la historia de *todas* ellas y del vínculo extraordinario que las une, del pegamento que define, en su conjunto, la salud y el bienestar de los seres humanos. Es la historia del sistema inmunitario.

Es la crónica del maravilloso descubrimiento de la inmunidad biológica —en especial, a lo largo de los últimos setenta años— y del papel que desempeña dicho sistema en todas las facetas de nuestra salud. Cuando un arañazo o un corte atraviesan el escudo de la piel —que es, en sí misma, una primera línea de defensa—, el sistema inmunitario entra rápidamente en acción. Las células inmunitarias acuden en tromba para limpiar las heridas, reconstruir tejidos, reparar los daños internos causados por un golpe o un moratón, o curar quemaduras y picaduras. La compleja red de defensa celular ataca a cada virus del resfriado —dos o tres, de media, al año—, vigila las innumerables neoplasias malignas que amenazan con derivar en cáncer, mantiene a raya virus como el del herpes, que colonizan a enormes franjas de población, y se enfrenta a los cientos de millones de casos de intoxicación alimentaria que se dan anualmente. Hace poco tiempo que hemos empezado a comprender el papel fundamental que desempeña el sistema inmunitario en el funcionamiento del cerebro, cuyas células inmunitarias propias se encargan de «podar» las sinapsis dañadas u obsoletas, facilitando así el mantenimiento de la salud neurológica.

Esta vigilancia es constante y se da en gran medida sin que seamos conscientes de ello. El sistema inmunitario es, por tanto, un auténtico guardaespaldas que protege nuestra salud en su sentido más amplio. Por ejemplo, los mecanismos que defienden nuestra salud individual parecen influir de manera determinante en funciones tan esenciales como la elección de pareja, ayudándonos a evitar uniones incestuosas que podrían poner en riesgo nuestra seguridad y supervivencia colectivas.

Suele describirse el sistema inmunitario recurriendo a términos bélicos como un sistema que organiza nuestras tropas internas sirviéndose de células poderosas capaces de vigilar, espiar y lanzar ofensivas quirúrgicas y ataques nucleares contra la enfermedad. Por seguir con la metáfora bélica, nuestras defensas cuentan además con agentes secretos provistos de píldoras letales y están conectadas mediante una de las redes de telecomunicación más complejas y veloces del mundo. Este entramado defensivo disfruta además de un estatus que prácticamente no puede equipararse con ninguna otra faceta de la biología humana. Recorre el organismo libremente, atravesando aparatos y sistemas. Como la policía en tiempos de ley marcial, el sistema inmunitario busca enemigos y les impide causar daños mortales, diferenciando hábilmente miles de millones de peligros para la salud, incluidos los que aún no ha descubierto la ciencia.

Es esta una misión extraordinariamente compleja, teniendo en cuenta que la vida es una baraúnda y el cuerpo una fiesta tumultuosa, una feria exuberante y caótica, poblada por células variadas. Hay miles de millones de glóbulos sanguíneos y células tisulares, proteínas, moléculas y microbios invasores.

La porosidad de las fronteras de nuestro cuerpo complica la labor policial del sistema inmunitario. Casi cualquier organismo que quiera penetrar en nuestro interior puede hacerlo. El cuerpo humano es un sarao de entrada libre, una fiesta de aforo ilimitado por el que pululan todo tipo de formas de vida: ladronzuelos y bandas organizadas; terroristas armados con maletines nucleares; primos y otros parientes borrachos y embrutecidos; agentes enemigos disfrazados de aliados; y oponentes tan extraños e impredecibles que parecen proceder de otro universo.

Y sin embargo, pese a todas esas amenazas, la metáfora bélica es engañosa e incompleta; incluso podríamos considerarla un error garrafal. Tu sistema inmunitario no es una máquina de guerra. Es una fuerza de pacificación que busca, ante todo, generar armonía. La labor del sistema inmunitario consiste en circular por esa fiesta multitudinaria, atento a la aparición de alborotadores para —y esta es la clave— expulsarlos causando el menor daño posible a otras células. Y no solamente porque no queramos dañar los propios tejidos, sino porque no podemos prescindir de muchos de los organismos exógenos que viven sobre nosotros y en nuestro interior, como los miles de millones de bacterias que habitan en el intestino. Hoy en día sabemos que algunos microbios, lejos de suponer un peligro, son aliados esenciales y que nuestra salud depende de la interacción armoniosa con multitud de bacterias. De hecho, cuando tomamos antibióticos o usamos jabones antibacterianos o cuando padecemos los efectos de toxinas que deterioran nuestra flora intestinal, corremos el riesgo de que se vean afectadas bacterias que contribuyen al buen funcionamiento del sistema inmunitario.

¡Y ojo, cuando el sistema inmunitario se recalienta!

Al igual que un estado policial sin restricciones, un sistema inmunitario descontrolado puede volverse implacable y llegar a ser tan perjudicial como cualquier enfermedad causada por un agente externo. Este fenómeno se denomina autoinmunidad. Y cada vez es más frecuente. Un 20 por ciento de la población de Estados Unidos —es decir, 50 millones de personas— desarrolla algún trastorno autoinmune. Según algunas estimaciones, el 75 por ciento de esas personas son mujeres aquejadas de dolencias como artritis reumatoide, lupus, enfermedad de Crohn o síndrome del colon irritable (SCI); es decir, afecciones debilitantes, penosas de soportar, frustrantes y de difícil diagnóstico. Las dolencias autoinmunes ocupan el tercer puesto en la lista por categorías de enfermedades más comunes en Estados Unidos, por detrás de los trastornos cardiovasculares y el cáncer. La diabetes, una de las principales causas de muerte en el país, es consecuencia de la guerra que el sistema inmunitario emprende contra el páncreas.

Durante las últimas décadas, el avance de la inmunología —la ciencia que estudia el sistema inmunitario— ha desvelado otro aspecto esencial de dicho sistema: ahora sabemos que se le puede engañar. A veces, una enfermedad arraiga y empieza a crecer y a extenderse y engaña al sistema inmunitario para hacerle creer que no es para tanto. Embauca a todo el sistema de defensas para que la ayude a desarrollarse. Eso fue lo que le pasó a Jason.

El cáncer le jugó una mala pasada a su elegante sistema defensivo. Se apoderó de los canales de comunicación del sistema inmunitario y ordenó a las tropas de su organismo que depusieran las armas. Luego, se sirvió de su sistema inmunitario para proteger el cáncer como si fuera tejido nuevo, sano y valiosísimo, lo que puso a Jason al borde de la tumba.

El líquido transparente que se introducía gota a gota en su pecho aquella prometedora mañana de un viernes 13 tenía por objeto revertir la jugada del cáncer. Iba a ordenar a su sistema inmunitario que luchara. Jason se contaba entre los primeros cincuenta pacientes en los que iba a ensayarse uno de los mayores avances en la historia de la medicina. Ahora sí, se había convertido en un pionero hiperquinético, más allá de todas sus expectativas. Se hallaba en la vanguardia misma de la experiencia humana, ayudando a la ciencia a combatir una de las técnicas de aniquilación más resistentes y efectivas del repertorio de las patologías.

Cuando quedó claro que el caso de Jason podía servir para ilustrar un cambio trascendental en la medicina, empuñé el bolígrafo.

Como periodista del *New York Times* y como amigo de Jason, me propuse entender cómo funcionaba el sistema inmunitario, cómo habíamos llegado al extremo de poder manipularlo y lo que eso suponía. Y hallé una historia de descubrimientos científicos y heroicidades, un relato detectivesco de alcance global cuyos hilos argumentales atravesaban Europa, Rusia, Japón y Estados Unidos, con investigadores que acumulaban denodadamente un hallazgo tras otro. La suma de lo que aprendí es un compendio de anécdotas y lecciones vitales, de peripecias individuales y momentos de inspiración científica que hacen de este libro, más que un manual, un relato fabuloso. Es la historia de la mecánica del sistema inmunitario y de su influjo en la salud cotidiana: en el sueño, en la forma física, en el humor, la nutrición, el envejecimiento y la demencia.

Es, además, la historia de Jason y de otros tres prodigios médicos: Bob Hoff, dueño de un sistema inmunitario casi único en el mundo, y Linda Segre y Merredith Branscombe, dos luchadoras infatigables contra la hiperactividad de su propio sistema inmunitario, ese asesino invisible.

Al igual que Jason, esas personas han sido partícipes de un punto de inflexión colosal en la historia de la ciencia, una verdadera explosión de conocimiento. Los expertos sitúan los nuevos hallazgos sobre el sistema inmunitario a la altura de los mayores logros de la humanidad.

En opinión del doctor John Timmerman, de la UCLA, que ha llevado a cabo estudios pioneros en la investigación del sistema inmunitario, dichos hallazgos son «tan importantes como el descubrimiento de los antibióticos». En lo que respecta a la lucha contra toda una serie de enfermedades que afectan tanto a la calidad de vida como a la longevidad, «ahora mismo somos como el Apolo 11: hemos tomado tierra, el *Águila* se ha posado».

* * *

En el hospital St. Luke, aquel viernes 13, el fármaco siguió introduciéndose gota a gota en el organismo de Jason durante una hora y, después, Beth condujo otros cuarenta y cinco minutos de vuelta a Boulder, donde Jason pensaba ir a ver el partido de baloncesto juvenil que jugaba su sobrino Jack en el estadio de Coors, en el campus de la Universidad de Colorado. Cuando llegaron al partido, Jason no tuvo fuerzas para subir las escaleras del estadio y un familiar convenció al personal de que le dejara entrar por una puerta reservada que daba directamente a la cancha.

Así era como solía llegar Jason a los partidos en su juventud: directo a la cancha, al lugar donde se desarrollaba la acción. De hecho, décadas antes, sentado en esas mismas gradas, yo lo había visto marcar una de las canastas más alucinantes que probablemente veré en toda mi vida. Aquel tiro lanzado desde la línea de tiros libres se produjo justo antes de que sonara el timbre que indicaba el final de la segunda prórroga del partido y franqueó a su equipo el paso a la siguiente fase de las eliminatorias de la liga estatal.

Muchos años después, Jason se hallaba sentado en las gradas mientras sus amigos iban y venían y miraban a aquella sombra de sí mismo en que se había convertido, convencidos de que aquel sería el último partido al que asistía.

—Tenía tan mal aspecto —comentó Danny Gallagher, un viejo amigo y compañero de equipo, un tirador infalible, flaco como un espárrago— que pensé que no pasaba de esa noche.

2

Jason

La historia del sistema inmunitario es una historia de vida y muerte, claro está; una historia de supervivencia en condiciones extremas. Pero, en la misma medida, versa sobre la lucha por la paz y la armonía, la integración eficaz, la migración de organismos entre cuerpos y fronteras, el «destino manifiesto» y la evolución. Es una historia de amistad.

* * *

Mis primeros recuerdos de Jason tienen como escenario el campo de béisbol y el banquillo. El patrocinador de nuestro equipo de la liguilla de alevines era McDonald's. Uniforme blanco con ribetes amarillos. Jason tenía una mata de rizos impresionante y una sonrisa casi igual de grande. En las fotografías del equipo aparece siempre de pie en la fila de atrás. Yo, en cambio, salgo en cuclillas, delante, bien integrado en el colegio y feliz en muchos sentidos, pero ocultando la inseguridad, cada vez más aguda, de un chaval bajito que ansía que le hagan caso.

Jason parecía encarnar el ideal del niño americano: no solo era un gran deportista, sino que además estaba dotado de una curiosidad natural, era amable y generoso y rebosaba carisma. En séptimo curso, con doce años, fue elegido el alumno más destacado del instituto. Cuando él estaba presente, los demás se hacían a un lado. Lo apodaban *Golden*, el «chico de oro», el favorito de todos. Daba gusto estar con él porque era lo opuesto a un matón.

—¡Vamos, Rick, tú puedes! —me gritaba cuando me tocaba batear y tenía todas las papeletas para que me eliminaran o, como mucho, para que me dieran la primera base por bolas—. La próxima vez —me decía cuando volvía al banquillo.

Jason y yo teníamos varias cosas en común; principalmente, que los dos admirábamos a nuestros padres y que estos ocupaban un lugar preponderante en nuestras vidas y nuestro entorno. Mi padre era el juez del pueblo donde vivíamos, un municipio relativamente pequeño. El de Jason, Joel Greenstein, era un hombre muy querido; trabajaba como abogado especializado en divorcios y, además, entrenaba al equipo de béisbol alevín. Era, de hecho, *el* entrenador por antonomasia del pueblo, nuestro Walter Matthau particular, con la única diferencia de que él no empinaba el codo ni decía palabrotas. Solía mordisquear un puro barato, tenía una sonrisa irónica y un humor socarrón y se le distinguía a la perfección desde el otro lado del campo, con su impermeable azul de los Yankees. Se quedaba de pie en el banquillo, con un pie apoyado en un escalón, dando golpes con el puño a su guante de béisbol agrietado.

Joel, que adoraba a Jason, procuraba guiarle con delicadeza pero con tino, como un entrenador juicioso al que le ha caído en suerte un purasangre.

—Jason adoraba a mi padre —cuenta Yvette, la hermana de Jason—. Estaba muy unido a él, y mi padre lo adoraba. Mi padre era una persona más bien reservada; Jason, en cambio, lo sacaba todo fuera, no tenía filtros emocionales de ningún tipo. Lo que le pasara, lo soltaba sin más.

Guy, su hermano mayor, afirma:

—Mi padre era su gurú.

Desde el punto de vista de la salud, entre Murray —mi padre— y Joel había una diferencia fundamental. Murray se aficionó a correr en la década de 1970, cuando comenzó la fiebre del *running*. A él le dio tan fuerte que llegó a completar trece maratones. Joel también estaba en forma, pero fumaba puros. La madre de Jason, Cathy, se fumaba un paquete de cigarrillos diario. El olor a tabaco impregnaba la casa de los Greenstein. Pocos hábitos humanos ponen a prueba el sistema inmunitario como lo hace el tabaco; las heridas y cortes minúsculos que produce en el tejido blando de los pulmones no solo dan lugar a lesiones crónicas, sino que obligan a las células a dividirse para sustituir el tejido dañado. La división celular eleva la probabilidad de que se produzca un tumor canceroso. Es simple aritmética, y puede tener consecuencias mortales.

* * *

Un día, en octavo curso, Tom Meier, uno de los mejores amigos de Jason, estaba en el gimnasio del instituto cuando se abrió la puerta y entró Golden.

—Estaba llorando —recuerda Tom.

Antes de que pudiera preguntarle qué le pasaba, Jason se metió en el vestuario y Tom lo siguió. Jason se sentó en el banco.

—¿Qué pasa, J?

—Que mi padre se está muriendo.

Jason acababa de enterarse de que su padre tenía cáncer de colon.

Cuarenta años más tarde, a Tom se le empañan los ojos cuando habla de ello.

—Jason era la persona más fuerte que yo conocía —cuenta—. Y allí estaba, hecho polvo.

* * *

De cara a la galería, a Jason parecía no afectarle que el cáncer estuviera corroyendo por dentro a su padre. De hecho, su desconexión emocional era cada vez mayor. En noveno, se presentó a las elecciones para presidir el consejo estudiantil. Su discurso rebosaba elegancia y seguridad en sí mismo. Afirmó delante de todo el instituto que nunca se daría por vencido.

—Si salgo elegido, pondré todo mi empeño en hacerlo lo mejor posible y procuraré no perder mi ilusión y mi energía. —Solo hizo una promesa—. Haré todo lo que esté en mi mano y me esforzaré al máximo por vosotros, si me elegís presidente.

Sí... Naturalmente, salió elegido.

Luego, cuando estábamos en décimo, en el instituto de Boulder, Jason dio con la filosofía vital que definiría nuestras vidas durante esos años maravillosos y llenos de ingenuidad: llamó a nuestro grupo de amigos la Liga de los Preocupados. La LP.

Los seis amigos de nuestra pandilla —Josh, Noel, Tom, Adam, Bob, Jason y yo— adoptamos esta cosmovisión como principio rector. La filosofía de la LP era, básicamente, lo contrario de lo que parecía expresar su nombre. Lo que quería decir Jason era que nada nos preocupaba especialmente. Preocuparse era cosa de gente sin perspectiva.

Como todas las religiones y los credos imperecederos, esta idea tan patriarcal se enquista sobre sí misma y acaba convertida en una perfecta contradicción. No aguanta una mirada rigurosa. A todos nosotros, hasta el último, nos preocupaban toda clase de cosas; de hecho, teníamos miedos e inseguridades a lo bestia, a pesar de nuestra vida privilegiada. Esa clase de desconexión con uno mismo, como veremos, puede conducir a la ansiedad y llevarnos a enfermar, debido a los mecanismos que utiliza el sistema inmunitario para afrontar el estrés. Pero, en apariencia, en aquella época éramos alumnos y deportistas modélicos, la «gente guay» del instituto. Y Jason era nuestro adalid. En el penúltimo curso del instituto, hizo algo memorable.

* * *

En primero de bachillerato, y a pesar de no ser precisamente un gigante, ayudó a los Panthers del instituto de Boulder a llegar a la final del campeonato estatal de baloncesto en unas eliminatorias que fueron mágicas. Medía apenas un metro setenta y cuatro con sus zapatillas de básquet y no era, que digamos, la estrella del equipo, en el que había varios alumnos de segundo buenísimos, pero Jason era, en cambio, el pegamento, el base y la mascota del equipo, y a energía no había quien le ganase.

Para John Raynor, su entrenador en aquel equipo —una especie de Bobby Knight—, Jason era imparable.

—A veces jugaba con una temeridad alucinante —recuerda Raynor—. Se tiraba al suelo de cabeza y se levantaba cojeando, y yo pensaba, «madre mía, se va a matar».

Los demás miembros de la LP asistimos desde las gradas a aquella final en la que nuestro equipo se jugaba nada menos que el título estatal, con la cara pintada con el símbolo de los Panthers de Boulder, unas zarpas moradas.

Sentado no muy lejos de nosotros, Joel, consumido por la enfermedad, veía jugar a su queridísimo hijo.

El partido fue mal desde el principio.

Jason, que ya estaba en desventaja en altura y fuerza, se había lesionado el tobillo en el partido anterior y cojeaba un poco. Solo marcó cuatro puntos. Los dos mejores jugadores de los Panthers no se lucieron esa noche. Resultado final: 52-42.

* * *

Joel Greenstein falleció solo unos meses después, el 13 de julio de 1984. Tenía cincuenta años.

A Jason le dieron la noticia y, al volver a casa del trabajo, se encontró a su padre tendido en una camilla en el cuarto de estar. Los sanitarios de la unidad de cuidados paliativos todavía estaban allí. Jason se echó a llorar. A pesar de todo, no creía que aquello pudiera ocurrir.

Más adelante me diría:

—Si hay dos cosas que odio en este mundo son los hospitales y el cáncer.

Algunos familiares suyos se preguntaban si la muerte de su padre —su asidero— le había afectado de tal modo que Jason emprendió una huida hacia delante, en términos físicos, espirituales y emocionales. Tras fallecer Joel, Jason se desbocó, como un caballo de carreras sin su entrenador. Vivía a toda mecha, viajando por todo el mundo: fue profesor en

Japón, dio tumbos por Latinoamérica y, entretanto, se sacó varias carreras universitarias. O intentó sacárselas, porque, como no acabó de pagar la matrícula, no le dieron el diploma de licenciado en derecho. Montaba un negocio tras otro y se convirtió en una especie de hombre orquesta del sector de las ventas. Vendía de todo: servicios de telefonía, sandalias Crocs en el centro comercial, máquinas de zumo a restaurantes... Durante un tiempo tuvo una empresa de furgonetas de esquí. Ideaba cada uno de sus proyectos con el entusiasmo de quien está convencido de que va a triunfar.

Al echar la vista atrás, da la impresión de que estaba poniendo en riesgo su salud. Pero fui yo, de hecho, quien tuvo el primer roce con la enfermedad. Al acabar la universidad me vine abajo; sucumbí a la presión de unas ambiciones desmedidas y equivocadas sin tener ni idea de qué era lo que de verdad me apasionaba. El insomnio y la ansiedad hicieron presa en mí, y tuve que encontrarme a mí mismo para sobrevivir. Salí de aquel proceso convertido en una persona que se encontraba a gusto consigo misma, y de pronto encontré mi vocación y fui capaz de seguirla sin ningún miedo.

A finales de la década de 1990, Jason —tan aventurero como siempre, ideando negocios sin cesar, a cual más estrafalario— y yo —sano y feliz— forjamos una amistad profunda y sincera. Nos unían el entusiasmo y nuestro pasado común, además de la capacidad de no tomarnos demasiado en serio a nosotros mismos y, al mismo tiempo, de volcarnos apasionadamente en nuestras respectivas vocaciones. Entonces, a Jason le llegó su sino.

* * *

El 9 de mayo de 2010, aterrizó en el aeropuerto de Phoenix bajo un hermoso cielo crepuscular. Era sábado por la noche y había pasado el fin de semana en una feria comercial del sector del juego y las apuestas en Biloxi, Misisipi. Desde hacía un tiempo tenía un negocio de venta de artículos promocionales fabricados en China —cajitas decorativas esmaltadas— que los casinos entregaban como obsequio a clientes fieles o ganadores de premios en metálico. La empresa se llamaba Green Man Group.

Jason estaba en su momento álgido. Vivía en Las Vegas, la frontera del jugador, se dedicaba a vender baratijas a otros soñadores como él y viajaba por todo el país visitando los casinos que proliferaban aquí y allí para darse a conocer y explicar por qué, gracias a sus artículos, la fidelización de los clientes subiría como la espuma. Conducía un Chrysler Concorde de 1982 que me describió como «el último coche judío, casi al cien por cien. Todos esos judíos se han muerto o ya no podían conducir y le vendieron el coche a alguna familia mexicana. Y todos esos coches son ahora de familias mexicanas, menos el mío».

Luego soltó esa risa aguda tan suya, quizá porque se avergonzaba de haber hecho un comentario un pelín ofensivo, o tal vez por todo lo contrario, porque le hacía gracia sin más. La verdad es que era casi imposible no reírse con él. Allí estaba en su salsa, con las ventanillas bajadas, el aire tórrido y una nueva aventura por delante.

—Me encanta conducir por el desierto y tener la carretera para mí solo.

Había hecho un alto en Phoenix antes de volver a Las Vegas porque tenía unos negocios que atender en Arizona. Cuando aterrizó, a última hora del día nueve, resultó que la aerolínea había extraviado su equipaje, incluidas sus muestras de artículos promocionales. Estaba esperando, cuando notó un picor en la garganta. *A veces me entra alergia en el desierto, o a lo mejor es que tengo faringitis o he pillado un virus*, se dijo.

Esa noche se alojó en un hotel a media hora del aeropuerto y a la mañana siguiente se notó enfermo. Aquello le sentó fatal.

—Hacía un día de mayo precioso, y yo estaba hecho unos zorros, me dolía la cabeza.

Para animarse un poco, hizo lo que solía hacer cuando conducía: se metió en la boca un pellizco de tabaco de mascar Skoal Fine Cut —«masqué como un loco»— y luego, como seguía notándose muy flojo, paró en una gasolinera para tomar algo.

Allí estaba, hecho mierda, en la carretera desierta, donde normalmente era el hombre más feliz del mundo.

—Jason era de los que habrían colonizado el Oeste —cuenta de él su hermana Natalie—. Se habría marchado de la ciudad y se habría arriesgado a luchar con los indios o con lo que fuera.

No sabía si su hermano era así de natural o si la muerte de su padre había exacerbado algún rasgo de su temperamento y «cuando falleció nuestro padre algo se rompió o cambió dentro de él». Sentar la cabeza o aflojar el ritmo no entraba en sus planes. Jason tenía sus ideas propias y se empeñaba en llevarlas a cabo aunque los demás pensaran que eran un auténtico disparate, como el tratamiento casero con el que dio unas semanas después para curarse el dolor de garganta.

* * *

Vivía en Las Vegas, cómo no, con una *stripper* a la que le había alquilado una habitación en la casa que su madre le compró, en plan inversión, por 175.000 dólares. Era una casa de estilo ranchero, con tres habitaciones y una piscina en la parte de atrás, construida en 1947. El barrio había vivido su apogeo poco después de esa época, pero mucho antes de que los Greenstein compraran la casa. Tiempo atrás, un magnate de los casinos había vivido enfrente, y Jason tenía planeado reformar la casa y venderla a buen precio. Eso decía.

Su relación con la *stripper* era puramente platónica, pero a Jason no le molestaba gran cosa que así fuera. Además, tenía a Beth.

El viernes de la semana en que empezó a encontrarse mal, seguía teniendo los mismos síntomas.

—Hice lo que habría hecho casi cualquiera —me dijo riéndose—. El viernes por la noche, salí a comprar una caja de cervezas y me emborraché, a ver si así se me pasaba el resfriado.

A la mañana siguiente se sentía aún peor.

—Intenté quitármelo a base de beber, pero no dio resultado.

Llamó a Beth y ella le dijo que fuera al médico. Jason le hizo caso. Le hicieron un análisis de sangre y descubrieron que tenía inflamado un ganglio linfático del cuello. El médico pensó que tenía mononucleosis y le recetó antibióticos. No funcionaron.

—No noté ninguna mejoría.

* * *

Todos los veranos, Jason llevaba a su madre en coche al este, a Nueva York, para que viera a su familia. Su madre odiaba volar. Y entre Jason y ella había una especie de codependencia y un cariño mutuo que era fácil confundir con la lucha libre, al menos del tipo verbal. Andaban siempre a la greña, chillándose histriónicamente.

¡Mamá, no me escuchas! No me encuentro bien.

¡Pues, si no estás bien, vete a la cama!

Estoy bien, mamá. Voy a llevarte a Nueva York.

Qué bien, Jason. Eres un sol.

Jason fue en coche a Colorado, recogió a su madre y emprendieron juntos viaje al este. *Estoy muy débil,* pensó él. Era mediados de junio cuando llegaron a Bayside, en la zona de Queens, el punto de origen desde el que su familia había emprendido la ruta de colonización hacia el oeste que ahora ellos hacían a la inversa. Allí, en casa de su tía Rose, Jason apenas pudo levantarse del sofá.

—Me recordaba a mi padre cuando estaba enfermo. Antes nunca hacía eso —rememora Jason.

No tenía médico de cabecera. De hecho, no tenía un seguro médico digno de tal nombre.

—Hacía poco que había contratado por Internet un seguro de atención médica, pero era un seguro de pacotilla. Me dijeron que era una póliza para urgencias. El cáncer no entraba. Y solo cubría hasta mil dólares de gasto. Pero yo vivía en ese plan, como cuando me aposté con mi inquilina una botella de ron a que sus tetas no eran falsas.

* * *

De vuelta en Colorado, por fin se hizo análisis de sangre más exhaustivos. Uno de ellos medía los niveles de inflamación mediante una prueba inespecífica de velocidad de sedimentación globular. Los resultados que arrojó la prueba eran sumamente anormales.

El médico llamó a Jason.

—Aquí hay un problema serio —le dijo al explicarle los resultados de los análisis—. En treinta años nunca había visto nada parecido. Algo anda muy mal.

* * *

Le diagnosticaron linfoma de Hodgkin. Su sistema inmunitario estaba sufriendo el asedio de fuerzas malignas. La buena noticia era que el Hodgkin era uno de los cánceres con mejor pronóstico de curación... en la mayoría de los casos.

3

Bob

Robert T. Hoff se convirtió en un prodigio del sistema inmunitario la noche de Halloween de 1977. Iba disfrazado de momia.

Nacido en 1948 y criado en Iowa, hijo de un agente de seguros y de una maestra interina, vivió dentro del armario desde los cuatro años. Esa fue la primera vez que recuerda que el niño de la casa de al lado y él se hicieron cariñitos. A él le encantó; llegó a anhelar el afecto físico de otros niños y, andando el tiempo, de hombres adultos. Aprendió a ocultar que durante unos años, de pequeño, le gustaba ponerse los vestidos y fulares de su madre. En el colegio sacaba sobresalientes. No le hablaba a nadie de sus pasiones desde que, en séptimo, cometió el error de confiarse a un chaval, Steve Lyons, que no le guardó el secreto.

—Me llamaban maricón.

Bob tuvo que buscar otra estrategia y la encontró en la imitación. Había un chaval, Art, que era el más «popular» del instituto. Bob aprendió a emularlo.

—Me fijaba en todo lo que hacía. Me apunté a las mismas extraescolares que él. Iba a natación al YMCA. Aprendí a hablar de otra manera. Hay un dejo típicamente gay, y yo aprendí a pensar con antelación para no utilizar palabras con las que pudiera cecear. Así empecé a hacer amigos, fui el protagonista de la función escolar, me eligieron presidente del consejo estudiantil, era el chico más guay de la clase.

Salía con chicas y, por miedo a quedar excluido, dejó de mantener relaciones sexuales con varones hasta que llegó a la universidad. Estudió derecho y se casó con una mujer. Hizo el servicio militar en la Fuerza Aérea. Su mujer y él intentaron que su matrimonio funcionara, pero ella no quería estar casada con un homosexual. Se divorciaron. Bob volvió a casarse. En algún momento, su madre descubrió sus verdaderas inclinaciones, que consideró pecaminosas, y estuvieron veinte años sin hablarse.

En 1977, Bob vivía en Washington D.C. y gozaba de una excelente posición; era abogado y ejercía como consejero legal de la Administración de Servicios Generales, un organismo federal importante. El 31 de octubre, Bob fue solo a una fiesta; su mujer —y tapadera— en aquella época era azafata de vuelo y estaba de viaje.

Bob se envolvió en tela de gasa (había comprado un rollo de diez metros en Joann Fabrics) y estaba pasándolo bien en la fiesta cuando conoció a John, un pelirrojo muy cachas. Subieron al piso de arriba y mantuvieron relaciones sexuales sin preservativo.

Dos semanas después, Bob empezó a sentirse mareado, cansado y soñoliento. Notaba un malestar parecido al de la gripe, pero no se encontraba tan mal como para dejar de ir al trabajo. Estuvo así diez días.

—Lo achaqué a una gripe —cuenta.

En torno al día de Acción de Gracias, fue a la boda de un primo suyo en Cedar Falls. Al volver, cuando iba en el coche, empezó a encontrarse muy mal. Vomitó y tuvo diarrea. Pensó entonces que el marisco que había comido estaba en mal estado. Tan aplicado como siempre, fue a ver al médico que le había hecho un reconocimiento cuando solicitó la licencia de piloto de aviones privados.

Tenía hepatitis. Concretamente, hepatitis A, una cepa que se había identificado solo unos años antes, en 1973. Se trata de un infección del hígado que tarda un tiempo en manifestarse. Cuando se manifiesta, los síntomas que experimenta el enfermo —en esto caso, Bob— son los propios de la inflamación que produce el sistema inmunitario al ponerse a trabajar para contener la infección.

Este diagnóstico no era, a fin de cuentas, una noticia pésima. Si el sistema inmunitario funciona como es debido, puede vencer a la cepa de la hepatitis A.

Pero Bob no solo tenía hepatitis. También había contraído el virus de la inmunodeficiencia humana (VIH), seguramente el asalto directo más grave que había afrontado nunca nuestro sistema inmunitario. Bob tardaría todavía unos años en descubrir la verdad. Entonces se convirtió en fuente de inspiración y conocimiento en las más altas esferas del mundo científico. Dentro del ámbito de la medicina, Robert Hoff es un auténtico tesoro nacional. Su organismo se defendió del VIH —y esquivó la muerte— como quizá no lo había hecho nadie antes que él. Su extraordinario sistema inmunitario abrió nuevas vías de investigación, muy prometedoras para el resto de la humanidad.

4

Linda y Merredith

Poco o nada hacía suponer que Linda Bowman llevaba oculto dentro de sí un asesino suicida mientras se disponía a golpear la bola en el *tee* de salida de un campo de golf del Úlster (Irlanda), un día de lluvia y viento de mayo de 1982, durante la ronda final del Open Smirnoff del Úlster, el torneo precursor del Open de Irlanda Femenino. Linda encabezaba el torneo, empatada con su rival directa.

Justo antes de las dos de la tarde, su hora de salida, su *caddie* irlandés, Victor McCauley, un tipo hosco y gruñón, le dio una sorpresa cuando la llevó al aparcamiento y le dijo:

—Quiero enseñarte una cosa. —Abrió el maletero del coche y le mostró una docena de preciosas rosas rojas—. Este lo ganamos, Linda —añadió.

No iba a ser fácil. Linda, que tenía veintidós años, nunca había ganado un campeonato profesional de golf y se enfrentaba a la jugadora que más premios había acumulado en los últimos dos años en el circuito europeo. Apenas pegó ojo la noche anterior a la última ronda.

Por otro lado, su vida había sido en gran parte como de cuento, aunque el suyo no fuera un cuento de hadas. No era una princesa, no se lo habían dado todo. Había trabajado como una mula, y además le gustaba trabajar. De niña, desde los siete años, se había volcado en la hípica y había llegado a competir. Ponía todo su empeño y se exigía mucho a sí misma, hasta el punto de que cuando entró en la adolescencia seguía a veces una dieta proteínica —solo comía carne y huevos, nada de fruta ni de verdura— para mantenerse delgada y grácil.

Se convirtió en la mejor jinete de la cuadra.

—Aunque me dieran un caballo malísimo, yo me lucía.

En cuanto a sus capacidades intelectuales, se le daban especialmente bien las matemáticas y, al igual que su hermana mayor, se saltó el tercer curso de primaria.

Era una chica simpática y sociable —aunque no fuera la que más destacaba del colegio—, un poquitín empollona, pero feliz y motivada. Su madre había sido golfista profesional, su padre también era aficionado al golf, y con el tiempo Linda cambió la hípica por el deporte familiar. Empezó casi desde cero a los quince años y, gracias a su empeño y su dedicación, consiguió una beca deportiva de la Universidad de Stanford. Sus *drives* alcanzaban las 230 yardas, toda una hazaña en aquellos tiempos.

En la ronda final del Open del Úlster, aquel día de mayo de 1982, Linda mantuvo el empate con la campeona del circuito, Jenny Lee Smith. En el último hoyo, el 18, consiguió adelantarse tras su segundo golpe, que se deslizó lentamente por el *green* y se metió en un búnker. El golpe que lanzó desde la arena cayó a quince centímetros del *cup*, y su par forzó el desempate por muerte súbita.

Las dos finalistas se jugaron el título hoyo a hoyo. Si una de ellas se adelantaba en un solo hoyo, se llevaría el torneo. El empate se mantuvo a lo largo de cuatro hoyos y luego, en el quinto —un par 5 de quinientas yardas— Linda se impuso a su rival. Tras hacer ambas sendos *drives* casi idénticos, Linda sacó una madera tres, hizo su *swing* y... topó la pelota, que giró lentamente por el suelo por espacio de noventa yardas, hasta menos de la mitad de la distancia que esperaba Linda. Jenny lanzó a continuación y clavó el tiro. Ya solo tenía que hacer un buen tiro corto para llevarse el torneo.

Victor, el caddie del ramo de rosas, le pasó a Linda un hierro cinco y le dijo que ya sabía lo que tocaba: hacer un *swing* elegante, con potencia y seguridad, para situar la bola cerca del hoyo a fin de seguir en el partido y que la presión recayera sobre su oponente.

Linda hizo un tiro «de bandera» y la bola cayó a menos de un metro del hoyo. El tiro corto de Jenny fue a parar fuera del *green*. Cuando Linda hizo un *birdie* y ganó, sus compañeras del equipo norteamericano la levantaron en hombros. Más tarde, en la fiesta de celebración, bailó con su viejo caddie irlandés la canción *Forty Shades of Green* de Johnny Cash.

Linda Bowman tenía muchas virtudes; entre ellas, el tesón y la capacidad de soportar con elegancia el estrés.

Hasta que su cuerpo se declaró en rebeldía.

* * *

Catorce años más tarde, en 1996, Linda seguía llevando una vida ideal, al menos en apariencia. Había hecho un máster en administración de empresas en Stanford, tenía dos hijos —uno de ellos recién nacido—, su marido trabajaba en uno de los bufetes de abogados más prestigiosos de Silicon Valley y ella estaba a punto de convertirse en la sexta mujer que entraba a formar parte como socia de la empresa Boston Consulting Group.

Vivía en una casa muy bonita en San Mateo, un municipio del extrarradio de San Francisco. Ese año, una noche de septiembre, estaba preparando la cena para un grupo de amigos cuando notó dolor en el dedo gordo del pie izquierdo. Dolor, no un simple pinchazo. Echó un vistazo y vio que el dedo se le había hinchado hasta alcanzar el tamaño de una pelota de golf. Aunque estaba muy incómoda, aguantó toda la cena y luego, cosa rara en una mujer tan diligente como ella, pidió amablemente a sus invitados que se marcharan temprano.

Canceló, además, la reunión que tenía al día siguiente, lo cual era aún más impropio de ella. Tenía previsto trasladarse a Los Ángeles para reunirse con un cliente importante, uno de los mayores bancos del mundo, pero la sola idea de llegar al aeropuerto se le hacía insoportable.

Para poder dormir, se tomó una pastilla de Vicodin (hidrocodona) que le quedaba de cuando había dado a luz a su hijo. No sirvió de nada. Se tomó otra pastilla. Nada. Probó a tomarse una tercera.

Al día siguiente, más o menos, fue al médico y le mostró un dedo gordo del tamaño de una de las pelotas Titleist que usaba en el campo de golf. Estaba rojo e inflado como un globo, y le dolía a rabiar.

El médico, tras examinarla, le dijo:

—No sé qué es esto.

* * *

Linda estaba siendo atacada por su propio cuerpo. Padece artritis reuma-toide. Su historia sin duda le resultará familiar a esa ingente cantidad de personas que sufre algún trastorno autoinmune. Tiene terribles dolores producidos por la inflamación de diversas partes del cuerpo: órganos, tubo digestivo y, sobre todo, articulaciones.

En líneas generales, resulta difícil exagerar los estragos que produce la autoinmunidad. Tres de los cinco fármacos más vendidos del mercado es-tán indicados para dolencias autoinmunes, entre ellos el medicamento más vendido del mundo, Humira, empleado para la inhibición del sistema inmunitario en el tratamiento de diversas enfermedades. Sus ventas anua-les rondan los 20.000 millones de dólares.

Para todos aquellos que padecen enfermedades autoinmunes, estos fár-macos demuestran lo lejos que ha llegado la ciencia en la comprensión y el tratamiento de dichas dolencias. Actualmente sabemos que las personas que sufren artritis reumatoide, celiaquía o lupus, e incluso quienes padecen accesos aparentemente misteriosos de cansancio, fiebre y dolores diversos, son víctimas de un enemigo que a menudo pasa inadvertido: una red de defensas desequilibrada, un sistema inmunitario que, una vez puesto en marcha, funciona desmesuradamente y sin freno. Estas enfermedades afec-tan a millones de personas —a muchas más de las diagnosticadas— cuyas defensas atacan o rechazan al propio organismo o reaccionan ante deter-minados alimentos o factores ambientales como si fueran hostiles.

La historia de Linda ilustra a la perfección cómo afecta la autoinmunidad a quien la padece, no solo en lo que atañe al malestar físico, sino también a la frustración infinita que produce con frecuencia el tratar de diagnosticar estas afecciones tan complejas desde el punto de vista médico.

La experiencia de Merredith Branscombe, afectada también por un trastorno autoinmune, pone de relieve esa frustración. Su enfermedad la hacía sentirse invisible en el sentido de que, aparte de ella, no había ningún agente externo que identificar. Durante décadas, los enfermos como Linda y Merredith se han sentido ignorados por sus familiares y amigos, que quitaban importancia a sus dolencias, y ninguneados por los profesionales de la medicina.

En el caso de Linda, las pistas que apuntaban a su enfermedad y el catalizador de la misma estaban ahí desde el principio y podían descubrirse a poco que se hiciera un examen exhaustivo de su estado. Además de sus antecedentes familiares, sufría estrés agudo, insomnio y una faringitis que pudo ser el desencadenante del desequilibrio de su sistema inmunitario. El caso de Merredith era más complejo.

* * *

Merredith nació en Denver apenas dos años después que Linda, en medio de un campo de minas de trastornos autoinmunes. Su familia guardaba un gran secreto que ella tardó muchos años en descubrir. Sus abuelos y su madre habían escapado de los nazis en circunstancias espeluznantes, lo que vino a sumar un trauma emocional al historial familiar de síntomas extraños, como el cansancio crónico y los trastornos gastrointestinales de su madre, o la extraña afección autoinmune que atacó el sistema nervioso de su abuelo.

Merredith era una buena estudiante cuyos padres eran muy activos políticamente. Su padre era periodista y ella destacó desde niña por su talento para escribir. De vez en cuando, sin embargo, sufría síntomas inespecíficos —sarpullidos, problemas de estómago, dolores articulares— que iban y venían. Todo parecía ir viento en popa cuando ingresó en la Universidad del Noroeste. Pero durante su primer curso en la facultad sufrió una agresión sexual y regresó a casa con el sistema inmunitario convertido en un polvorín.

Su estallido, cuando se produjo al fin, fue realmente espectacular.

* * *

Quedé con Merredith en Colorado un día de septiembre de 2017. Eran poco más de las cinco de la tarde y Merredith salió de su Toyota beis con aspecto de estar fuera de lugar en aquel ambiente. La temperatura rozaba los veintiséis grados y el sol seguía cayendo a plomo a esa hora del día, especialmente a mil y pico metros sobre el nivel del mar. Aun así, Merredith, que tenía cincuenta y tres años, vestía vaqueros largos, camisa negra de manga larga y gorra de béisbol del mismo color. La abundante melena rubia le caía suelta sobre los hombros.

Abrió la puerta de atrás de su viejo Camry y de él salieron de un salto *Ringo* y *Bam Bam*, dos perros mestizos con una vena de sabueso en los genes.

Estábamos en Boulder, mi ciudad natal y, casualmente, el lugar donde nos habíamos criado Jason y yo. Mientras Merredith ponía la correa a los perros, empecé a comprender por qué llevaba aquella ropa aparentemente tan extraña. Se debía a su dolencia, claro, me dije. O a sus dolencias, mejor dicho. En plural.

Porque Merredith tenía diagnosticados al menos tres trastornos autoinmunes; entre ellos, lupus y artritis reumatoide. Su sistema inmunitario se había rebelado contra su propio organismo como si fuera una amenaza extrínseca. Rara vez se encontraba del todo bien. Solía tener febrícula veinte días o más al mes, y en ocasiones la fiebre le subía a treinta y ocho grados. Ello bastaba para producirle un cansancio crónico, pero no para dejarla totalmente fuera de combate. Pero cuando los síntomas se agudizaban… «Uf», decía Merredith. Tenía que irse a urgencias de madrugada con síntomas de inflamación en la región cardiaca, sangre en las heces y unos dolores «como si me hubieran clavado cuchillos en los costados y estuvieran girando esos cuchillos y hundiéndomelos más y más en los músculos».

Cerró la puerta del Toyota.

—¿Quieres ver una cosa alucinante? —preguntó.

—Claro.

—Voy a enseñarte lo que pasa cuando me da el sol.

Yo estaba seguro de que lo que iba a enseñarme no era genial, precisamente. Podía ser fascinante, quizá, o ilustrativo de lo poderoso que es el sistema inmunitario. Pero genial no, si estabas en su pellejo.

—Es un poco deprimente, porque en general me esfuerzo bastante por no dar una imagen de resignación, pero al mismo tiempo no quiero ser una de esas personas para las que estar enfermas es lo más grande que les ha pasado en la vida —me dijo.

Con los perros abriendo la marcha, subimos por Linden Avenue, una calle que llevaba hacia el monte. Dejamos atrás los árboles y llegamos a un sendero de tierra. Las montañas y el sol amarillo anaranjado quedaban a nuestra izquierda; a la derecha se extendía la masa de árboles de un barrio acaudalado. De momento, el sol nos daba de lleno.

—Fíjate —me dijo Merredith. Se tapó la mano izquierda con la manga de la camisa para protegerla del sol y extendió la derecha delante de mí, con la palma hacia abajo—. Va muy deprisa.

—¿El qué?

—Tú mira.

La mano destapada empezó a hincharse. Se puso roja.

—¿Estás bien?

—Bueno... —Al parecer, aquello era lo normal en ella.

—Vamos a apartarnos del sol —dije.

Avanzamos otros diez metros.

—Ya está —dijo. Destapó la mano izquierda y la puso junto a la otra. La diferencia saltaba a la vista: la izquierda estaba blanca y un poquito hinchada, lo que era síntoma de inflamación crónica; la derecha, en cambio, estaba roja y visiblemente inflamada.

—Mi sistema inmunitario no me da tregua —afirmó.

* * *

El sistema inmunitario de Merredith está descompensado, fuera de control; es un agente enemigo que opera dentro de su organismo. Igual que el de Linda. El de Jason no dio abasto por sí solo. Y el de Bob Hoff logró una hazaña asombrosa. Lo suyo fue auténtico prodigio. Cabe preguntarse, por tanto, por qué sufrió el rechazo de la sociedad.

Juntos conforman una especie de cuento de Ricitos de Oro de la inmunología: dos personas con un sistema inmunitario desmesurado, una con un sistema inmunitario excesivamente débil y otra con un sistema inmunitario perfecto.

Estas páginas contienen su historia y la de otras personas —incluidos algunos científicos famosos y, en ocasiones, mis propios problemas de salud—, a fin de ilustrar la compleja y fascinante ciencia del sistema inmunitario.

Lo que sucede dentro de nuestros cuerpos tendrá más sentido si empiezo por el principio, contando cómo llegaron los científicos a entender qué era de verdad el sistema inmunitario, y vuelvo a continuación con detalle a lo vivido por Jason, Bob, Linda y Merredith.

Mi relato comienza con una gallina, un perro y una estrella de mar.

Segunda parte

El sistema inmunitario
y la fiesta de la vida

5

La gallina, el perro, la estrella de mar y la piedra filosofal

Podría afirmarse que la inmunología como disciplina científica comenzó con una gallina.

El escenario fue la Universidad de Padua, en el norte de Italia, a finales del siglo XVI. Vivía allí en aquel tiempo un joven investigador llamado Jerónimo Fabricio de Aquapendente al que le gustaba destripar cosas. Diseccionaba ojos, oídos, embriones de animales y, en ocasiones, también seres humanos. Ha pasado a la historia, sin embargo, gracias a una gallina.

Un día, mientras diseccionaba una de estas aves, Fabricio reparó en un región de aspecto peculiar que el animal tenía bajo la cola. Descubrió así un órgano en forma de saco al que llamó *bursa*, término latino del que derivan la palabra castellana bolsa y la inglesa *purse*. De ahí la denominación «bolsa de Fabricio».

Aquella cosa no parecía tener ningún propósito concreto. ¿Qué rayos era? ¿Y por qué iba a dotar Dios a las aves (recordemos que era el siglo XVI) con un órgano en forma de bolsa que no parecía servir para nada?

¿Habría creído Fabricio que aquella bolsita contenía la clave para comprender nuestra supervivencia? ¿Pudo intuir que aquella sencilla observación salvaría algún día la vida de millones de personas, incluida la de Jason?

Lo mismo cabría preguntarse de un puñado de descubrimientos sin relación aparente entre sí que pusieron los cimientos de nuestra comprensión del sistema inmunitario.

* * *

El 23 de julio de 1622 el científico italiano Gaspare Aselli diseccionó «un perro vivo y bien alimentado», según relata una crónica de esta operación de importancia trascendental. Aselli observó unos «vasos lechosos» en el tracto digestivo del animal. Esta observación no se correspondía con la idea que se tenía del aparato circulatorio, por el que circulaba sangre roja. Aquellos vasos de aspecto lechoso parecían contener sangre blanca. La disección de Aselli inauguró una época de exploración que la historia de la medicina denomina *linfomanía*: la fascinación acompañada de la disección y vivisección de cientos de animales— por un fluido corporal poco conocido llamado linfa.

La función de esos vasos lechosos tardó muchos años en aclararse. Como diría la revista *Nature* siglos después, el descubrimiento de Aselli «languideció durante décadas, sumido en una oscuridad relativa».

¿Qué era aquel otro aparato circulatorio?

* * *

En el noreste de Sicilia, en el verano de 1882, Iliá Méchnikov miraba por un microscopio. Méchnikov, profesor de zoología en Odesa, de origen judío, había ido a Italia a pasar una temporada con su hermana y la familia de esta en una época en la que en Rusia se estaban gestando graves disturbios sociales. Los agricultores judíos se hallaban sometidos a una creciente persecución tanto por parte del gobierno como de los campesinos. En cierto momento, los campesinos mataron a uno de ellos. Méchnikov cogió su microscopio y se trasladó a Sicilia, donde tuvo una epifanía: «Se produjo el gran acontecimiento de mi vida científica».

Si el nombre de Fabricio está para siempre unido al de la bolsa de las aves, el de Méchnikov ha quedado asociado al de las larvas de estrella de mar. Ese fue el medio del que se sirvió para hacer su gran descubrimiento.

Un día, estando su familia en el circo —habían ido «a ver a unos monos que hacían cosas extraordinarias»—, Méchnikov se puso a observar embriones de estrella de mar por el microscopio. Estos embriones son transparentes, y Méchnikov observó unas células que se movían de acá para allá por aquellos organismos diminutos. Las describió como *células errantes*, y en ese instante tuvo una revelación.

«De repente me vino una idea a la cabeza, como un fogonazo. Se me ocurrió que células como aquellas muy bien podían servir en la defensa del organismo contra un intruso», escribió.

Se le ocurrió, además, un método para descubrirlo. ¿Y si clavaba una astilla en una estrella de mar? ¿Acudirían aquellas células al rescate, formando un enjambre?

«Nuestra casa tenía un jardincito en el que unos días antes habíamos improvisado un árbol de Navidad para los niños con un pequeño mandarino. Cogí del jardín unas cuantas espinas de rosa y las introduce enseguida bajo la piel de algunas hermosísimas larvas de estrellas de mar, tan transparentes como el agua.

»Estaba tan emocionado que esa noche no pegué ojo pensando en el resultado de mi experimento, y a la mañana siguiente, muy temprano, pude comprobar que había dado en el clavo».

En efecto, un cúmulo de células errantes se había congregado en torno a la astilla. Parecían estar comiéndose el tejido invasor o el dañado.

«Ese experimento fue la base de la teoría de los fagocitos, a cuyo desarrollo dediqué los siguientes veinte años de mi vida».

El término *fagocito* deriva del griego y puede traducirse aproximadamente como «devorador de células».

La fagocitosis es el proceso por el que se da esta deglución. (Y ¡enhorabuena, lector! Acabas de introducirte en el lenguaje de la inmunología, que es a veces uno de los léxicos más exasperantes e incluso contradictorios que quepa imaginar).

La hermana de Méchnikov escribió la biografía de este y supo plasmar con elocuencia su teoría de la fagocitosis, que el mundo científico tardaría todavía años en asimilar. «Este experimento tan sencillo sorprendió a Méchnikov por su estrecha semejanza con el fenómeno que tiene lugar en la formación del pus», escribió, dado que la muerte de las células «produce inflamación en el hombre y en los animales superiores». En la biografía, definía la inflamación como «una reacción curativa del organismo» y afirmaba que «los síntomas de enfermedad no son otra cosa que señales de la pugna entre las células mesodérmicas y los microbios».

Dicho de otra manera: al producirse la invasión por un cuerpo extraño, la primera reacción del organismo es enviar un enjambre de células comedoras, lo que no siempre produce resultados agradables. Esto es lo que llamamos inflamación.

Si algo puede decirse de Méchnikov es que se adelantó muchísimo a su época.

* * *

Nueve años después, en 1891, un contemporáneo de Méchnikov, Paul Ehrlich —uno de los padres de la inmunología, afincado en Berlín— comenzó a buscar la «piedra filosofal». El doctor Ehrlich se propuso dilucidar uno de los interrogantes más peliagudos de la inmunología: ¿cómo era posible que nuestro sistema de defensas reconociera y atacara a los patógenos; es decir, a intrusos peligrosos tales como virus, bacterias y parásitos? ¿Cómo sabían las células de la estrella de mar, por ejemplo, cuándo tenían que presentarse y empezar a comer?

Ehrlich trabajaba obsesivamente en el desarrollo de una técnica científica que permitía teñir los tejidos. Fue así como consiguió ver que algunas sustancias químicas tenían «una marcada preferencia» por ciertas partes del cuerpo, según explica un artículo de la revista *Pharmacology*. Por ejemplo, el azul de metileno parecía desplazarse siempre hacia el sistema nervioso. ¿O acaso era el sistema nervioso el que atraía a dicha sustancia química?

¿Había una piedra filosofal, alguna sustancia o proceso que hiciera posible que las células defensivas atacaran a las fuerzas enemigas?

La respuesta a ese interrogante era tan amplia que durante muchos años escapó a la comprensión de los científicos. La pregunta, sin embargo, era la adecuada.

El doctor Ehrlich tenía una teoría. Pensaba que quizás el sistema de defensas humano estuviera construido alrededor de un mecanismo de llave y cerradura. Cuando se declaraba una enfermedad, unas células especiales del organismo entraban en contacto con el virus o la bacteria causantes del mal y se adherían a ellos. Ehrlich llamó a estas células *Antikörper*, «anticuerpos».

Su idea era que los anticuerpos se adherían a partes de la enfermedad llamadas antígenos —como si el anticuerpo fuera la llave y el antígeno la cerradura— y que después los anticuerpos ayudaban a destruir la célula. La teoría de Ehrlich, pese a ser muy avanzada, entrañaba varios errores. En primer lugar, Ehrlich pensaba que las células inmunitarias portaban juegos de llaves que denominó «cadenas laterales», que podían adoptar la forma requerida en cada caso para encajar en una cerradura. No era así, pero en todo caso se trata de una hipótesis muy notable teniendo en cuenta las carencias tecnológicas de la época. Y de su teoría surgió uno de los términos más importantes del léxico de la inmunología: anticuerpo.

A pesar de este prodigioso descubrimiento, del que hablaré largo y tendido más adelante, el término anticuerpo resulta engañoso porque sugiere que dichas células actúan contra el cuerpo. Y no es que lo diga yo. Según algunos historiadores del campo de la inmunología, se trata de una palabra equívoca, incluso contraria al sentido común. «El término entraña un error lógico», afirma un artículo bien documentado sobre la historia de este vocablo. De hecho, un pionero de la inmunología se reía con conocimiento de causa cuando, refiriéndose en general a la enrevesada jerga del sistema inmunitario, decía: «Tenemos un problema de vocabulario».

Es esta una pauta recurrente en el desarrollo de la ciencia del sistema inmunitario. Sus especialistas, los inmunólogos, jamás ganarían un premio de marketing. En los despachos de Madison Avenue, la meca neoyorkina de la publicidad, palabras como *anticuerpo*, *antígeno*, *macrófago*, *fagocito*, *célula neuroglial*, y tantas otras parecidas no son de uso común.

El doctor Ehrlich descubrió además un universo entero de tipos de células con distintos bordes y formas y, al parecer, también con funciones diversas, y amplió el lenguaje propio de la inmunología dándoles nombres como basófilo y neutrófilo.

Pero ¿estas células formaban parte de nuestras defensas o eran otra cosa?

* * *

Con el tiempo, se fueron acumulando tanto los interrogantes como los descubrimientos. Y no es de extrañar. El sistema inmunitario es uno de los sistemas orgánicos más complejos del mundo, comparable únicamente, quizás, con el cerebro humano. Sus orígenes son, de hecho, muy anteriores a la evolución de nuestra especie.

Un eco lejano de sus comienzos puede hallarse 3.500 millones de años atrás, aproximadamente, cuando aparecieron las bacterias, los primeros organismos celulares. Sirviéndose de sofisticadas herramientas químicas y moleculares, los científicos han descubierto que algunas bacterias parecen tener sistemas inmunitarios muy desarrollados que incluyen la capacidad de identificar amenazas externas concretas y codificar su recuerdo de manera que puedan neutralizarlas desde el momento mismo en que se presentan.

Más tarde, hace unos 500 millones de años, se produjo una separación que daría lugar al desarrollo de dos grandes ramas o linajes del sistema inmunitario. Uno de estos linajes es el perteneciente a los vertebrados agnatos (sin mandíbula), tales como la lamprea y el pez bruja, que desarrollaron una red de defensas muy distinta a la nuestra pero casi igual de sofisticada. Comparado con el nuestro, su sistema inmunitario es como un idioma arcaico con distinto alfabeto, una escritura alternativa del código genético que se traduce prácticamente en las mismas ventajas defensivas.

Veinte millones de años después, hace unos 480 millones de años, se consolidó el segundo linaje. Lo sabemos porque especies animales que ya existían en esa época, como los tiburones, pertenecen a esta segunda categoría. Igual que los seres humanos. En lo esencial, tenemos el mismo sistema inmunitario que los tiburones y que otros vertebrados dotados de mandíbulas.

El hecho de que nuestro sistema inmunitario lleve existiendo tanto tiempo demuestra su eficacia, porque la evolución no permite que las cosas se perpetúen si no funcionan.

Es una fuerza pacificadora omnipresente y siempre atenta a cuanto ocurre en la Fiesta de la Vida.

6

La fiesta

Imagina una fiesta multitudinaria y abierta a todo el mundo. Así es la vida en el interior de tu cuerpo.

Las células se agolpan dentro de ti, manteniéndose en su mayoría dentro de zonas, regiones u órganos concretos. Se dedican a garantizar la supervivencia del organismo, una tarea que puede estar muy bien programada y llevarse a cabo con gran eficacia, pero que implica mucho ajetreo. La sangre circula bombeada por el corazón; las sustancias químicas fluyen y fluctúan; las condiciones cambian con el movimiento, la temperatura, las ideas, las emociones, la edad y las dolencias físicas; y nuestra maquinaria invisible pone en práctica las órdenes que le dicta un robusto código genético.

Los conserjes y obreros que hay entre estos miles de millones de células se encargan discretamente del mantenimiento de la fiesta de la vida engullendo detritos y ayudando a colocar andamios y a reconstruir cuando hay tejidos dañados o se produce alguna alteración. Forman parte del sistema inmunitario, igual que los centinelas y espías que, mezclados entre el resto de las células, captan señales, pasan revista a las moléculas y recogen datos con su presencia pasiva pero siempre vigilante. ¿Ese tejido nuevo que está creciendo es canceroso? ¿Está dañado ese órgano? ¿Las células de determinada parte del cuerpo están segregando sustancias químicas indicadoras de la existencia de estrés, falta de sueño o enfermedad?

El sistema inmunitario busca, además, invasores inoportunos.

¿Ha recibido el organismo la visita de un patógeno, un virus, una bacteria o un parásito? ¿De un malhechor que ha entrado por las vías respiratorias, quizá, o a través de un corte en la piel o de los restos invisibles de excrementos que nos hemos dejado en las manos al lavárnoslas mal después de ir al baño? También es posible que lo hayamos cogido en el metro, tal vez, al acercarnos el dorso de la mano a la nariz en un gesto automático. Al contrario que a las células sanas de nuestro cuerpo, a estos patógenos no les gusta quedarse en una zona concreta. Están hechos para cruzar fronteras, invadir tejido virgen, extenderse, comer y multiplicarse.

Una vez dentro, el patógeno se une a nuestras células, se reproduce y forma una colonia. Se apodera de un rincón de la fiesta y desde allí se propaga. En esta fase, un tipo o más de un tipo de células de primera línea defensiva empiezan a sospechar el peligro. Dichas células se denominan neutrófilos, linfocitos citolíticos naturales (células NK) y células dendríticas. Forman una especie de brigada de bomberos. Su intervención se traduce en hinchazón, dolor y fiebre. Es decir, en inflamación. En la fiesta de la vida, ha estallado una pelea en un bar. No se trata aún de una batalla en toda regla porque el conflicto está relativamente acotado, y el sistema inmunitario trata de conseguir que no pase de ahí.

Después, las cosas pueden evolucionar de distintas formas.

Puede suceder, por ejemplo, que se intensifique la inflamación al hacer acto de presencia un gran número de células inmunitarias que devoran la infección, lo que hace que algunas de estas células se hinchen. Otras arrancan trozos de infección y se los llevan para que sean analizados en un núcleo defensivo llamado ganglio linfático, donde las muestras de infección se redistribuyen entre los enjambres de defensores, llamados linfocitos T y B, que pasan por allí. Estos linfocitos constituyen la vanguardia del sistema defensivo; son, de hecho, dos de las estructuras biológicas más eficientes del mundo. Lo que hace que los linfocitos T y B sean tan eficaces es su especificidad. Cada uno de los miles de millones que hay en nuestro organismo está hecho a medida para reconocer una infección muy concreta, gracias a ciertas peculiaridades genéticas. En cuanto un linfocito T o B encuentra a su enemigo particular, a su sosias infeccioso, pone en marcha una defensa enérgica y violenta que sigue de inmediato a la primera reacción innata, con la afluencia masiva de defensores entrenados específicamente para rechazar ese antígeno y no otro. ¡Explosiones! ¡Implosiones! ¡Ataques con gases tóxicos! ¡Los buenos zampándose a los malos!

Suena muy bien, desde luego, pero no nos precipitemos.

Mantener la paz en la Fiesta de la Vida tiene sus riesgos. La inflamación no es una experiencia agradable para quien la sufre, y puede resultar peligrosa. La respuesta inmunitaria puede ir acompañada de cansancio, fiebre, escalofríos, malestar general y dolores. Cuando esa respuesta es desmedida, puede derivar en enfermedad crónica, como les sucede a millones de personas. Por eso mismo, en condiciones de igualdad de fuerzas, el sistema inmunitario está diseñado principalmente para mantener la paz. Un exceso de fuerza es perjudicial. Las escaramuzas duelen, la fiesta se interrumpe y cunde la ansiedad. El equilibrio vital se altera.

Se trata de un tira y afloja casi imposible que el sistema inmunitario ha de mantener para intentar no responder desmesuradamente a la aparición de patógenos que también están perfeccionados por la evolución para sobrevivir. Son los aguafiestas de turno: astutos, violentos y, en ocasiones, brutales hasta el absurdo.

Comienzan a atacarnos antes de que nazcamos, son despiadados y están en todas partes.

7

Los aguafiestas

Al poco de nacer, mientras todavía estás en el hospital, te ponen una inyección. La aguja perfora la piel, la primera barrera de tu red de defensas. La amenaza ni siquiera penetra a través de la entrada principal de la fiesta, es decir, a través de la boca y la nariz, sino que entra por un agujero practicado en el tejado. El acero invade el tejido. Lo más probable es que esté limpio de bacterias, pero aun así causa una respuesta localizada, un revuelo de pánico entre las células.

Meses después, puede que te arañe el gato de tu familia. El gato puede ser portador de un microbio, igual que el mosquito que se posa en tu cuna y te perfora la piel. Vuelven a movilizarse las fuerzas; al instante, entra en acción el sistema defensivo más sofisticado del universo conocido.

O puede que, si has nacido en un país en vías de desarrollo, tu madre te dé un traguito de agua y que esa agua contenga un parásito; un gusano, por ejemplo, que llegue hasta tu intestino, donde encuentra alimento y se instala.

Son dos ejemplos muy simples, pero podríamos imaginar un sinfín de circunstancias, sobre todo si hablamos de toda esa plétora de malhechores que hacen de nosotros su sustento.

Permíteme presentarte a estos bandidos, con todos los problemas que acarrean. Su variedad es inmensa: se cuentan, como poco, por millares.

Adoptan multitud de formas y tienen sus propias tácticas y su armamento particular. Cuando intento imaginarme sus filas, me acuerdo de esa escena de *Star Wars* en la que Han Solo acaba peleándose con un cazarrecompensas en la cantina de Mos Eisley. Personajes de mala catadura y extraño aspecto llenan el local: una banda de músicos cuyos miembros, de cabeza bulbosa, parecen tener el cerebro por fuera; un alienígena semejante a un gorila pero con cuernos cónicos; un cazarrecompensas de cabeza verde y erizada de pinchos... Son asesinos en serie y terroristas suicidas: el virus del Ébola, el de la gripe aviar, los estafilococos, los virus o bacterias causantes de neumonías, las espiroquetas de la sífilis, el virus de la viruela, el de la poliomielitis, y un largo etcétera.

Se los conoce genéricamente como patógenos: agentes que causan enfermedad. Es tentador pensar en los virus y las bacterias como patógenos, en general, y algunos de ellos lo son, pero no todos, ni mucho menos. Hay miles de millones de bacterias que habitan dentro de nuestro organismo sin causar ningún daño. De hecho, las estimaciones indican que solo un uno por ciento, aproximadamente, pueden causar trastornos de salud. También es muy probable que en este preciso momento haya algún cáncer dentro de ti y que sea inofensivo. Como en toda historia que merece la pena, puede resultar muy difícil distinguir a los buenos de los malos y de los que no son ni una cosa ni la otra.

Eso sí, los peligrosos, si no se les pone freno, son implacables: no toman prisioneros.

* * *

Primero, las bacterias. Son probablemente una de las formas de vida más antiguas: datan de hace unos 3.500 millones de años. Lo que les ha permitido perpetuarse durante tanto tiempo es su capacidad de multiplicarse dividiéndose en dos, siempre y cuando tengan una fuente de alimento. Son, por tanto, unidades autosuficientes. Son muy pequeñas, además. En una sola célula humana caben varios millares de bacterias. A pesar de su tamaño, pueden ser no solo peligrosas, sino tan mortíferas que sus estragos pueden cambiar el curso de la evolución humana, dar forma a una cultura o rescribir la historia. La Peste Negra del siglo xiv mató al 30 por ciento —si no más— de la población europea. La peste negra o bubónica está causada por uno de los patógenos más mortíferos conocidos por el ser humano: *Yersinia pestis*, una bacteria que transmiten las ratas y que debe su nombre a Alexandre Yersin, el científico que la descubrió en 1894 (lo que viene a demostrar que hay que tener mucho cuidado con lo que se descubre). Otras bacterias que no conviene que hagan de ti su alimento son la *Escherichia coli* (*E. coli*), la salmonela, el clostridio tetánico, los estafilococos y las espiroquetas causantes de la sífilis.

* * *

Luego, los virus.

Las bacterias, por pequeñas que sean, son gigantescas comparadas con los virus. En una sola caben miles de virus.

Entre los virus más peligrosos se encuentran el de la gripe, el del Ébola, el de la rabia y el de la viruela, y el nuevo coronavirus SARS-CoV-2, causante de la pandemia surgida en 2020. Una desventaja que tienen los virus es que normalmente solo pueden reproducirse y extenderse cuando ya han invadido una célula y se han adueñado de la maquinaria que utiliza esta para reproducirse.

Hay una teoría sobre el origen de los virus que ayuda a explicar su naturaleza. Es posible que primero aparecieran las bacterias y, después, las células más complejas. Más tarde, poco a poco, algunas bacterias se fueron desprendiendo de partes de su material genético mediante mutaciones evolutivas aleatorias, y algunos de esos organismos más simples hallaron la manera de infectar las células —incluidas las de los mamíferos— y parasitarlas. Esos virus sobrevivieron. Una segunda teoría afirma que los virus se desprendieron como peladuras de nuestras células y evolucionaron a partir de ahí, como excreciones del ser humano que encontraron el modo de prosperar dentro de nuestro organismo.

El virus más famoso de nuestra época, hasta la aparición del SARS-CoV-2, era el virus de la inmunodeficiencia humana o VIH. Pertenece a una categoría especial, la de los retrovirus. Estos organismos tienen la capacidad de invadir una célula y de integrarse a continuación en nuestro ADN. Se mezclan con nosotros. Imagínate lo difícil que es para el sistema inmunitario, en estos casos, tratar de distinguir lo propio de lo ajeno. A esto hay que añadir otra dificultad, y es que aproximadamente un 8 por ciento de nuestro material genético se formó a partir de retrovirus, lo que significa que estamos entremezclados con estos virus. Forman parte de nosotros hasta el punto de que no solo pueden ser beneficiosos, sino incluso esenciales. Un ejemplo es la placenta, que pudo evolucionar a partir de un retrovirus que facilitara la transmisión y el reparto de material entre madre e hijo.

* * *

Y, por último, los parásitos.

Estos pueden ser mucho más sofisticados que las bacterias; especialmente, los más grandes de estos organismos nocivos.

Se los conoce como parásitos eucariotas o protistas, el término científico que designa a los organismos que, por su grado evolutivo, no son ni plantas ni animales. Algunos son gusanos. Eric Delwart, virólogo molecular de la Universidad de California en San Francisco me los describió como «minúsculas astillas del árbol de la vida».

A veces pueden ser letales, como los parásitos esporozoos de la malaria, los tripanosomas causantes de la mal llamada enfermedad del sueño, o los del género *Giardia*, que suponen un enorme peligro en condiciones de insalubridad. En ocasiones, son tan mortíferos que, al igual que la Peste Negra, su capacidad genocida ha cambiado el curso de la historia humana. Tal es el caso de los parásitos causantes de la malaria o paludismo, que se multiplican rápidamente en la sangre y se apoderan del aparato circulatorio.

Bacterias, virus y parásitos.

Estos tres aguafiestas tienen varias cosas importantes en común.

* * *

Los más tontos están tan ansiosos por reproducirse y por utilizar el cuerpo humano para alimentarse o multiplicarse que acaban matándonos; es decir, acaban con su huésped. Lo ideal, desde su perspectiva, sería que nos infectaran y que luego nosotros se los transmitiéramos a otra persona, de modo que pudieran saltar de humano en humano. Pero, si no lo consiguen, se reproducen sin freno, hasta que estiramos la pata y ellos también. «Son muy tontos en el sentido de que no saben dominarse y al final acaban con todo», me dijo un inmunólogo.

Otra característica común a bacterias, virus y parásitos es su movilidad. Van de acá para allá y atraviesan las barreras del cuerpo con mucha más facilidad que otras células. De hecho, muchas células se contentan con quedarse en su región u órgano, en su rincón preferido de la Fiesta de la Vida. Los patógenos, en cambio, atraviesan las barreras. Las bacterias, por ejemplo, pueden tener pequeñas colas llamadas flagelos que son como motorcillos con los que se impulsan y aceleran. Una bacteria de salmonela que se ingiere junto con la comida puede servirse de su cola propulsora para atravesar la mucosa intestinal y penetrar en el organismo. Son organismos invasores.

Tienen además otra ventaja, y no pequeña, y es que son extremadamente *variables*.

* * *

Las bacterias y los virus se reproducen con mucha rapidez. Las bacterias pueden multiplicarse cada veinte o treinta minutos; algunos virus, aún más deprisa. Cada división es una oportunidad para que se dé un cambio, una mutación, una variación de las secuencias genéticas que puede convertir un virus o bacteria que el cuerpo ya sabe cómo combatir en un virus o bacteria del que no sabe cómo defenderse.

El ciclo reproductivo humano da lugar a una nueva generación cada veinte años, aproximadamente. Es imposible que ganemos una carrera armamentística contra organismos que varían a un ritmo tan vertiginoso.

Otra forma de verlo es pensar que las bacterias pueden dividirse tan rápidamente que, si se las dejara a su aire, podrían apoderarse de todo el cuerpo en apenas cuatro días. Nuestras células, en cambio, se dividen relativamente despacio: en un día, cada célula da lugar a unas dieciséis nuevas. Evidentemente, tenemos los números en contra.

De modo que ¿cómo puede estar el cuerpo humano preparado para enfrentarse a tantas amenazas, incluidas algunas que quizá *ni siquiera existan todavía*? Pensémoslo: nuestro sistema inmunitario tiene que estar preparado para lidiar con mutaciones vertiginosas de patógenos que se reproducen a toda velocidad... o con una forma de vida de base proteínica procedente del espacio exterior.

Otras cifras ponen claramente de manifiesto este problema. Tenemos un número limitado de genes. En la década de 1970, se pensaba que el genoma humano se componía de unos 100.000 genes. Desde entonces hemos descubierto que su número es mucho menor: entre 19.000 y 20.000, a lo sumo.

¿Cómo podemos defendernos, estando así las cosas?

* * *

—Dios tenía dos opciones —me dijo el oncólogo de Jason—. Podía convertirnos en espinillas de tres metros de alto o dotarnos del poder de combatir a diez elevado a la potencia doce a patógenos distintos. —Es decir, a un billón de agentes enemigos.

¿Por qué espinillas? Las espinillas están llenas de glóbulos blancos, es decir, de células del sistema inmunitario (esto lo explico un poco más adelante). En resumen, cada uno de nosotros podía ser un sistema inmunitario de tamaño gigantesco y nada más, o tener un superpoder secreto que le permitiera poseer los demás atributos del ser humano —cerebro, corazón, órganos, extremidades— y al mismo tiempo, como por arte de magia, ser capaz de defenderse de un número infinito de patógenos.

—Esto es lo que hace que el sistema inmunitario sea tan extraordinario —añadió el médico de Jason.

Este libro está dedicado en gran medida a explicar esa magia, esa capacidad nuestra de sobrevivir sin ser únicamente un grano de tamaño colosal.

Por otro lado, el sistema inmunitario tiene que afrontar algunos otros retos fundamentales, además de la variedad y mutabilidad de sus enemigos naturales.

Uno de ellos tiene que ver con el corazón, que es un lastre. El problema de tener un aparato circulatorio central tan potente es que bombea sangre a todo el cuerpo, y a gran velocidad. La sangre llega de la cabeza a los pies en cuestión de segundos. Así que, si un patógeno penetra en el torrente sanguíneo, ¡zas!, puede convertirse muy rápidamente en una afección llamada septicemia —infección de la sangre—, que puede ser mortal. Una de las principales funciones del sistema inmunitario es procurar que la infección no llegue al aparato circulatorio.

* * *

Otra complicación estructural básica que afronta el sistema inmunitario se deriva del hecho de tener que defender a un ser vivo que ha de tener la capacidad de crecer y curarse. El cuerpo tiene que regenerar tejidos constantemente y sustituir las células deterioradas o envejecidas. Pensemos, por ejemplo, en el ejemplo de la vacuna que se le pone a un bebé nada más nacer: cuando la aguja perfora la piel, el organismo ha de ser capaz de reemplazar ese pedacito de piel. Y lo mismo sucede cuando el niño se clava una astilla o le araña el gato. Si no fuera así, nos iríamos erosionando poco a poco como un montón de arena bajo la lluvia.

Para que haya curación, nuestras células deben dividirse, proliferar. Puede que esto parezca evidente y sencillo, pero para el sistema inmunitario es muy complicado, porque tiene que permitir que se desarrolle nuevo tejido y al mismo tiempo vigilar cuidadosamente por si acaso aparecen células malignas, con mutaciones peligrosas, incompletas o defectuosas. Es decir, por si aparece el cáncer.

Hace pocos años que sabemos que el sistema inmunitario ayuda en la división celular y facilita la curación y la reconstrucción de tejidos. Pero, mientras está ayudando en estas tareas de reconstrucción, puede resultarle muy difícil distinguir las células mutadas o malignas, que se parecen mucho a las normales. De hecho, son normales en su mayor parte, aunque sufran alguna anomalía. Si no nota la diferencia o si se deja engañar por el cáncer e ignora las señales habituales que detienen la división de las células malignas, se produce un crecimiento descontrolado y peligroso que altera la arquitectura y el funcionamiento normal del tejido. Y el sistema inmunitario puede acabar protegiendo el tumor canceroso.

Está, por tanto, recorriendo continuamente una cuerda floja tendida sobre un precipicio, con la muerte acechando a derecha e izquierda.

La supervivencia depende de saber distinguir lo normal de lo anómalo, lo que es propio del organismo de lo que es ajeno. El sistema inmunitario se enfrenta a tres grandes desafíos: la variabilidad de los agentes enemigos; el aparato circulatorio, que hace correr ríos de sangre por el cuerpo en cuestión de segundos; y la necesidad de curación.

Debe, además, superar esos tres retos sin producir una reacción desmesurada que acabe con nuestra vida. Es una labor extremadamente delicada. Y la lleva a cabo con ayuda de pacificadores tan efectivos que su labor parece cosa de magia.

Durante los últimos setenta años, la ciencia de la inmunología se ha esforzado por comprender cómo funciona este truco de magia, cómo se las arregla nuestro aparato de defensas para cumplir su función. Este periplo asombroso se inició con un conocimiento conceptual muy básico del sistema inmunitario y, a base de esfuerzo, hemos llegado a entenderlo a nivel molecular. Como resultado de ello, actualmente la medicina es capaz de participar de esa magia y de manipular los mecanismos de nuestro elegante sistema defensivo.

Para explicar cómo afecta esto a tu salud —y a la de Jason, Linda, Merredith y Bob—, dedico las siguientes cien páginas, aproximadamente, a relatar la historia de este viaje de descubrimiento científico. Resumiendo un poco, sería más o menos así: los científicos, que tenían cierta idea de cómo funcionaban esas cosas llamadas linfocitos T y B, empezaron a aplicar ese conocimiento conceptual a la práctica clínica mediante vacunas y trasplantes que salvaban vidas; luego, ciertos inmunólogos imaginativos e innovadores estudiaron el funcionamiento de fragmentos minúsculos del sistema inmunitario, de sus ruedecillas y engranajes, y dibujaron un plano del mecanismo. Como explico más adelante, esos científicos comprendieron qué es la inflamación y descubrieron qué moléculas forman nuestra red de comunicaciones. Cada avance de la investigación científica suponía un nuevo progreso de índole práctica, como, por ejemplo, la creación de medicinas que imitaban la función de nuestras células defensivas. Por último, se produjo otro extraordinario progreso científico: el descubrimiento, hace solo unos años, de un segundo sistema inmunitario.

Podemos considerar a los inmunólogos exploradores o argonautas; elige tú la metáfora. Cuanto más se alejaban de la orilla y más ahondaban bajo la superficie, dejando atrás los conceptos teóricos para zambullirse en los detalles, más sanos estábamos y más se alargaba nuestra esperanza de vida. Sus hallazgos han salvado cientos de millones de vidas, y en este preciso instante están influyendo en tu salud y en tu existencia cotidiana.

Así pues, te invito a acompañarme en este recorrido por los descubrimientos cruciales de la inmunología y su significado, partiendo de un pequeño cobertizo en Inglaterra.

8

El órgano misterioso

En 1941 el mundo estaba en guerra y el organismo de Jacqueline Miller también. Jacqueline, una chica de diecisiete años, morena, esbelta y muy guapa, tosía hasta dejarse la garganta en carne viva. Llevaba siempre consigo una escupidera para recoger los esputos sanguinolentos que expulsaban sus pulmones arrasados. Llevaba cuatro años batallando con la tuberculosis y estaba cada vez peor.

Tenía suerte hasta cierto punto, porque su familia era relativamente rica y vivía en un entorno opulento. Su padre, director de un banco franco-chino, estaba destinado en Shangái, lo que había permitido a la familia escapar de Europa después de que la Alemania nazi invadiera Francia. Se marcharon precipitadamente, llegaron en coche a Italia y tuvieron la suerte de coger el último barco de pasajeros que salía de Trieste. En China, la familia vivía en una casa de cinco pisos muy moderna, de forma cilíndrica, con veinticuatro sirvientes. «Como reyes», recuerda Jacques Miller, el hermano pequeño de Jacqueline, nacido también en Francia. Tenía entonces diez años y más adelante haría importantes descubrimientos sobre el funcionamiento del sistema inmunitario.

En los meses que precedieron a la Navidad de 1941, la tos de Jacqueline empeoró. Jacques observaba y escuchaba tratando de comprender todo aquello.

—Oí al médico hablar con mi madre y decirle que no sabíamos nada sobre cómo se deshacía el cuerpo de las enfermedades infecciosas —me contó.

Ahora, con casi noventa años, su potentísimo cerebro sigue funcionando casi al mismo ritmo que antaño. En aquel entonces, recuerda, mientras observaba la evolución de su hermana, le atormentaba una duda.

—Mi otra hermana y yo dormíamos en la misma habitación, vivíamos en la misma casa que Jacqueline. Y nunca enfermamos. ¿Por qué? ¿A qué se debía?

La tuberculosis la causa una bacteria que se caracteriza porque sus células tienen una superficie cerosa. Suele afectar a los pulmones y es contagiosa; sin embargo, los hermanos pequeños de Jacqueline no contrajeron la enfermedad. ¿Ello se debía a que la bacteria no había penetrado en su cuerpo, a que la habían rechazado, o a que tenían alguna diferencia genética que les hacía inmunes a la enfermedad? ¿Y por qué esa forma de vida exógena se estaba enseñoreando del cuerpo de aquella joven y proliferando en su interior mientras sus defensas, devastadas, se mostraban tan ineficaces contra el enemigo como el ejército francés o el polaco?

Eran preguntas excelentes a las que el tiempo daría respuesta, pero en aquel momento lo más urgente era saber si se podía hacer algo por Jacqueline.

Lo que habían intentado hasta entonces era tan terriblemente primitivo que hoy en día parece casi risible. Antes de la guerra y de su traslado a China, la familia pasó un tiempo en Suiza, que en aquel momento se hallaba a la vanguardia del tratamiento contra la tuberculosis. Los suizos trataban la enfermedad inyectando aire en el pecho para provocar un neumotórax, es decir, el colapso del pulmón. Confiaban en vencer así a la bacteria y dar luego un periodo de descanso al pulmón para que se recuperara. Más adelante, cuando la familia ya se había instalado en Shangái, el padre llevaba a Jacqueline a dar paseos en coche por el campo para que respirara aire puro. Y mientras intentaba en vano ayudar a su hija, ponía su granito de arena en la lucha contra el fascismo ayudando en secreto a trasladar a ciudadanos franceses desde la Concesión Francesa de Shangái a barcos que zarpaban con destino a Inglaterra.

En diciembre, el estado de Jacqueline empeoró bruscamente.

—Perdió mucho peso. Parecía un esqueleto, un cadáver —rememora Jacques—. Para mí fue horrible.

Su hermana falleció el día de Navidad.

Tres años más tarde, en Nueva Jersey, un equipo de investigadores aisló la estreptomicina, el primer antibiótico que mataba la bacteria causante de la tuberculosis. Selman Abraham Waksman, el jefe del laboratorio de la Universidad Rutgers donde se hizo el descubrimiento, ganó el Premio Nobel de Medicina en 1952.

—Si mi hermana hubiera aguantado dos años más, se habría curado —concluye Jacques.

* * *

En efecto, la muerte de Jacqueline se produjo en un punto de inflexión crucial para la medicina y la inmunología. La ciencia estaba empezando a poner en fuga a la enfermedad. Ahora, cuando echamos la vista atrás y nos asomamos al abismo del descubrimiento, nos asombra que ciertas cosas pudieran matarnos.

A principios del siglo xx, por ejemplo, las principales causas de muerte por cada 100.000 pacientes eran la neumonía y la gripe, seguidas por la tuberculosis y las infecciones gastrointestinales. Las cardiopatías y el cáncer estaban muy lejos de los primeros lugares de la lista. Un siglo antes, a principios de la década de 1800, el primer número de *The New England Journal of Medicine* incluía un estudio sobre las causas de muerte de 942 pacientes, casi un tercio de los cuales fallecieron de tisis. Casi 50 de los fallecidos eran mortinatos; un número algo menor sucumbió al tifus; solo 5 padecían cáncer; y 1 paciente —por el que la medicina poco pudo hacer— murió al ser alcanzado por un rayo.

En la Segunda Guerra Mundial murieron cerca de 60 millones de personas. Hubo 15 millones de muertos en los campos de batalla, pero, según el Museo Nacional de la Segunda Guerra Mundial de Nueva Orleáns, la mayoría de las víctimas fueron civiles. Esa cifra suponía un 3 por ciento de la población total del mundo en 1940.

Moríamos y nos matábamos entre nosotros, y la ciencia y la sociedad trataban de afrontar esos problemas como podían, pero en aquella época la inmunología se hallaba tan atrasada que apenas tenía nada que aportar. Los inmunólogos habían formulado multitud de hipótesis acerca de cómo se defendía nuestro organismo, pero el funcionamiento de sus aparatos fisiológicos era todavía casi invisible debido a que la tecnología de que disponíamos era relativamente arcaica. Poco tiempo después, sin embargo, se produciría una auténtica explosión de conocimiento.

Jacques Miller se licenció en medicina en 1956 y poco después comenzó a trabajar en el Instituto de Investigación Chester Beatty, en el barrio londinense de South Kensington. En aquella época y en dicha institución, muchos investigadores centraban sus estudios en el cáncer, debido en parte a que cada vez moría más gente a causa de esa enfermedad porque sobrevivía a las infecciones que durante miles de años habían sido la principal causa de muerte entre la población.

Pero había también otro motivo para estudiar el cáncer. Las bombas atómicas de Hiroshima y Nagasaki habían disparado la incidencia de la leucemia. La radiación generada por las bombas hacía que las células mutaran a velocidad pasmosa y dañaba el ADN, de modo que las células nuevas presentaban mutaciones. Cuanto más cambiaban las células, más se convertían en tumores cancerígenos resistentes, de esos que son tan difíciles de detectar para el sistema inmunitario. En las víctimas de los bombardeos atómicos, los médicos encontraron un campo abonado para la experimentación y se lanzaron a estudiar a este grupo de población tan digno de lástima. Pero el interés por el cáncer no se limitó a Japón. La explosión atómica produjo un auge de los estudios oncológicos en todo el mundo.

El descubrimiento del doctor Miller sobre el origen de los linfocitos T fue consecuencia indirecta de los hallazgos científicos que generaron estos estudios en torno a los efectos de la radiación y la leucemia en ratones.

* * *

Ratones, ratones, ratones... Merece la pena repetirlo, porque el floreci-
miento de este periodo crucial de la inmunología se produjo gracias a la
experimentación con animales de laboratorio, principalmente ratones. Los
inmunólogos, virólogos y otros investigadores trabajaban con roedores. En
el caso de la leucemia, irradiaban a multitud de especímenes para inducir-
les el cáncer. Estudiaban cuáles contraían cáncer y en qué circunstancias.
La idea era practicar con ratones para ver si se podía hacer algo por ayudar a las víctimas de Hiroshima y Nagasaki, que se habían visto expuestas
a niveles altísimos de radiación.

Estas pruebas tuvieron una consecuencia inesperada: se observó que
un pequeño subgrupo de ratones desarrollaba leucemia espontáneamente,
aunque no hubiera sido irradiado. Los científicos descubrieron que esta
incidencia espontánea del cáncer tenía su origen en un pequeño órgano
en forma de hoja llamado timo.

Su nombre deriva del término griego *thymus*, que significa «verruga
en forma de tomillo»; en lenguaje vulgar, un bulto o hinchazón, una ex-
crecencia. El timo tiene dos lados que recuerdan vagamente a hojas o alas
de mariposa, y está situado encima del esternón.

Durante mucho tiempo se pensó que no servía para nada. Que carecía por completo de valor para la vida humana; que era un derroche de
espacio, un vestigio misterioso de la evolución, o un fallo que Dios no se
había molestado en eliminar después de la creación.

Lo que ocurrió a continuación fue crucial para el desarrollo de la
inmunología: una mezcla de azar, brillante planificación experimental y
controversia.

* * *

La delegación del Instituto Chester Beatty a la que asignaron al doctor
Jacques Miller a las afueras de Londres a finales de la década de 1950 difí-
cilmente podía describirse como un laboratorio. Trabajaba en un cobertizo

del tamaño de un garaje de una sola plaza. Los ratones que utilizaba en sus experimentos se guardaban en jaulas en un establo.

En su primer experimento, Miller trató de reproducir un experimento anterior que había descubierto una nueva variedad de leucemia tras extraer tejido canceroso de un ratón enfermo, licuarlo e inyectar el líquido resultante en un ratón de los que parecían tener menor propensión a contraer leucemia. El cáncer, como un virus, proliferó también en este segundo ratón.

El experimento, sin embargo, dio un vuelco inesperado. Solo funcionaba si la solución leucémica se le inyectaba a un ratón recién nacido, no a un ejemplar adulto. ¿Por qué enfermaban solamente los ratones recién nacidos? Al doctor Miller se le ocurrió una idea para intentar dar respuesta a esta pregunta.

—Hice algo que nadie más hacía —recuerda.

Se convirtió en un experto en extirparles el timo a los ratones; es decir, en practicar timectomías. No era el primero que lo hacía, pero sí fue el primero que llevó esta práctica al extremo probando toda clase de variables. En una concreta, administró la solución cancerosa a un ratón neonato. Pasado un corto periodo de tiempo, le extirpó el timo ya maduro y le trasplantó el de otra cría. El ratón desarrolló leucemia casi inmediatamente. De hecho, los ratones adultos contraían cáncer invariablemente, con independencia del momento en que se les trasplantara el timo inmaduro.

—Daba igual que lo trasplantara un mes después de la timectomía en el adulto, dos meses, tres o seis. Así, uno tras otro —cuenta Miller.

Era, como poco, un fenómeno curioso e interesante, pero ¿tenía alguna trascendencia? ¿Podía deducirse de ello que el timo desempeñaba un papel mucho más importante en la salud de lo que se creía hasta entonces?

* * *

El doctor Miller dio por azar con un gran descubrimiento. Recordemos que extirpaba el timo a ratones con un día de vida para trasplantárselo a ratones adultos. Tenía, por tanto un grupo de ratones con el timo extirpado. Estos ratones eran, presuntamente, desechos, animales sacrificados en el altar de la ciencia. Miller notó, sin embargo, que no solo se morían, sino que previamente se ponían terriblemente enfermos, con síntomas muy característicos. Adelgazaban, se encogían y morían consumidos por algún mal interno. Era muy extraño.

—Cuando te encuentras con algo así, lo que quieres es diseccionar al animal para hacer una autopsia con objeto de ver qué está pasando —explica Miller.

Descubrió que tenían el hígado muy dañado, como si padecieran hepatitis. La infección se había apoderado de su organismo.

De modo que ahora Miller tenía dos resultados muy interesantes. Por un lado, los ratones con un timo inmaduro podían contraer leucemia. Y, por otro, los ratones sin timo parecían estar indefensos frente a cualquier enfermedad.

El doctor Miller formuló una hipótesis que en aquel momento era casi una herejía: que el timo era de enorme importancia. Después, dio otro paso para demostrarlo. Se trata de una idea brillante que, sin embargo, él considera obvia. Cogió dos ratones y a uno de ellos le extirpó el timo al nacer; luego, extrajo piel del otro ratón y se la injertó al ratón sin timo.

Hizo esto porque hacía tiempo que se sabía que los injertos de piel solían fracasar porque el sistema inmunitario sano rechazaba el tejido injertado al reconocerlo como «ajeno». Miller dio por sentado que el organismo de un ratón sin sistema inmunitario no podría reconocer la piel injertada en su cuerpo. Sin sistema inmunitario, no rechazaría el injerto.

Miller confiaba en que, trasplantando injertos de piel ajena en crías de ratón sin timo, podría demostrar que existía un vínculo entre este órgano considerado inservible y el sistema inmunitario. Más adelante escribiría esto acerca de su experimento:

«Los resultados fueron increíblemente espectaculares. Los ratones no rechazaban esa piel. A los injertos les crecían mechones de pelo y, para convencerme a mí mismo, a algunos ratones llegué a trasplantarle hasta cuatro injertos, cada uno de una raza de un color distinto», afirmaba. «No rechazaron ningún injerto, y los receptores parecían llevar en el lomo una colcha de retazos de colores».

Les hizo toda una serie de análisis de sangre a los ratones, parecidos al hemograma que te hacen cuando vas a una revisión médica, solo que más simples. Las crías de ratón con el timo extirpado tenían muchos menos glóbulos blancos con un solo núcleo, los llamados linfocitos.

Miller dedujo de ello que dichas células procedían del timo. «Células derivadas del timo», las llamó.

O sea, células T o linfocitos T. Con T de timo.

* * *

Ahora, más de cincuenta años después, el doctor Miller sigue emocionándose cuando cuenta esta historia. Noto su asombro maravillado, y su orgullo y su frustración cuando me explica lo que sucedió después. La comunidad científica no le creyó. En 1961, en una reunión de la Sociedad Británica de Inmunología, mostró diapositivas de sus ratones de pelaje multicolor. Los asistentes desdeñaron sus hallazgos echando mano de distintos argumentos: que la cepa de ratones que había utilizado no era la adecuada; que los animales se habían infectado con algún patógeno procedente de los establos y que eso había alterado los resultados del experimento; y que lo que había descubierto en ratones —fuera lo que fuese— no podía extrapolarse a los humanos.

Miller publicó un breve artículo en la prestigiosa revista *The Lancet* en el que sostenía «el audaz postulado de que el timo era el órgano responsable de la producción de pequeños linfocitos con plena función inmunológica». Fue su momento *madame* Curie. Este órgano en forma de hoja, aparentemente insignificante, al que se consideraba un vestigio evolutivo, ocupaba un lugar central en el sistema inmunitario.

Era un descubrimiento colosal, aunque incompleto, porque Miller no sabía qué hacía el timo exactamente. Eso vendría después. Su hallazgo es, en todo caso, una primera pieza del rompecabezas de la inmunología moderna y supuso un avance crucial en el estudio del origen de los linfocitos T y de su importancia para la supervivencia.

Miller creía haber descubierto el elemento principal del sistema inmunitario.

—Pensaba que eran las únicas células —cuenta acerca de los linfocitos T— y que podían hacer de todo.

En ese aspecto no podía estar más equivocado, aunque, de todos modos, poca gente le prestaba atención en aquel entonces. El hermético mundo de la inmunología incluía a genios aclamados por sus colegas y galardonados con premios Nobel, pero los inmunólogos en general no gozaban de gran predicamento. La inmunología no era un campo que atrajera especialmente a los científicos más destacados; no era una disciplina de primera fila. Para los estudiantes de medicina, era un tema sin importancia, que solo veían de pasada: «una o dos páginas en un libro de texto de la facultad», afirma el doctor Anthony Fauci, director del Instituto Nacional de Alergias y Enfermedades Infecciosas de Estados Unidos. «Aún no le había llegado el momento de integrarse en el corpus científico principal».

Los inmunólogos estaban empezando a ponerse manos a la obra.

9

Esa palabra con B

Demos marcha atrás al reloj hasta la década de 1951, cuando un niño de ocho años con un historial médico muy raro y preocupante llegó al hospital Walter Reed de Bethesda, Maryland (Centro médico del ejército de EE UU). Durante el año y medio anterior, el chico había sufrido dieciocho episodios de neumonía y otras infecciones potencialmente mortales. Aunque había podido sobreponerse a estas dolencias —seguía vivo, a fin de cuentas—, su organismo parecía casi incapaz de dotarse de un sistema inmunitario eficaz.

El médico que le atendió fue el coronel Ogden Bruton, que con el tiempo llegaría a ser uno de los grandes oráculos de la inmunología. El doctor Bruton le hizo un análisis de sangre para buscar anticuerpos. En aquel momento estaba muy extendida la creencia de que los anticuerpos intervenían en el reconocimiento y la defensa contra la infección. Los anticuerpos, recordemos, son «llaves» que ayudan a detectar y reconocer la enfermedad. Por la Fiesta de la Vida circulan continuamente células provistas de anticuerpos en busca de su doble maligno. Pero este mecanismo, igual que muchos otros, no se conocía aún en el momento en que aquel niño enfermo llegó al hospital Walter Reed. La comunidad científica reconocía, no obstante, la existencia de los anticuerpos, y Bruton mandó hacer al niño un análisis tecnológicamente muy avanzado en aquella época para buscar anticuerpos. Estos tienen una carga eléctrica débil comparados con otros componentes de la sangre, y el análisis consistía en someter la muestra de sangre a la acción de un campo eléctrico para separar un subgrupo humoral conocido como gammaglobulinas, que contienen anticuerpos.

Aquel niño de ocho años no tenía gammaglobulinas. No producía anticuerpos. Fue el primer caso documentado de inmunodeficiencia primaria. «Su descubrimiento», apunta la biografía de Bruton publicada por la Biblioteca Nacional de Medicina de Estados Unidos, «era equiparable en importancia al descubrimiento de la fiebre amarilla (…), una aportación que marcaría un antes y un después en la historia de la medicina». Gracias a aquel niño y al análisis de su sangre, los investigadores descubrieron que, cuando no había anticuerpos, podían pasar cosas horribles.

Aquel caso tenía, además, otra característica que lo hacía especialmente interesante. El niño no tenía anticuerpos, pero sí glóbulos blancos (leucocitos), y era capaz de defenderse de algunos virus. Además, tenía el timo intacto.

Aquel misterio traía de cabeza a los científicos. ¿Cuáles eran los elementos principales del sistema de defensas?

Entre los inmunólogos se abrió un agrio debate en torno a la cuestión de cuál era el núcleo central de las defensas del organismo. Uno de los bandos pensaba que los anticuerpos eran el motor principal del sistema inmunitario y defendía la existencia de una sustancia, proceso o reacción química que ayudaba a rechazar los peligros exógenos. Llamaron *inmunidad mediada por anticuerpos* o *inmunidad humoral* a este mecanismo defensivo encabezado por los linfocitos T.

El enigma de la gallina de Fabricio, que contaba ya varios siglos de antigüedad, ayudó a zanjar la controversia.

* * *

En 1952, al año siguiente de que el niño llegara al hospital Walter Reed, un joven científico de la Universidad del Estado de Ohio estaba viendo a su profesor diseccionar un ganso para hacerle una autopsia. El investigador escribió más tarde que, al ver que el profesor extraía la bolsa de Fabricio, preguntó qué era eso y para qué servía.

—Buena pregunta. Averígualo tú —le contestó el profesor.

«Así comenzó la búsqueda», anotó el científico.

Dedujo que la bolsa de Fabricio —aquel órgano aparentemente vestigial situado en la parte posterior del cuerpo del ave— crecía muy deprisa durante las primeras tres semanas de vida del animal. Dos años más tarde, en 1954, un colega suyo descubrió que los pollos de gallina a los que se les había extirpado la bolsa no generaban respuesta a la vacunación porque producían un número muy bajo de anticuerpos.

Sin bolsa de Fabricio, los anticuerpos escaseaban.

Evidentemente, tampoco la bolsa parecía un órgano vestigial. Daba la impresión, más bien, de que, al menos en las aves, los anticuerpos procedían de ella. Pero los humanos no tenían bolsa de Fabricio.

El enigma lo resolvería en parte el doctor Max Cooper, un médico que, como Miller, vivió en un contexto histórico muy conflictivo. Su biografía no es una anécdota más de este relato. Forma parte de la historia de la inmunología.

* * *

Cooper se crio en una zona rural del estado de Misisipí en la década de 1940 y principios de la de 1950. Vivía en un pueblecito en el que hacía toda clase de trabajos eventuales para ganar algún dinero: fue conserje del colegio, dependiente de la farmacia, trabajó en un campo petrolífero y repartió periódicos. Sus padres se distinguían por tener un alto nivel educativo y, para el joven Max Cooper, el hombre más admirable del pueblo era el médico, «el culmen de la sociedad», recuerda. Max tenía muy claro a lo que quería dedicarse.

Estudió en la Facultad de Medicina de Tulane, donde, en el último curso de la carrera, atendió a un paciente con problemas digestivos. Era un maquinista del Panama Limited, el tren que conectaba Chicago y Nueva Orleáns, toda una institución en su oficio. Y se hallaba ingresado en el ala para «personas de color» del hospital Charity de Nueva Orleáns, porque en aquellos tiempos aún imperaba la segregación en el sistema sanitario. El doctor Cooper examinó al paciente y acto seguido expuso el caso ante su superior, el médico especialista.

—El señor Brown se queja principalmente de que... —comenzó a decir, pero el especialista le interrumpió de inmediato.

—¿Quién le ha dicho que llame «señor Brown» a ese negro? —le espetó—. ¿Eso es lo que le ha enseñado su padre? A tratar de «señores» a los negros? Porque aquí, en Tulane, no lo hacemos.

—Sí, señor —respondió Cooper, que durante toda su vida se arrepintió de no haber respondido de otra manera.

En la década de 1960, en Estados Unidos, los blancos tenían una esperanza de vida media de 70,5 años. Las personas «de color» —la otra categoría de población que reconocía la administración estadounidense— vivían 63,5 años de media. A esta disparidad contribuían multitud de factores, incluido el entorno y su influencia en el sistema inmunitario, pero los hallazgos científicos acerca de ese tema llegarían tiempo después. Otro dato relevante es que en aquella época las mujeres vivían bastantes más años que los hombres (75 frente a 66,5), una diferencia que se daba tanto entre blancos como entre personas de otras razas.

El doctor Cooper comenzó a reflexionar sobre las diferencias entre las personas y entre sus sistemas defensivos. Como veremos, la cultura, el entorno físico y la discriminación influyen en nuestra identidad individual y colectiva, en cómo percibimos nuestro medio social y en cómo nos vemos y vemos al otro, ideas estas que no solo afectan decisivamente al funcionamiento de nuestro sistema inmunitario, sino que condicionan nuestra concepción de la sociedad y de las políticas de control por las que esta debe regirse.

* * *

A mediados de la década de 1960, Jacques Miller había publicado su revolucionario estudio sobre el timo. En la Universidad de Minnesota, el doctor Cooper, fascinado por la controversia científica acerca del sistema inmunitario, comenzó a interesarse por una enfermedad rara y terrible, el síndrome de Wiskott-Aldrich, cuyos pacientes sufren una deficiencia inmunitaria muy grave.

—Podía salirles un herpes labial (herpes febril) y, si su cuerpo no conseguía controlar la fiebre, se convertía en una infección generalizada que acababa con su vida —explica Cooper.

Lo normal era que los enfermos aquejados por este síndrome murieran al cabo de tres años.

Cooper comenzó a estudiar los informes de las necropsias y volvió a encontrarse con el mismo problema: señalaban una abundancia de glóbulos blancos (linfocitos) y muy pocos anticuerpos. El timo parecía funcionar bien, pero el sistema inmunitario en su conjunto fallaba.

Entonces se le ocurrió una idea.

—Había dos linajes de linfocitos —cuenta.

Dicho de otra manera, los linfocitos T no eran las únicas células del sistema inmunitario, y este, por tanto, no estaba relacionado únicamente con el timo. Tenía que haber algo más.

Una pista se la dieron las gallinas. Aquellas a las que se les había extirpado la bolsa de Fabricio tenían muchos menos anticuerpos. Para demostrar su hipótesis, el doctor Cooper y sus compañeros de laboratorio experimentaron con pollos y descubrieron que, en efecto, un tipo de células inmunitarias parecía proceder de la bolsa de Fabricio y otro del timo. De modo que dos órganos de las aves que no parecían tener ninguna utilidad eran, de hecho, esenciales para la producción de sendos linajes de células inmunitarias.

Pero los humanos no somos pollos («¡gracias por la aclaración!», dirá el lector). No tenemos bolsa de Fabricio. Así que, ¿de dónde proceden nuestros anticuerpos?

Otra pista se la dio un equipo de investigadores de Denver que estaba experimentando, cómo no, con ratones. Estos investigadores descubrieron que los ratones podían generar algunas defensas incluso cuando no tenían timo. Y esas defensas parecían tener su origen en la médula ósea del animal.

Uno de los científicos formuló la hipótesis de que las células procedentes del timo y las de la médula ósea trabajaban conjuntamente. Quizá, pensó, las del timo podían producir el anticuerpo, pero solo con ayuda de las células procedentes de la médula ósea.

Se trata de una cuestión que el presente estudio no puede resolver, concluía el investigador.

Jacques Miller tomaría entonces el relevo. Fue él quien ayudó a juntar las últimas piezas del rompecabezas.

* * *

—Es muy complicado de describir —me dijo el doctor Miller por teléfono desde Australia—. Le va a costar entenderlo.

—Póngame a prueba.

—Es un experimento muy, muy clásico.

Intentó explicarme el experimento crucial de su carrera, mediante el que demostró que existía un vínculo entre los linfocitos T y B. Me puso, en efecto, a prueba. Yo no voy a hacer lo mismo con el lector. Es, en efecto, un proceso extremadamente complejo que implica la creación de un ratón híbrido a partir de dos cepas distintas, mezclando y combinando médula ósea y timo para tratar de encontrar dónde se originan las células del sistema inmunitario.

Lo que descubrió el doctor Miller «cambió el rumbo de la inmunología», me escribió en un correo electrónico, y no estaba fanfarroneando. Era cierto. (Igual que es cierto que en aquella misma época hubo también muchos otros científicos que hicieron aportaciones esenciales a ese campo de estudio).

El complicadísimo experimento de Miller ayudó a demostrar que un tipo de células del sistema inmunitario procedía del timo y otro de la médula ósea. Entre estas dos clases de células había diferencias que definían la relación existente entre ellas. Los linfocitos T se generaban inicialmente en la médula ósea y pasaban luego al timo, donde maduraban. Parecían ser células muy eficaces y resolutivas, capaces de combatir de forma directa la enfermedad o la infección.

Luego estaban los linfocitos B, que se generaban en la médula ósea. Eran lo que Miller denominó «células precursoras de la formación de anticuerpos»; es decir, células listas para armarse de la manera más conveniente a fin de combatir la enfermedad. Pero daba la impresión de que los linfocitos B requerían cierta instrucción, algún tipo de información adicional para poder actuar. Esa información parecían proporcionársela los linfocitos T, que mostraban a otras células cómo debían atacar.

Los linfocitos B se originaban en la médula ósea y generaban anticuerpos. Los linfocitos T maduraban en el timo y podían combatir o dirigir el ataque. Son al mismo tiempo soldados y generales.

Al menos eso era lo que se creía en aquella época. Era una teoría válida en su mayor parte, pero le faltaba aún muchísima información.

Miller se esforzó por darles un nombre adecuado a esos dos linajes de combatientes inmunitarios, pero no dio con ninguno especialmente ingenioso o útil. Varios años después, sin embargo, recibieron su nombre de una asociación de ideas que ahora nos parece obvia. La B de los linfocitos B procede del término bolsa de Fabricio y de *bone marrow* («médula ósea» en inglés), mientras que la T del otro tipo de linfocitos deriva de la palabra timo (*thymus* en inglés). *Desde entonces, casi no hay artículo publicado por una revista de inmunología en el que no se mencionen los términos linfocitos T y B*, escribiría más adelante el doctor Miller.

Era una idea estupenda, pero también muy teórica. Linfocitos T y linfocitos B. Los nombres eran muy chulos. Pero ¿cómo funcionaban esas células? Y, si trabajaban conjuntamente, ¿cómo se comunicaban?

10
Linfocitos T y linfocitos B

Ahora ya sabemos de dónde deriva el nombre de estos dos tipos de célu- las inmunitarias. Los científicos tardarían aún varias décadas en compren- der el alcance de sus funciones fisiológicas. Prácticamente cada año se añadía un dato nuevo, un matiz desconocido hasta entonces. Durante mucho tiempo, conceptualmente, los linfocitos T y B se consideraron el núcleo central del sistema inmunitario y, para algunos investigadores, su único componente.

Resulta, sin embargo, que, aunque ambos son esenciales, dependen enormemente de otro grupo de células agresoras o citocidas, así como de diversos sistemas de comunicación y vigilancia.

Pero ¿qué son los linfocitos T y B y cómo afectan a tu salud?

¿Te acuerdas de aquellas venas de apariencia lechosa que descubrió Gaspare Aselli al diseccionar a un perro en 1622? La sustancia blanca que contenían está compuesta por glóbulos blancos, algunos de los cuales son linfocitos T y otros linfocitos B, mezclados con otras células.

Explicado a grandes rasgos, los glóbulos blancos difieren en algunas características esenciales de los glóbulos rojos o eritrocitos que solemos asociar con la «sangre». Para empezar, a simple vista estos últimos son de color rojo, no blanco. Y, además, su forma es muy distinta. Los glóbulos rojos parecen preciosos círculos tallados con muescas delicadas. Los gló- bulos blancos, en cambio, son como pelotas de béisbol cubiertas de púas.

Muchas de estas «púas» son receptores. Mandan y reciben señales. Estas células son núcleos de recogida de información que pueden ser, además, asesinos implacables.

Los glóbulos blancos son esenciales para nuestra supervivencia, tan imprescindibles para la vida como la sangre roja que transporta oxígeno. Los linfocitos T y B son el segmento más especializado de este sistema. Su actuación es especialmente decisiva cuando el organismo se enfrenta a un virus o una bacteria complejos o raros. Ello se debe a que los linfocitos T y B están increíblemente especializados. Son las únicas células capaces de fabricar armas mortíferas dirigidas contra enfermedades concretas. Dentro de tu océano de glóbulos blancos existe uno que se corresponde con casi cualquier patógeno que te infecte, y una clave fundamental para tu salud es la velocidad con que los linfocitos T y B específicos pueden entrar en contacto con la enfermedad, acoplarse a ella y fabricar a continuación decenas de miles de copias de ese defensor específico capaz de eliminar a los agentes enemigos.

Pongamos por caso que es temporada de gripe. Vas en un avión o en un autobús y alguien tose, o estás en tu mesa, en la oficina, sentado a metro y pico de una persona infectada. Según los CDC —los Centros para el Control y la Prevención de Enfermedades, la principal autoridad epidemiológica de Estados Unidos—, esta distancia no es suficiente para no infectarse, dado que el virus de la gripe, igual que el SARS-CoV-2, puede llegar a una distancia aproximada de 1,80 metros impulsado por un acceso de tos o un estornudo. También puedes contagiarte de gripe o de coronavirus al tocar una barandilla que un portador del virus haya tocado anteriormente. O través de un beso, un abrazo o un apretón de manos. Te pasas la mano por la nariz y el virus encuentra de pronto un lugar cálido y confortable en el que reproducirse.

El sistema inmunitario detecta al intruso casi de inmediato, aunque en esta primera fase del viaje de descubrimiento científico que nos ocupa la inmunología no entendía aún cómo se efectuaba ese primer contacto. Eso vendría después.

Volviendo al ejemplo de patógenos como el de la gripe y a los linfocitos T y B. Al principio, cuando te infectas, en tu cuerpo se produce una respuesta genérica al contagio. Durante este periodo, tu elegante sistema defensivo está esperando a que los linfocitos T y B generen una reacción contundente. Esto puede demorarse entre cinco y siete días, debido a que los linfocitos T y B provistos del anticuerpo o receptor específicos han de entrar en contacto con el bicho, introducir la llave en la cerradura y empezar a generar defensores. Muchas veces, en el mejor de los casos, te encuentras mal unos días, mientras la respuesta inmunitaria se pone en marcha. Esto no quiere decir que hasta entonces estés sin defensas, sino que no tienes defensas específicas, como los linfocitos T o B.

Ahora sabemos que estos encuentran a sus presas mediante mecanismos muy característicos, y que esas peculiaridades de su función son esenciales para entender la compleja evolución del sistema inmunitario.

Algunas de las «púas» que tienen los linfocitos T en su superficie son capaces de identificar la impronta —la huella digital— de los patógenos, o sea, de los agentes enemigos. Sin embargo, la mayoría de las veces los linfocitos T no reconocen el patógeno directamente, sino a través de un intermediario al que presentaré dentro de poco en un contexto más amplio. Baste decir por ahora que los linfocitos T reciben un mensaje que les advierte de la presencia de un intruso peligroso. Cuando eso pasa, los linfocitos T pueden cumplir distintas funciones. Unos asumen el papel de soldados de infantería y otros de generales. Estos últimos pueden despachar a otros linfocitos T al frente. O pueden mandar a la batalla a los linfocitos B.

Los linfocitos B también pueden reconocer patógenos de forma más directa sirviéndose de un tipo especial de receptores llamados anticuerpos. Los anticuerpos son moléculas proteínicas con capacidades excepcionales, de vital importancia para el funcionamiento del sistema inmunitario.

* * *

Los anticuerpos se localizan en la superficie de los linfocitos B. Ayudan a identificar patógenos al actuar al mismo tiempo de manera análoga a una antena y a una llave de casa.

Al igual que una antena, captan señales, pero cada anticuerpo está «sintonizado» con extrema precisión. Capta solamente un tipo de señal muy concreto. De hecho, son tan específicos que la inmensa mayoría de los miles de millones de glóbulos blancos que circulan por nuestro cuerpo tienen, por lo general, anticuerpos únicos en su superficie. De modo que, a diferencia de una antena normal —una torre de radio, pongamos por caso—, el receptor del anticuerpo no recoge cualquier señal. Está especializado solo en una. Ha evolucionado para conectar exclusivamente con un tipo de organismo concreto.

Los anticuerpos de la superficie de estas células descubren al organismo del que son contrapartida —es decir, a su antagonista— al tropezarse con él. Literalmente, al chocar contra él o rozarlo. Estos glóbulos blancos circulan por el cuerpo recorriendo sin cesar la bulliciosa fiesta de la vida. Vagan de un lado a otro y fluyen entremezclados con otros elementos de la sangre, y pueden pasar años circulando incansablemente sin entrar nunca en acción, hasta que un día, ¡zas!, chocan con la estructura química a la que ellos y solo ellos pueden acoplarse.

El anticuerpo se acopla a un pequeño saliente o receptor que tiene la célula, llamado antígeno. Un antígeno es la contrapartida de un anticuerpo. Anticuerpo y antígeno encajan uno en el otro como una llave en su cerradura.

Si contraes una infección bacteriana, el patógeno que trata de difundirse por tu organismo posee un antígeno concreto. Dentro de tu cuerpo hay un linfocito B que o bien descubre el antígeno, se adhiere a él y lo aniquila, o bien activa otro tipo de defensas.

Antes incluso de que la ciencia descubriera todas estas cosas, había un rasgo común entre los linfocitos T y los B que destacaba por encima de todos, y es que pueden aprender. Son células extremadamente adaptables, de ahí que se las denomine, en conjunto, «sistema inmunitario adaptativo» o «adquirido».

Esta capacidad de adaptación explica un invento práctico que es uno de los descubrimientos médicos más importantes que ha hecho nuestra especie a lo largo de su historia. Me refiero a las vacunas.

11

Vacunas

Las vacunas son un campo de entrenamiento para el sistema inmunitario. La inoculación sensibiliza y enseña al sistema inmunitario, entrenando de manera eficaz a los linfocitos T y B y dándoles una «chuleta». La vacuna correcta permite al organismo activar una respuesta defensiva más rápida frente a enfermedades que de otro modo podrían ser mortales o causar estragos graves, como la viruela o la poliomielitis.

No es que nuestras defensas no vayan a reaccionar frente a esa enfermedad en ausencia de vacuna, pero su ataque muy bien podría ser insuficiente, teniendo en cuenta el tiempo que tarda el sistema inmunitario en identificar al patógeno y en empezar a fabricar defensores para neutralizarlo. Entretanto, podrías morirte. Dicho esto, encontrar una vacuna que funcione no es cosa fácil. La moraleja de este capítulo es que, aunque el sistema inmunitario pueda aprender, cuesta mucho enseñarle.

* * *

Edward Jenner, el médico británico que desarrolló la vacuna de la viruela, es uno de los nombres más célebres dentro del campo de la vacunología. Menos conocidos son los diversos experimentos que allanaron el camino para el descubrimiento de Jenner, dirigidos a atajar el avance del virus de la viruela, una enfermedad que, según los CDC, apareció en tiempos del

Antiguo Egipto, como demuestra la existencia de momias con cicatrices de pústulas.

La viruela se difundía por el aire, mediante los estornudos, la tos o la cercanía física entre individuos. Mataba al 30 por ciento de las personas que la contraían. Su letalidad está relacionada con la manera en que el virus de la viruela y otros virus emparentados con él engañan al sistema inmunitario. Una infección de este tipo puede bloquear la transmisión de la señal de alerta que hace entrar en acción a células inmunitarias agresoras o citocidas. (Dejo para más adelante el hablar de cómo engañan las enfermedades al sistema inmunitario, porque es un tema que está muy relacionado con la historia de cómo la inmunología ayudó a prolongar la vida de Jason).

Antes de los trabajos del doctor Jenner, se llamaba variolización a las tentativas de poner freno al virus de la viruela. Si la vacunación actual te parece desagradable, su antecedente histórico era aún peor. Se inoculaba pus extraído de pústulas de viruela a personas que nunca habían padecido la enfermedad. Esto se hacía bien efectuando un arañazo o incisión en el brazo para introducir el material pustuloso, bien inhalándolo por la nariz, explica la página de los CDC en su artículo dedicado a la historia de la viruela y las técnicas para combatirla. Aunque este procedimiento fuera desagradable, disminuía la probabilidad de que *algunas* personas contrajeran la enfermedad, si bien no en número suficiente para atajar su difusión epidémica.

Para los médicos e investigadores de ese periodo, esto venía a demostrar que el sistema inmunitario era capaz de desarrollar una respuesta a la que podía recurrir más adelante en caso de necesitarlo. El sistema de defensas humano podía hacerse de este modo con una chuleta que lo ayudara a identificar rápidamente un peligro y le proporcionara instrucciones precisas sobre cómo liquidar de inmediato al enemigo. La variolización, sin embargo, no solía funcionar. En la mayoría de los casos, esta técnica no conseguía estimular el sistema inmunitario lo suficiente como para que aprendiera a defenderse del virus.

Se produjo entonces un punto de inflexión en la historia de la medicina.

Fue en Gloucestershire, Inglaterra, en 1796. Se trata de un episodio muy trillado que aparece invariablemente en los libros de historia de la medicina. El doctor Jenner se fijó en que los ordeñadores de vacas no contraían la variante mortífera de la enfermedad, pese a que tuvieran pústulas, y probó a infectar a un niño de ocho años con material de una pústula de viruela bovina procedente de una ordeñadora de vacas. El niño sobrevivió. Por el motivo que fuese, esa cepa de viruela bovina era la variedad idónea para activar las defensas del sistema inmunitario humano contra el virus. ¡Felicidades, el mundo tenía ya su primera vacuna!

Aun así, los científicos entendieron que la capacidad del sistema inmunitario para aprender tenía una pega importante: no era fácil enseñarle. En muchísimos casos, los intentos de crear vacunas fracasaban. Al parecer, el preparado tenía que ser perfecto para que funcionase. Cualquier pequeño cambio podía hacer ineficaz la inoculación. Los investigadores descubrieron que las vacunas que sí funcionaban eran lo bastante fuertes como para inducir una respuesta enérgica del sistema inmunitario y al mismo tiempo lo suficientemente débiles —*atenuadas*, es el término científico— como para impedir que la respuesta inmunitaria acabara siendo tan peligrosa como la propia infección. Una proporción equivocada entrañaba el riesgo de que, en lugar de proteger, la vacuna pudiera matar, como ocurrió con el primer ensayo masivo de la vacuna de la poliomielitis.

* * *

La primera epidemia de poliomielitis de la que se tiene constancia documental sucedió en 1894: 132 casos en Vermont, Estados Unidos. De las personas infectadas, entre un 1 y un 2 por ciento sufrieron parálisis.

El virus de la polio llega rápidamente al torrente sanguíneo tras penetrar en el organismo por la boca y multiplicarse en la garganta y el tubo digestivo. Alcanza el sistema nervioso, donde se acopla a las células neurales y las invade. A continuación, se apodera del mecanismo de fabricación de dichas células para reproducirse, generando así miles de copias de sí mismo en una hora. Por último, mata a la célula y sigue adelante infectando a otras.

Imaginémonos una sombra siniestra que se deslizara por nuestra fiesta apagando una bombilla tras otra.

Entre los arduos esfuerzos por erradicar la polio destacan los de dos científicos que compitieron entre sí en la década de 1930: el virólogo canadiense Maurice Brodie, que trabajaba en la Universidad de Nueva York, y John Kolmer, un patólogo de Filadelfia que trabajaba en la Universidad Temple de dicha ciudad. Las diversas historias que desgrano a continuación ponen de manifiesto sus errores, que en algunos casos tendrían consecuencias desastrosas.

Ambos tenían ideas muy parecidas. Infectaban a monos con poliovirus y, sirviéndose de su tejido nervioso, trataban de fabricar una vacuna que pudiera utilizarse en humanos. Brodie mezclaba el tejido licuado del mono con formaldehído diluido (formol), a fin de «desactivar» el virus. El preparado serviría, en teoría, para provocar una respuesta inmune sin que se produjera infección. No fue así. La historia de la poliomielitis que escribió el virólogo e historiador John R. Paul, de la Universidad de Yale, afirma que Brodie ensayó su vacuna con tres mil niños, pero que «algo salió mal, y la vacuna no volvió a utilizarse». Un artículo publicado en el *New York Times* es más explícito: los niños que participaron en el ensayo sufrieron parálisis permanentes.

Kolmer obtuvo idénticos resultados, aunque su planteamiento era algo distinto. Cogía el tejido nervioso del mono, lo mezclaba con diversas sustancias químicas y refrigeraba el preparado para atenuarlo. Paul califica su técnica como un «auténtico potingue de bruja». Los niños acabaron, naturalmente, infectados. Según cuenta Paul en su libro, el doctor Kolmer dijo en un congreso médico, en 1953, que habría deseado que se lo tragara la tierra.

En 1952, según la revista *Time*, se produjo el peor brote de la enfermedad registrado hasta entonces. Se infectaron unos 58.000 estadounidenses, de los que murieron cerca de 3.000 y otros 21.000 sufrieron parálisis motora. «A los padres les aterraban las historias de niños que de pronto sufrían los calambres y la fiebre característicos de la enfermedad», afirmaba Time. «Las piscinas públicas quedaron desiertas por miedo al contagio. Año tras año, la poliomielitis mandaba al hospital a miles de personas, muchas de las cuales acababan en una silla de ruedas o confinadas en esos cilindros espantosos conocidos como "pulmones de acero"».

La solución al misterio de la poliomielitis, como es bien sabido, vino de la mano de Jonas Salk. Nacido en la ciudad de Nueva York, en el seno de una familia de inmigrantes rusos judíos, Salk fue nombrado director del Laboratorio de Virología de la Facultad de Medicina de Pittsburgh tras su paso por las universidades de Nueva York y Michigan. Su vacuna utilizaba formaldehído y agua mineral, lo que «mataba» eficazmente el virus inoculable y al mismo tiempo permitía que el sistema inmunitario lo reconociera y asimilara. ¡Eureka! Esto reducía el riesgo de infección a la mitad.

Estados Unidos se esforzó por producir y distribuir la vacuna lo antes posible. Pero, ay, este final feliz tuvo un desenlace infeliz: el primer lote masivo de la vacuna estaba defectuoso. En 1955 se inoculó a más de 200.000 niños con dosis procedentes de los laboratorios Cutter de California, uno de los principales fabricantes de la vacuna, y a los pocos días empezaron a declararse casos de parálisis. El programa de vacunación se suspendió al cabo de un mes. Las investigaciones posteriores revelaron que la vacuna de Cutter había causado 40.000 casos de poliomielitis en niños, de los cuales 200 sufrían parálisis de diverso grado y 10 habían fallecido.

Estos problemas acabaron resolviéndose y, con el paso del tiempo, la polio quedó prácticamente erradicada, primero en Estados Unidos y después en todo el mundo. Conclusión: manipular el sistema inmunitario no es tarea fácil, teniendo en cuenta su sutil equilibrio. Las vacunas fueron el primer gran paso en esa dirección, aunque no entendiéramos del todo cómo funcionaban. Pese a no haber descubierto todos los intríngulis del mecanismo, habíamos dado con una herramienta eficaz.

Y lo mismo puede decirse del descubrimiento de otro aliado valiosísimo del sistema inmunitario: los antibióticos.

* * *

Los antibióticos son, quizá, aún más importantes que las vacunas. De hecho, son «seguramente la forma de quimioterapia más eficaz en la historia de la medicina. No hace falta reiterar aquí cuántas vidas han salvado y en qué grado han contribuido a poner coto a enfermedades infecciosas que eran la principal causa de morbilidad y mortalidad en la mayoría de las poblaciones humanas», según un artículo publicado en la revista de los Institutos Nacionales de la Salud de Estados Unidos. Simplificando mucho, podemos decir que los antibióticos actúan aprovechando las diferencias entre las células humanas y las células bacterianas. Así, por ejemplo, las células de las bacterias tienen paredes de las que carecen las células humanas, y los antibióticos pueden impedir que las bacterias construyan dichas paredes.

Fue así, gracias a este mecanismo, como la medicina dio un vuelco por puro azar en 1928, en el hospital St. Mary de la Universidad de Londres. En aquel momento el mundo estaba en paz, aunque fuera solo temporalmente, lo que era un gran alivio para el doctor Alexander Fleming, un escocés que había conocido de primera mano los estragos de la guerra mientras servía en el Cuerpo Médico del Ejército durante la Primera Guerra Mundial.

El accidente tuvo lugar en una placa de Petri llena de estreptococos, la bacteria que estaba estudiando Fleming. Un día, se fijó en algo extraño. Las bacterias patógenas habían desaparecido por completo de una parte de la placa. Al observar aquella zona detenidamente, vio que era un moho lo que había eliminado al patógeno. «El moho había creado un cerco exento de bacterias a su alrededor», afirmaba la biografía de Fleming que acompañaba al Premio Nobel que le concedieron en 1945. Pero ¿por qué le dieron el Nobel?

Fleming llamó penicilina al fármaco derivado de ese moho.

Mientras que las vacunas estimulan la respuesta inmunitaria del organismo, los antibióticos importan del exterior una fuerza defensiva, lo que supone una diferencia fundamental para nuestra salud cotidiana. Al añadir una fuerza externa, estamos rompiendo el orden natural. Aunque el fin sea preservar la vida, y aunque funcione, esta estrategia entraña riesgos importantes. Los antibióticos son asesinos eficacísimos, pero no solo matan las bacterias perjudiciales; también eliminan las beneficiosas, entre ellas algunas esenciales para nuestra salud y nuestro bienestar.

Si alguna vez has tomado antibióticos y has sufrido diarrea, que sepas que no eres el único. Los antibióticos arrasan la flora bacteriana que te ayuda a digerir los alimentos. Causan verdadero daño en el intestino, aunque te libren de patógenos que pueden apagar las lucecitas de tu Fiesta de la Vida. Más adelante explicaré la importancia que tiene el microbioma intestinal para el bienestar cotidiano y la salud a largo plazo. Pero, en la época en que aparecieron los antibióticos y se convirtieron en medicamentos milagrosos, primaba algo mucho más inmediato y urgente: superar la infección para seguir viviendo.

Ahora, gracias al doctor Fleming, no te mueres cuando te haces un corte en la mano, o una heridita cualquiera, o cuando tienes, por ejemplo, una infección de oído. Los antibióticos no solo han alargado nuestra vida, sino que han mejorado su calidad al hacer posibles multitud de procedimientos quirúrgicos modernos, como la implantación de prótesis de cadera o rodilla, que entrañarían un riesgo extremo de infección de no existir estos fármacos prodigiosos. Los antibióticos se utilizan, además, para mantener sano al ganado, lo que contribuye al crecimiento de los recursos alimentarios.

No fue fácil, sin embargo, dar con las vacunas y los antibióticos; al menos, con los que de verdad son eficaces. El cuerpo tenía que hacer gran parte del trabajo. Lleva haciéndolo miles de años.

Además, los inmunólogos que se hallaban en la vanguardia de la investigación estaban empeñados en desentrañar el funcionamiento de la maquinaria, tanto por motivos de orden intelectual como práctico. ¿Podían, acaso, descubrir cómo prolongar la vida indefinidamente? Eso suponía hallar la solución al mayor interrogante de todos: ¿cómo se pertrechan nuestros cuerpos de defensas contra tantos peligros potenciales? ¿Y cómo podemos sobrevivir en un mundo en el que las amenazas que nos acechan son prácticamente infinitas?

12

La máquina infinita

Estás de vacaciones, visitando con tu familia un país en el que no habíais estado nunca. En el que no habían estado, de hecho, ni tus padres ni tus abuelos. Os encontráis haciendo una ruta de senderismo que discurre en la orilla de un lago precioso. Hace un tiempo espléndido y decidís bañaros. Pero no estáis solos. En el agua pululan parásitos; entre ellos, quizá, uno llamado *Giardia*. El invasor penetra a través de la boca o las vías urinarias. Se trata de un bichito que te es del todo desconocido, y no solo a ti. Puede que sea una novedad para todas aquellas personas a las que conoces y con las que te relacionas. El parásito puede haber evolucionado en ese medio durante cientos de miles de años y ser muy distinto a cualquier otro protozoo del género *Giardia* con el que hayas entrado en contacto anteriormente o que abunde en la región en la que vives.

¿Cómo pueden reaccionar tus linfocitos T y B frente a un patógeno que les es desconocido, que no sabían que existía, contra el que no han recibido inoculación alguna y cuyo ataque no podíais prever ni tú ni tus médicos, con toda su sabiduría?

Es el problema infinito.

Y, durante años, fue el mayor misterio de la inmunología.

Naturalmente, el sistema inmunitario tiene que neutralizar los ataques sin matar a nuestro organismo. Si pudiera matar también al resto del cuerpo, la solución al problema sería sencilla: cargarse de un plumazo la fiesta entera. Pero, si queremos sobrevivir, esa solución no sirve. De modo que el sistema inmunitario tiene que atacar selectivamente, sin perjudicar en lo posible al resto de nuestro organismo.

Con los años fueron surgiendo sesudas teorías llenas de buenas intenciones que trataban de aclarar esta inexplicable capacidad del cuerpo humano para defenderse prácticamente de cualquier cosa. Eran teorías muy complejas, que, entre otros defectos, tenían unos nombres horribles, como «teoría de la cadena lateral» o «hipótesis instructiva de la formación de anticuerpos».

Este era el telón de fondo cuando apareció en escena Susumu Tonegawa.

* * *

Tonegawa nació en 1939, como Jacques Miller, en la ciudad portuaria japonesa de Nagoya y, aunque sus primeros años transcurrieron durante la guerra, por suerte para él a su padre lo trasladaban con frecuencia debido a su trabajo y el joven Tonegawa se crio en ciudades pequeñas. De lo contrario, podría haberse encontrado en Nagoya el 14 de mayo de 1944, cuando casi 550 bombarderos B-29 de la Fuerza Aérea estadounidense a a atacaron las zonas industriales, lo que causó la destrucción de gran parte de la ciudad.

Quince años más tarde, en 1959, siendo Tonewaga un prometedor estudiante universitario, uno de sus profesores en Kioto le aconsejó que emigrara a Estados Unidos porque en Japón no podría avanzar en sus estudios de biología molecular. En aquel momento se estaba produciendo un fenómeno muy notable: la ciencia de la inmunología y sus grandes descubrimientos —efectuados gracias a la colaboración entre los mejores cerebros del mundo, con independencia de su nacionalidad— suscitaban un enorme interés internacional.

Tonewaga acabó en la Universidad de California en San Diego, en un centro de investigación de La Jolla, una «hermosa ciudad del sur de California cerca de la frontera con México». Allí, en aquel paraíso multicultural, hizo sus estudios de doctorado, primero en el laboratorio de Masaki Hayashi y más tarde en el de Renato Dulbecco. (Nacido en Italia, Dulbecco se licenció en medicina y combatió contra los franceses en la Segunda Guerra Mundial. Al caer el régimen fascista italiano, se unió a la resistencia para luchar contra los alemanes y posteriormente emigró a Estados Unidos. En 1975 fue galardonado con el Premio Nobel de Medicina por demostrar, mediante técnicas de biología molecular, que los virus pueden conducir en ciertos casos al desarrollo de tumores).

En 1970, Tonegawa, provisto ya de su doctorado, se encontró con un problema burocrático. Al expirar su visado a finales de ese año, se vio obligado a abandonar Estados Unidos, adonde no podría volver en un plazo de dos años. De ahí que acabara trabajando en Suiza, en el Instituto de Inmunología de Basilea.

* * *

La nueva tecnología surgida en esos mismos años permitió a los científicos aislar distintos segmentos de material genético de un organismo. Podían «cortarse» secciones para luego compararlas entre sí. Mediante esta técnica se hizo evidente algo que, en principio, parece una perogrullada: si un investigador cogía el genoma de un organismo y cortaba exactamente el mismo segmento una y otra vez, el fragmento resultante de material genético era siempre idéntico.

Quizá parezca obvio, pero fue un descubrimiento clave para constatar la coherencia de la estructura genética de los seres vivos.

Entonces, Tonegawa encontró una anomalía.

Estaba cortando segmentos de material genético extraído del interior de linfocitos B. Empezó por comparar los segmentos procedentes de linfocitos B inmaduros, es decir, de células inmunitarias que aún estaban en proceso de desarrollo. Al comparar segmentos idénticos de estas células, como era de esperar, comprobó que el material genético era siempre el mismo, lo que corroboraba lo que ya se había descubierto.

Pero cuando comparó los segmentos con regiones idénticas de linfocitos B maduros, descubrió que el resultado era completamente distinto. Aquello sí era una novedad; no se había visto en ninguna otra célula ni organismo de los estudiados hasta entonces. El material genético de base había cambiado.

—Fue un hallazgo espectacular —comenta el profesor de Yale Ruslan Medzhitov—. Lo que descubrió Tonewaga, lo que sabemos ahora, es que los genes que codifican los anticuerpos no se parecen al resto de los genes normales.

Los genes que codifican los anticuerpos no se parecen al resto de los genes normales.

Sí, lo destaco poniéndolo en cursiva. Las capacidades asombrosas de tu sistema inmunitario surgen de una extraordinaria pirueta genética. Cuando se forma, el sistema inmunitario se codifica en millones de combinaciones, mezclas y amalgamas aleatorias. Es una especie de Big Bang genético que crea dentro del cuerpo toda clase de defensores cuyo fin es reconocer infinidad de formas de vida exógenas.

De modo que, cuando te bañas en ese lago de un país extranjero, lleno de organismos desconocidos, es probable que tu cuerpo, sorprendentemente, tenga ya un defensor que reconozca a ese patógeno.

¡Viva! ¡Que alguien saque el confeti y las bengalas!

En sus experimentos posteriores, Tonegawa descubrió un patrón que describía las diferencias entre los linfocitos B inmaduros y los maduros. Ambos tenían en común material genético clave, con una única variación de enorme importancia: en las células inmaduras, ese material genético esencial estaba mezclado con (y separado por) toda una gama de material genético distinto.

Cuando el linfocito B maduraba y pasaba a ser una célula plenamente funcional del sistema inmunitario, gran parte de ese material genético desaparecía. Y no solo eso: en cada linfocito B maduro desaparecía material *distinto*. Lo que había empezado siendo una inmensa amalgama, se refinaba hasta convertirse en una secuencia específica —e incluso única— de material genético.

* * *

Son cosas muy complejas, sí. Pero ten en cuenta que esta parte del libro es fundamental para conocer ese prodigio que es el cuerpo humano. Así que, ¡ánimo, lector! ¡No te rindas!

* * *

Los científicos que, con el tiempo, buscaron una manera práctica de expresar la recombinación que se daba en los genes, catalogaron el material genético clave presente en los anticuerpos utilizando tres iniciales: V, D y J.

La letra V significa «variable». La región variable del material genético de los anticuerpos procede de centenares de genes.

La D significa «diversidad» y procede de un conjunto de unas decenas de genes distintos.

La J, que deriva del término inglés *functional joining* («unión funcional»), procede de otra media docena de genes.

En un linfocito B inmaduro, las hebras de material V, D y J se encuentran agrupadas por separado y entre ellas media una distancia relativamente inmensa. Pero, al madurar la célula, queda una sola copia aleatoria de V, junto con una de D y J, y el resto del material intermedio se elimina. Cuando trataba de entender este mecanismo, me ayudó imaginarme una línea de material genético de varios kilómetros de largo. De pronto, tres segmentos al azar se separan y el resto se cae y desaparece.

La combinación de estas franjas genéticas, agrupadas y condensadas en una sola célula, crea, gracias al poder de las matemáticas, billones de códigos genéticos distintos y prácticamente únicos.

O, por usar otra metáfora, el cuerpo ha creado al azar cientos de millones de llaves distintas, o anticuerpos. Cada una de estas llaves encaja en una cerradura que se halla localizada en un patógeno. Muchos de estos anticuerpos están recombinados de tal manera que constituyen material genético ajeno, al menos para nosotros. Sus «cerraduras» nunca aparecen en el cuerpo humano. Es posible que algunas ni siquiera existan en el universo. Nuestro organismo se ha pertrechado con llaves para abrir las cerraduras más raras, incluso cerraduras inimaginables, agentes malignos que no se conocen aún pero que pueden aparecer algún día, como ha ocurrido con el surgimiento del SARS-CoV-2. Anticipándose al peligro de lo inimaginable, nuestras defensas han evolucionado como máquinas de Turing de cinta infinita.

«Los descubrimientos de Tonewaga explican el trasfondo genético que hace posible la inmensa y riquísima variación de los anticuerpos», afirmaba el comité que concedió el Premio Nobel al japonés en 1987. «Además de proporcionarnos un conocimiento más profundo de la estructura básica del sistema inmunitario, estos hallazgos pueden contribuir decisivamente a mejorar diversas terapias inmunológicas, como las vacunas y la inhibición de la respuesta inmunitaria en trasplantes. Otro campo en el que serán de aplicación es el de las afecciones en las que el sistema inmunitario del individuo agrede a los tejidos del propio organismo, es decir, las llamadas enfermedades autoinmunes».

Estas referencias a la autoinmunidad y los trasplantes ponen de relieve un escollo fundamental para la comprensión científica de las defensas de nuestro organismo. ¿Cómo algo tan poderoso evita atacar las partes sanas del cuerpo? ¿Y cómo podemos llevar a cabo intervenciones médicas como los trasplantes y los tratamientos farmacológicos sin arriesgarnos a que nuestro potente sistema de anticuerpos rechace algo que puede ayudarnos a sanar, aunque al principio parezca ajeno a nosotros?

Porque ¿qué es lo ajeno y qué es lo propio?

13

Transplante

Un día, a principios de la década de 1970, una familia se presentó en la
Clínica Mayo de Rochester, Minnesota, con un bebé aquejado de una
enfermedad misteriosa. Tenía lesiones dermatológicas semejantes a las
que produce el sarampión, una diarrea espantosa y fiebre. Los padres, ate-
rrorizados, tenían además otro motivo de angustia: su primer hijo había
sufrido el mismo mal y había muerto en cuestión de semanas, siendo todavía un bebé. Tras su muerte, se descubrió que no tenía linfocitos T ni B.

Los padres llevaron a su segundo hijo a la Clínica Mayo para que lo
atendiera el doctor Max Cooper, el eminente inmunólogo que había contribuido al descubrimiento de estas células inmunitarias. ¿Podría él salvar
a su bebé?

—Nos pidieron que les hiciéramos alguna propuesta —recuerda el
doctor Cooper.

Cooper se sentía abrumado por la responsabilidad y tenía pocas evidencias científicas en las que apoyarse, pero aun así les hizo una sugeren-
cia: ¿y si extraían médula ósea de la madre y la inyectaban en la médula
espinal del niño?

La médula ósea aloja células en proceso de diferenciación, es decir,
células madre; entre ellas, células del sistema inmunitario que aún no han
madurado del todo. ¿Sería posible injertar en el sistema inmunitario del
hijo células procedentes del sistema inmunitario de la madre?

No había experiencias previas de este tipo que pudieran servirles de orientación sobre lo que podía ocurrir.

—Solo teníamos una hoja de ruta muy esquemática.

El trasplante tenía que conseguir el doble objetivo de eliminar la enfermedad exógena sin hacer al mismo tiempo que las renqueantes defensas del niño rechazaran las células inmunitarias de la madre. Según la hipótesis de Cooper, el organismo del bebé no rechazaría las defensas de la madre porque ambos tenían mucho material genético en común.

Se extrajeron células de la cadera de la madre con una aguja larga y a continuación se le inyectaron al bebé enfermo. Cooper monitorizó el procedimiento por teléfono desde la cercana Universidad de Minnesota. Doce días después, el niño volvía a tener fiebre, lesiones semejantes a las que produce el sarampión y diarrea. Finalmente, falleció.

Su muerte afectó profundamente al doctor Cooper, que, pese a su brillante carrera científica, se sintió impotente y derrotado. El pequeño no había podido vencer a la enfermedad y quizá la inoculación de células de la madre había acelerado su muerte.

—Estaba claro que el pequeño iba a morir si no hacíamos nada, pero pensar que fui yo quien apretó el gatillo es una sensación muy desagradable —recuerda el investigador.

¿Por qué no era posible sustituir sin más un sistema inmunitario por otro? Imaginemos lo sencillo y eficaz que sería extraer los linfocitos T y B de una persona sana e inyectárselos a otra cuyo organismo no pudiera combatir por sí solo la enfermedad.

O lo maravilloso que sería poder trasplantar piel sana de una persona en la pierna gangrenada de, pongamos por caso, un soldado herido. ¿Por qué nuestras «piezas» no son intercambiables?

Traigo a colación la idea del trasplante por dos motivos. Primero, porque ayuda a explicar las dificultades que entraña intercambiar partes del cuerpo de distintos individuos. Y, segundo, porque pone de manifiesto la estrecha relación que existe entre la exploración científica de los inmunólogos y las aplicaciones prácticas de su trabajo. Naturalmente, cada nuevo descubrimiento que hacían daba lugar a procedimientos clínicos y tratamientos farmacológicos que salvaban vidas y mejoraban la calidad de vida de los pacientes. De modo que esos dos factores —los descubrimientos y su aplicación en la vida cotidiana— fueron retroalimentándose mutuamente a medida que avanzaba el siglo xx, y los Argonautas del sistema inmunitario siguieron adentrándose en regiones desconocidas, hallando tesoros y herramientas y dándoles un uso práctico. Pocos ejemplos ilustran este fenómeno tan bien como los trasplantes.

* * *

La posibilidad de hacer trasplantes fue durante mucho tiempo una idea peligrosamente seductora, pese a ser mortífera. La complejidad de esta práctica revela el equilibrio esencial necesario para la supervivencia de la especie. Los humanos hemos de ser muy parecidos entre nosotros y, al mismo tiempo, muy diversos. La semejanza es necesaria para que podamos cooperar entre nosotros, comunicarnos y compartir recursos, ideas y alimento. Pero también es imprescindible que tengamos capacidades muy diversas, como, por ejemplo, la potencialidad innata de combatir peligros distintos. Dicho en pocas palabras, si el sistema defensivo de todos los seres humanos fuera idéntico, una sola enfermedad mortal podría acabar con toda la especie de golpe.

Esta tensión entre igualdad e individualidad tiene ciertas desventajas. Una de ellas es que no podemos intercambiar fácilmente partes de nuestro cuerpo: mi pierna por la tuya, por ejemplo, o tu sistema inmunitario por el mío. De hecho, un sistema de defensas que obra maravillas protegiendo a una persona puede ser mortífero para otra.

La historia de los trasplantes aportó pistas fundamentales para entender la extraordinaria especificidad de nuestra red de defensas.

* * *

De esa historia forma parte la leyenda de dos santos católicos, los hermanos gemelos san Cosme y san Damián, que, según ellos, hacían milagros en el siglo III. Los dos santos contaban que habían trasplantado una pierna entera de una persona a otra: un trasplante primitivo realizado «con éxito», según dos de los principales expertos en trasplantes de la actualidad: el doctor Clyde F. Barker, de la Universidad de Pennsylvania, y el doctor James F. Markmann, de la de Massachusetts, que escribieron acerca de este prodigio en una estupenda y colorida historia de esta práctica quirúrgica.

Lo de que el trasplante de pierna fue un éxito era una ironía, claro, porque de hecho el presunto milagro fue un fracaso estrepitoso. (No, aquellos dos hermanos que se proclamaban hacedores de milagros no consiguieron serrar la pierna de una persona para injertársela a otra. Quizá por eso Cosme y Damián se convirtieron después en santos patronos de la farmacología, no de los trasplantes).

Abundan a lo largo de los siglos las historias acerca de trasplantes, como las de los colgajos de piel que servían para reemplazar narices amputadas, pero solo son «leyendas y presuntos milagros», afirman Barker y Markmann en su libro. «Siglos de observación chapucera y autoengaño». Suenan a charlatanería, a cuentos de vendedores de crecepelo.

El motivo por el que estas tentativas no llegaron a buen puerto tiene mucho que ver con el sistema inmunitario.

—La práctica del trasplante es al mismo tiempo madre y hermana de la inmunología —me dijo el doctor Markmann cuando hablamos sobre la historia de esta técnica.

Son hermanas en el sentido de que un trasplante —lo mismo da que sea de piel que de células inmunitarias— no puede dar buen resultado si el cuerpo rechaza la parte trasplantada como «ajena». Y la técnica del trasplante es además madre de la inmunología en el sentido de que el hecho de que el cuerpo no acepte tejido procedente de otros humanos o animales fue uno de los indicios más evidentes y tempranos de que había algo dentro de nuestro organismo que rechazaba y atacaba esos tejidos, que a simple vista eran casi idénticos. Ello daba una pista del poder y la precisión de nuestras defensas fisiológicas.

Los científicos experimentaron sin éxito con toda clase de trasplantes. Se intentaron trasplantes de riñón en humanos y en perros, y fracasaron, además de que la validez ética de estos procedimientos estuvo siempre en entredicho.

Finalmente, sin embargo, se produjo un avance científico que hizo posible esta práctica, gracias a la labor de un zoólogo.

* * *

Peter Medawar —más tarde Sir Peter Medawar—, zoólogo nacido en Brasil y profesor en la Universidad de Oxford, trabajó durante la Segunda Guerra Mundial ayudando a un cirujano plástico a tratar a quemados. Medawar intentaba en vano injertar piel de donantes en pacientes que habían sufrido quemaduras graves debido a los bombardeos. Los resultados eran desalentadores. Durante unos días o unas pocas semanas, parecía que los injertos iban a salir adelante, pero ello se debía únicamente a que la piel tiene menos vasos sanguíneos que, por ejemplo, los riñones u otros órganos internos y, por lo tanto, por ella circula menos sangre. Las células del sistema inmunitario transportadas por la sangre tardaban más tiempo en llegar a las lesiones, evaluarlas y rechazar el injerto.

—La piel se quedaba ahí y presentaba buen aspecto —explica Markmann. Tanto el paciente como el doctor Medawar empezaban a abrigar ciertas esperanzas, aunque con cautela—. Luego, el injerto se complicaba. Todo parecía ir a las mil maravillas, y al final siempre se torcía.

Estas historias acerca de soldados heridos y agonizantes hicieron que me diera cuenta de una amarga verdad respecto a la ciencia y los científicos, y en especial respecto a los inmunólogos. A menudo, los grandes descubrimientos se han hecho gracias a la experimentación con un paciente que se encontraba al borde mismo de la muerte. El paciente se convertía en cómplice y normalmente aceptaba prestarse a ese intento desesperado de salvarle la vida, por arriesgado que fuese. El descubrimiento era el fruto agridulce de la desesperación; no surgía únicamente del afán científico de salvar vidas, sino de la desesperanza abismal que lleva a un ser humano a convertirse en conejillo de Indias. *Experimenten conmigo para que no me muera.* Se me hizo evidente que era así cuando vi a Jason, casi ya al borde de la muerte, ponerse en manos de un oncólogo buen conocedor de su disciplina y lleno de excelentes intenciones, que se resistía a admitir las limitaciones de la ciencia.

Después de la Segunda Guerra Mundial, Medawar siguió trabajando en trasplantes con conejos y humanos por igual. Probó a hacer injertos de piel entre hermanos. Partía de la premisa de que era más improbable que el sistema inmunitario rechazara tejido injertado con la misma procedencia genética que la del receptor, como en el caso de dos hermanos biológicos. Pero, por increíble que parezca, a veces esto empeoraba las cosas. Hubo, por ejemplo, una mujer que, tras quemarse en un accidente con una cocina de gas, se le trasplantó piel procedente de un hermano. Al cabo de un par de semanas, rechazó el injerto. En algunos casos, se probó con un segundo hermano, lo que deparó una sorpresa a los investigadores: el rechazo se producía aún más deprisa; en una semana —digamos—, en lugar de dos.

Dicho de otra manera, la primera vez el sistema inmunitario tardaba más en decidirse a rechazar el tejido procedente del hermano. Pero, en cuanto llegaba a la conclusión de que aquella piel era «ajena» al organismo, el rechazo se daba con mayor rapidez. Esto evidenciaba que el sistema inmunitario tenía la capacidad de aprender; la primera vez, las defensas tardaban un tiempo en evaluar la piel injertada, catalogarla como foránea y montar la maquinaria precisa para rechazarla. La segunda vez, en cambio, con la maquinaria ya montada, la evaluación era rápida e implacable.

Con el tiempo, Medawar empezó a trabajar en trasplantes en vacas. Sin saberlo él, en la década de 1950, al otro lado del Atlántico se estaba haciendo una aportación fundamental a la ciencia de los trasplantes, utilizando también vacas; concretamente, en el caso que nos ocupa, un toro de Hereford muy fogoso. El toro en cuestión vivía en Wisconsin, donde, lleno de ardor, se escapó de su corral y se apareó con una vaca a la que previamente había cubierto un toro de raza Guernsey. La vaca tuvo terneros mellizos, cada uno de un padre.

Aquellos terneros tenían una peculiaridad. A pesar de ser de padres distintos, su sangre era casi idéntica. De hecho, ambos tenían sangre del padre del otro. Al parecer, insospechadamente, habían compartido algunos tipos de células estando todavía en el útero materno.

Esto llamó la atención de Ray Owen, un inmunólogo de la Universidad de Wisconsin que se preguntó por qué los fetos habían aceptado la sangre «extraña» del otro toro en lugar de rechazarla. A fin de cuentas, su organismo tendría que haber tratado esa sangre como si fuera ajena. Owen llegó a la conclusión de que el resultado de aquel misterioso apareamiento contenía alguna clave que podía resolver la cuestión de los trasplantes y de la tolerancia del sistema inmunitario.

Al otro lado del Atlántico, el doctor Medawar y otros científicos estaban llegando a conclusiones parecidas experimentando con vacas gemelas. Descubrieron que podían hacerse injertos de piel con bastante probabilidad de éxito entre gemelos, tanto idénticos como dicigóticos (mellizos). Empezaba a estar claro que la mezcla de sangres en las primeras fases del desarrollo embrionario —incluso si esa mezcla se daba entre mellizos de distintas ramas genéticas y con un hermano de otro padre— influía decisivamente en cómo seleccionaba el sistema inmunitario entre lo que era propio del organismo y lo que le era ajeno. «Había nacido la nueva ciencia de la tolerancia inmunitaria», escribió un genetista en un artículo publicado en 1996 por la Sociedad de Genética de Estados Unidos.

Poco después, Medawar comenzó a trabajar con otras especies animales y pasado un tiempo realizó el primer trasplante de riñón con éxito. (Se cuenta que, cansado de trabajar siempre con animales grandes, lo que le resultaba muy incómodo, Medawar comentó: «Menos mal que se acabaron las vacas»).

En la Fiesta de la Vida, la insuficiencia orgánica no es nada infrecuente, aunque tampoco sea muy común. El hígado, el corazón, los riñones y otros órganos sucumben a la enfermedad, a la sobreutilización y al deterioro debido a comportamientos como el consumo de alcohol y el tabaquismo, por no hablar del inevitable desgaste del paso del tiempo. Evidentemente, las posibilidades de curación serían muy limitadas si los únicos trasplantes viables fueran entre gemelos. Por suerte, eso ya quedó atrás.

* * *

El éxito definitivo de los trasplantes se debe tanto a la experimentación temprana —mediante el procedimiento de «corta/pega y error»— como al descubrimiento de ciertos fármacos y de otras estrategias para inhibir el sistema inmunitario. La idea básica, por si no ha quedado ya claro, es disminuir la reactividad de las defensas del organismo para que no reconozcan como extraño al órgano trasplantado y lo rechacen. Esto amplía las posibles compatibilidades de trasplante.

Los primeros intentos de inhibir el sistema inmunitario se hicieron mediante radiación, pero fracasaron (es decir, que los pacientes fallecieron). En una segunda etapa de experimentación, se utilizaron esteroides como inmunodepresores en trasplantes. (Los esteroides son un tipo de fármacos extremadamente importantes para la conservación de nuestras defensas y el mantenimiento de su equilibrio. Más adelante explicaré cómo funcionan y la importancia que tuvieron en los casos de Linda y Merredith, las mujeres que encarnan la autoinmunidad en este libro. Un fármaco en concreto, la ciclosporina, dio un vuelco a la situación. Este antibiótico, aprobado en 1983 por las autoridades sanitarias, actúa impidiendo que los linfocitos T reciban la señal de ataque).

El uso de fármacos inmunodepresores tiene, evidentemente, muchas ventajas y también muchos inconvenientes, como es fácil imaginar. Si tomas uno de estos fármacos y contraes una infección, corres el riesgo de enfermar de gravedad porque tu respuesta inmunitaria sea insuficiente. Pero, por otro lado, si necesitas un riñón nuevo para sobrevivir, estos fármacos —combinados con otros tratamientos, cada vez más avanzados—, impiden que tus linfocitos T desencadenen un ataque en toda regla contra el órgano trasplantado.

¡Madre mía, la cantidad de vidas que se han salvado! En 2017, solo en Estados Unidos, hubo cerca de 35.000 trasplantes de pulmón, corazón, riñón, intestino y otros órganos, según datos de la asociación United Network for Organ Sharing, y desde luego esos trasplantes no se hicieron entre gemelos idénticos; ni siquiera entre hermanos biológicos. Para afinar la compatibilidad entre donante y receptor se emplean diversos parámetros, entre ellos el grupo sanguíneo y la semejanza de antígenos. Pero incluso después de que un trasplante haya tenido éxito, el receptor quizá tenga que seguir de por vida un tratamiento inmunodepresor.

Hay también otro tipo de trasplante que, a su debido tiempo, ayudó a salvarle la vida a Jason. Es el trasplante de médula, que implica el injerto de un sistema inmunitario en otro. Justo lo que intentaba el doctor Cooper.

Las posibilidades de llevar a cabo este tipo de trasplante aumentaron enormemente en la década de 1950 gracias a un descubrimiento que contribuyó a explicar los fundamentos químicos de la aceptación o el rechazo de los tejidos trasplantados. Los trabajos de un inmunólogo francés y de otros científicos aislaron en seres humanos el primer antígeno que provocaba una respuesta inmunitaria contra células procedentes de otros seres humanos. Son los llamados aloantígenos: antígenos que reaccionan contra la propia especie. Si dos personas no son compatibles para un trasplante de médula, los aloantígenos de una provocan la respuesta de los anticuerpos de la otra, lo que desencadena un ataque defensivo. El hallazgo de los aloantígenos le valió la concesión del Premio Nobel a su descubridor. Este avance hizo posible que los médicos pudieran evaluar por anticipado la compatibilidad entre donante y receptor de un trasplante y descartaran a aquellos donantes cuyos tejidos provocarían una respuesta inmunitaria más agresiva en el receptor. El término científico que se emplea en inmunología para denominar a estos aloantígenos es *antígenos leucíticos humanos*, o HLA por sus siglas en inglés.

Se trata de un descubrimiento «muy, muy gordo», como me dijo un inmunólogo de Stanford; de eso no hay duda. Fue esencial para despejar la incógnita de cómo reconoce el cuerpo lo que le es propio de lo que le es ajeno.

Décadas más tarde, las aplicaciones tecnológicas más avanzadas de este descubrimiento hicieron posible que Jason recibiera células inmunitarias de su hermana mayor, lo que ayudó a sus defensas a luchar contra el cáncer que hasta entonces habían sido incapaces de vencer.

Pero entre el descubrimiento de los aloantígenos y el trasplante de médula de Jason hay mucho trecho, como suele decirse; quedaba aún mucho camino por recorrer. Un paso enorme lo dio un veterinario que nos ayudó a comprender de manera mucho más honda cómo reconocían nuestras defensas lo que era consustancial a nuestro organismo. Descubrió la huella dactilar del sistema inmunitario.

14

La huella dactilar del sistema inmunitario

Para ser inmunólogo y haber ganado el Premio Nobel, Peter Doherty es un tipo muy gracioso.

Se licenció en veterinaria en Australia en 1962 y al principio centró sus investigaciones en el mecanismo por el que los vertebrados —como las ovejas (y los humanos)— controlan la infección. Se dedicó a ello con empeño. Cuando tuve el privilegio de entrevistarlo, tenía cerca de ochenta años y hablaba por los codos, con un entusiasmo cargado de sentido del humor. Me contó que, de adolescente, leyó a Aldous Huxley, Jean-Paul Sartre y Ernest Hemingway, y que esos tres escritores le sirvieron de inspiración y al mismo tiempo lo dejaron muy confundido. Según él mismo confiesa, era el tipo de persona que «o triunfaba a lo grande, o se caía con todo el equipo».

En su libro de 2005 *The Beginner's Guide to Winning the Nobel Prize*, reflexionaba con humor sobre su ingenuidad adolescente. «Decidí ser un hombre de acción en vez de un filósofo, y opté por estudiar veterinaria y dedicarme a la investigación», escribía. «Tenía solo diecisiete años, y seguramente habría tomado una decisión muy distinta si hubiera sido más maduro».

Cuando hablamos, Doherty me explicó con enorme viveza que, aunque se habían descubierto muchas cosas sobre el sistema inmunitario cuando él empezó a dedicarse a la investigación, aún quedaban infinidad de incógnitas por resolver. De hecho, todavía había escépticos que no estaban convencidos de que hubiera dos tipos principales de células inmunitarias, los linfocitos T y B.

—Eso ya era evidente, pero a algunos carcamales les daba pavor tener que enfrentarse a semejante complicación —me dijo—. Decían que B y T eran la primera y la última letras de *bullshit*.[1]

Como era previsible, a medida que los pioneros de la inmunología avanzaban en sus investigaciones, surgieron resistencias, sobre todo por parte de personas que no estaban convencidas de que aquel fuera el rumbo a seguir. Sucedió con cada paso adelante. Mientras tanto, los progresos y el ritmo de los descubrimientos iban acelerándose. Fue la época en la que la ciencia inmunológica descubrió las teclas y palancas que permitían una mayor precisión en el diagnóstico, las terapias y el cuidado de los enfermos. A lo largo de los próximos capítulos, antes de volver con Jason, Bob, Merredith y Linda, te propongo acompañar a los científicos en este viaje más allá de las ideas, para sumergirte en el funcionamiento de los sistemas fisiológicos y las moléculas que son responsables del correcto funcionamiento de tu organismo. Al final de este recorrido, verás con mayor claridad el papel esencial que desempeña el sistema inmunitario en prácticamente cada faceta de tu salud, tanto física como emocional.

* * *

Peter Doherty se doctoró en 1970 en la Universidad de Edimburgo, Escocia, donde se había dedicado a estudiar la inflamación cerebral en ovejas (meningoencefalitis). Al regresar a Australia, aplicó las conclusiones de su investigación a la experimentación con ratones e inició una colaboración que tendría gran trascendencia histórica con el científico suizo Rolf Zinkernagel, quien había perfeccionado una técnica para observar

---

1 *bullshit*, «gilipollez». *(N. de la T.)*

en ratones la concentración de los linfocitos T cuando entran en acción para atacar a un virus.

Los dos científicos infectaron a ratones con un virus que puede causar meningitis, es decir, infección de las meninges, las membranas que recubren la médula espinal. Luego, observaron cómo se congregaban los linfocitos T en torno a las células infectadas y cómo desataban su ofensiva. Gran parte de este proceso se efectuaba en un tubo de ensayo. Se infectaba a un ratón y luego se mezclaban sus células infectadas con *linfocitos T* aislados procedentes del conducto raquídeo.

El doctor Doherty me explicó que «desde el principio, los *linfocitos T* procedentes del encéfalo causaban una escabechina como no se había visto otra igual».

—Nosotros, que nos dedicábamos a investigar la enfermedad y la muerte, estábamos encantados —añadió.

Al proseguir sus investigaciones, Doherty y Zinkernagel descubrieron un factor esencial dentro de esta carnicería: los linfocitos T no solo eliminaban la infección que circulaba libremente, sino que también atacaban células ya infectadas; es decir, células que eran en parte ajenas y en parte propias del organismo del ratón. Esto era muy interesante, aunque quizá fuera obvio. Significaba que los linfocitos T no solo eran capaces de identificar los virus que circulaban autónomamente por el torrente sanguíneo, sino también de diagnosticar la enfermedad en el interior de la célula.

Pero lo mejor vino después, cuando Doherty y Zinkernagel hicieron un «descubrimiento inesperado», como afirmaba el comité que les concedió el Premio Nobel de Medicina en 1996 (por un trabajo publicado en 1974). «Aunque los linfocitos T reaccionaban contra el propio virus, no eran capaces de eliminar células infectadas procedentes de otras cepas de ratones».

Dicho de otra manera, el sistema inmunitario era capaz de distinguir una célula que le era propia y que estaba infectada por el virus, de una célula ajena, y eliminaba únicamente las células infectadas que reconocía como propias. *Las defensas de un individuo no se ocupaban solamente del patógeno; también se encargaban de eliminar el patógeno cuando este ya había atacado su hábitat natural propio.* Lo pongo en cursiva porque es un hallazgo científico fundamental.

Si ampliamos el enfoque de la lente y nos imaginamos el trasiego cotidiano del interior de nuestro organismo, lo que habían descubierto los dos científicos era que nuestros linfocitos T «asesinos» circulan de acá para allá, por todas partes, evaluando si las otras células que componen nuestros tejidos y órganos son normales y están sanas o si han sufrido algún daño que resulte peligroso: una infección, una mutación que provoque cáncer, etcétera. A estos linfocitos T se los compara a menudo con asesinos profesionales, pero el trabajo de Doherty y Zinkernagel vino a demostrar que tenían además una función más amplia. Portan «receptores» específicos que les inducen a preguntar antes de tomar la ofensiva.

Los linfocitos T evalúan, en primer lugar, si eres *tú* concretamente quien está sufriendo una agresión. Esto es lo que se denomina complejo principal de histocompatibilidad (o MHC por sus siglas en inglés), otro término de la inmunología tan difícil de tragar como una limonada bien fría en un día de helada.

La existencia del MHC permite que los linfocitos T deambulen por la Fiesta de la Vida sin matar a «la gente normal que pasaba por allí», en palabras de Doherty. Matan de manera muy precisa, localizada y específica.

—El MHC es un elemento central de nuestro sistema de vigilancia inmunitaria —explica Doherty—. Es la clave del autorreconocimiento.

El MHC es la región más variada o polimórfica de nuestro genoma. Todos los seres humanos tenemos aproximadamente los mismos genes MHC, pero con ligeras diferencias. Son la huella dactilar del sistema inmunitario.

Se trata de uno de los marcadores clave que diferencian a un individuo de todos los demás.

Este extraordinario hallazgo propició la formulación de una de las teorías científicas más fascinantes con las que me he tropezado mientras me documentaba para escribir este libro. Una teoría que tiene que ver con las preferencias sexuales, el incesto y el MHC.

_a2en

* * *

Los estudios científicos han demostrado que el MHC desprende cierto olor y que ese olor influye en cómo elegimos los seres humanos a nuestras parejas sexuales. Si el MHC de una persona es muy parecido al de otra, actúa como repelente. En cambio, si es lo bastante distinto, actúa como un imán.

Esto es importante por distintos motivos. En primer lugar, demuestra que existe una pulsión inconsciente hacia la diversidad, dado que el apareamiento de individuos diversos proporciona a su progenie un conjunto más amplio de capacidades. Por otro lado, abre la puerta a la posibilidad de que el sistema inmunitario se originase no solamente para defendernos de patógenos, sino también para ayudarnos a elegir parejas que fueran lo bastante semejantes a nosotros, pero no en exceso. De hecho, el MHC podría ser en parte el motivo por el que el incesto ha evolucionado hasta convertirse en algo abominable.

Por último, y desde una perspectiva más amplia, el papel que desempeña el MHC permite también aventurar la hipótesis de que el sistema inmunitario es tan primitivo y fundamental que evolucionó en sincronía con otra función fisiológica con la que aparentemente no está relacionado: la reproducción. Esta cuestión aún está por resolver. Es una teoría viable que me explicó el doctor Thomas Boehm, un pediatra e investigador del Instituto Max Planck de Inmunología y Epigenética de Friburgo, Alemania.

A medida que la especie humana evolucionaba, me explicó Boehm, «tuvimos que asegurarnos de que no nos extinguíamos debido a la homogeneización, y el mecanismo ideal para conseguirlo era el MHC».

En un artículo de 2006, Boehm escribía: «He planteado la hipótesis de que este mecanismo para determinar la individualidad genética se utilizase primeramente para la selección sexual y solo después quedara incorporado a los sistemas de defensa inmunitaria. Aún no está claro si el sistema primordial proporcionaba únicamente una cobertura transitoria contra la posibilidad de autorreactividad y fue sustituido más adelante por el MHC, o si evolucionó directamente dando como resultado el MCH».

Son, en parte, especulaciones, pero esta posibilidad permite suponer que el sistema inmunitario es un pilar tan importante de la existencia humana que forma parte de la esencia misma de la especie.

* * *

He mencionado anteriormente que los linfocitos T y B, así como otros elementos centrales del sistema inmunitario, existen desde hace cerca de 500 millones de años y que los fundamentos de nuestras defensas fisiológicas datan de una fase tan remota en la historia de la evolución que son comunes a todos los vertebrados mandibulados, una categoría tan amplia que incluye, por ejemplo, a tiburones y mantas rayas.

—Los tiburones y las rayas tienen un sistema inmunitario como el nuestro, un timo como el nuestro, que fabrica linfocitos T —me explicó el doctor Cooper, que se ha convertido en una de las mayores autoridades mundiales en la evolución del sistema inmunitario.

Aunque la evolución condujo a algunos animales a caminar por la tierra y los convirtió (o nos convirtió) en bípedos, al tiempo que transformó nuestra forma de comunicarnos y posibilitó el desarrollo de la tecnología, el sistema inmunitario cambió muy poco. Y recordemos que para encontrar otro tipo de sistema inmunitario (al menos en este planeta) hay que remontarse al punto del proceso de diferenciación biológica en el que los vertebrados mandibulados se separaron de los vertebrados agnatos (carentes de mandíbula).

Esto indica que, aunque los sistemas inmunitarios sean distintos, ciertas funciones defensivas son esenciales para la supervivencia. Una de esas funciones es la redundancia. En ambos sistemas hay múltiples células y moléculas, entre ellas algunas proteínas que parecen hacer prácticamente lo mismo, ya sea atacar, inducir el ataque o refrenarlo.

¿A qué obedece tanta redundancia? El doctor Cooper, por ejemplo, se ha preguntado por qué necesitamos ambos tipos de linfocitos, B y T. ¿No bastaría con un solo tipo de células especializadas? ¿No podría haber evolucionado uno de los sistemas de manera que la redundancia fuera prescindible? La respuesta a estos interrogantes se nos escapa. Pero, según el doctor Cooper, una cosa está clara: si no fueran necesarios los dos tipos, no existirían.

—Las cosas que no nos son útiles, no perduran.

Sea como fuere, los científicos afinaban cada vez más en sus observaciones, incluso más allá del nivel microscópico. Y cada nuevo avance permitía ahondar en cuestiones que anteriormente casi parecía absurdo plantearse. Como, por ejemplo, qué es la fiebre.

Crees saberlo, ¿verdad? Yo también lo creía: una subida de la temperatura corporal. Pero se trata de una pregunta mucho más compleja de lo que yo creía, una pregunta que arrojaría nueva luz sobre el sistema inmunitario; concretamente, sobre su inmensa, casi inigualable, red de telecomunicaciones. Esto ayuda a explicar la rapidez y eficacia con que se envían las señales defensivas cuando tu cuerpo sufre la invasión de un patógeno, movilizando, si es necesario, a todas las tropas disponibles.

La fiebre también ayuda a explicar la inflamación, un concepto que yo también creía bastante obvio y que no lo es tanto.

¿Qué es la inflamación?

¿Qué es la fiebre?

Un científico muy terco obsesionado con la tularemia o fiebre del conejo hizo descubrimientos que hasta entonces se consideraban inalcanzables.

15

Inflamación

A finales de la década de 1960, una mujer se presentó en el hospital de la Universidad de Yale con fiebre muy alta, tan alta que en algunos momentos superó los cuarenta grados. De unos veinticinco años y origen caribeño, la mujer tenía escalofríos, temblaba y se encontraba fatal. Pero aquello no tenía sentido, porque aparentemente no sufría ninguna infección.

Tenía, eso sí, un trastorno autoinmune llamado lupus, pero no se sabía que esa dolencia produjera una fiebre tan alta, y por lo demás no había ninguna infección exógena, ni de bacterias patógenas ni de virus. No presentaba, en definitiva, ninguno de los síntomas que suelen causar una fiebre tan alta.

El caso interesó a los médicos en general, pero sobre todo a cierto estudiante de medicina, que se obsesionó con él. Charles Dinarello estaba en tercero de medicina, quería especializarse en pediatría y sentía ya un interés general por la fiebre. Al ver a aquella joven postrada en la cama, se redobló su curiosidad por este fenómeno fisiológico, que desde hacía mucho tiempo desconcertaba a los investigadores. No estaba nada claro qué producía la fiebre ni qué propósito cumplía esta. ¿Tenía como fin eliminar la infección, o se debía a otra cosa?

No se trata, en absoluto, de una pregunta fácil. El cuerpo, por ejemplo, carece de una caldera central. No tiene termostato ni un órgano que produzca calor. Pero, de algún modo, cuando es necesario, el sistema inmunitario hace que la temperatura interna se dispare. Pensemos un momento en la potencia y la rareza de este fenómeno. La temperatura sube notablemente en toda la fiesta. Pero ¿cómo y por qué sube?

Cuando Dinarello inició su investigación, que daría fruto a mediados de la década de 1960, algunas cosas estaban claras respecto a cómo funcionaba la temperatura del cuerpo humano, y puede que suenen a perogrullada.

El rango en el que se mueve la temperatura corporal normal del ser humano es bastante estrecho: entre 36 y 37,2 grados centígrados en adultos, y entre 36,6 y 38 en niños, aproximadamente. En escritos posteriores, el doctor Dinarello afirmó que, a lo largo del día, la temperatura corporal tendía a fluctuar más «en mujeres jóvenes que en varones». Un dato interesante es que alcanza su pico más alto en torno a las seis de la tarde cada día. Dinarello denominaba a estas subidas de temperatura febrículas, que muy probablemente no eran indicio de enfermedad.

Cuando tenemos fiebre, estamos cansados y notamos escalofríos. Es una sensación que abarca todo el cuerpo, una respuesta neurológica muy poderosa. La fiebre —es decir, la relación entre enfermedad y subida de la temperatura corporal— fue una de las observaciones clínicas más tempranas: a mediados del siglo v a. C. ya formaba parte del acervo científico.

En el año 25 d. C., Aulo Cornelio Celso, uno de los precursores menos conocidos de la ciencia médica, escribió que la fiebre era, junto con el dolor, el enrojecimiento y la hinchazón, uno de los síntomas principales de inflamación.

Aunque fue un adelantado a su tiempo, Celso tenía algunas teorías muy curiosas acerca de la causa de diversas dolencias relacionadas con la fiebre. Una traducción de su libro publicada a mediados de la década de 1930 decía:

Entre los distintos tipos de clima, el viento del norte produce tos, irrita la garganta, estriñe el intestino, reprime la orina y provoca tiritera, así como dolor en los pulmones y el pecho. Con todo, resulta vigorizante para un cuerpo sano, pues favorece el movimiento y lo hace más brioso. El viento del sur embota el oído, abotarga los sentidos, produce dolor de cabeza y suelta la tripa; el cuerpo en su conjunto se vuelve húmedo, pesado e indolente. Los otros vientos, en la medida en que se aproximen al viento del norte o del sur, producen afecciones propias de uno u otro. Es más, cualquier tiempo cálido inflama el hígado y el bazo, y abotarga la mente; como resultado de ello se producen desmayos y hemorragias. El frío, en cambio, produce a veces esa tirantez de los tendones que los griegos llaman *spasmos* y, en ocasiones, la rigidez que denominaban *tetanos*, el ennegrecimiento de las úlceras y el temblor propio de las fiebres.

Dolor, jaqueca, cansancio, tiritera, fiebre. Inflamación.

Al final, siempre esa palabra que empieza por I.

Debido a su enorme importancia, la inflamación merece, de hecho, un capítulo aparte. La definición que da el Instituto para la Calidad y la Eficiencia de la Asistencia Sanitaria, un organismo fundado por el gobierno alemán, resume bien la vastedad de este concepto: «La inflamación es, hablando en términos muy generales, la respuesta del sistema inmunitario a un estímulo».

En el contexto de la salud —de las vidas de Jason, Linda, Merredith y Bob, de la tuya y la mía—, la inflamación es la reacción del organismo a un acontecimiento que socava nuestro bienestar. Puede ser porque inhalemos un virus o nos clavemos una astilla, porque ingiramos una bacteria nociva, porque nos arañe un gato o un oso, o incluso porque un ruido fuerte nos cause una lesión en el oído. En el instante en que se produce el daño —es decir, el estímulo—, las defensas reaccionan.

Los síntomas más evidentes de inflamación son el malestar físico, el enrojecimiento, la hinchazón, la pérdida de capacidad funcional y el calor, incluida la fiebre. Todos estos síntomas se derivan de la actividad que tiene lugar dentro del cuerpo a fin de limitar los daños producidos por la lesión y a reparar la zona dañada. Antes de ocuparnos de la fiebre y su descubrimiento, quiero contextualizarla hablando un poco de la inflamación en un sentido amplio.

Pongamos por caso que pisas una astilla. Prácticamente al instante, tu cuerpo se da cuenta de que debe reaccionar. Como paso preliminar, los vasos sanguíneos de la zona dañada se abren o dilatan. Esto permite que lleguen más defensores al frente, y se traduce en la rojez y el calentamiento de la región afectada. Más sangre, más células, más oxígeno. Los vasos sanguíneos experimentan, además, otro cambio: se vuelven más permeables. De ese modo pueden afluir más defensas al tejido dañado, junto con agentes coagulantes, es decir, proteínas de distintos tipos. A medida que aumenta su número, la zona empieza a hincharse. Toda esta actividad puede producir dolor. La inflamación influye así de manera decisiva en el comportamiento, al limitar, por ejemplo, el uso del pie en el que nos hemos clavado la astilla para que las defensas tengan tiempo de apuntalar la piel.

La respuesta inflamatoria, cuyo objetivo es acordonar la zona a través de la cual se produce la invasión, puede exceder ampliamente del punto exacto de la lesión. De hecho, puede haber más tejido dañado veinticuatro horas después de producirse la lesión que en el momento en que se da esta. En ese plazo, las defensas están evaluando los daños, limpiando y reconstruyendo el espacio físico necesario para asegurarse de que no se dejan ningún patógeno y de que pueden reconstruir uniformemente tejido sano en torno a la lesión.

Otro ejemplo de una respuesta inflamatoria cotidiana es la que desencadena el resfriado común, causado la mayoría de las veces por un rinovirus que convierte tu nariz en un campo de batalla. El virus se reproduce en el interior de la nariz y los vasos sanguíneos de la zona se abren para facilitar el acceso a las células inmunitarias, que llegan en tromba. Resultado: hinchazón. Los vasos sanguíneos se vuelven permeables para permitir que circule más líquido, y la congestión nasal está servida.

Pero ¿qué aspecto presenta esta respuesta inflamatoria vista de cerca, a nivel molecular?

Se parece a los estragos de un acontecimiento catastrófico: un ataque armado, un choque múltiple en la autovía o un huracán. Distingo esos acontecimientos de, por ejemplo, un roce entre dos coches; en ese caso, puede que aparezca algún policía y que mande a todo el mundo a casa. Cuando se produce una lesión, como el caso de la astilla que te clavas en el pie, a simple vista puede parecer un simple roce entre dos coches, pero nuestras defensas necesitan mucha información para asegurarse de ello y para reparar la zona dañada por pequeña que sea esta, lo que hace que acudan multitud de células dispuestas a meterse en la refriega. Vamos a ver cuáles son estas células.

* * *

Ya he hablado de uno de los tipos principales de células: los llamados macrófagos. Son las células que observó hace cien años Iliá Méchnikov, el científico ruso que, como he explicado anteriormente, clavó una astilla en una larva de estrella de mar y, mirando por el microscopio, vio que había unas células errantes que acudían en gran número al lugar de la lesión. Méchnikov observó que los macrófagos devoraban a otras células en la región donde estaba clavada la astilla.

Técnicamente, este fenómeno se conoce como fagocitosis, término que deriva de la palabra griega *fagein*, que significa «comer». Así pues, los macrófagos son grandes (macro) comedores. Estas células vienen a ser algo a medio camino entre un conserje y un policía. Primero comen y luego hacen preguntas. Atacan a las células que pueden estar dañadas o infectadas, comiéndoselas y sometiendo después a un bombardeo químico a las partículas devoradas.

Los macrófagos derivan de un conjunto amplio de células inmunitarias llamadas monocitos, del que forman un subgrupo. Algunos monocitos se convierten en macrófagos, pero otros asumen una función muy distinta.

* * *

Hasta ahora he hablado principalmente de los linfocitos T y B. Si te sorprende descubrir que hay más células en el sistema inmunitario, no eres el único. De hecho, cuanto más estudiaban la inflamación los inmunólogos del siglo pasado, más se daban cuenta de que nuestras defensas se dividen en muchas clases distintas de células y receptores con funciones extremadamente variadas. Estos hallazgos les obligaron finalmente a redefinir la naturaleza misma de nuestro sistema inmunitario, aunque esto sería ya bien entrada la década de 1980.

Entretanto, se fueron haciendo descubrimientos paulatinos que fueron esenciales para determinar cuáles eran los distintos tipos de células y su función en el sistema inmunitario.

Antes he dicho, por ejemplo, que los macrófagos son un tipo de células llamadas monocitos. A mediados de la década de 1970, la inmunología dio un brusco giro cuando Ralph Steinman descubrió que había, además, otro tipo de monocitos.

«En ciencia, es muy poco frecuente que una persona haga un descubrimiento que inaugura un nuevo campo científico, que trabaje en la vanguardia de la investigación durante cuarenta años y que viva para ver sus logros convertidos en terapias médicas novedosas. El descubrimiento de las células dendríticas [por parte de Steinman] cambió para siempre la ciencia de la inmunología».

Así comenzaba la declaración del comité que concedió el Premio Nobel al médico e investigador canadiense Ralph Steinman en 2011. Steinman estaba investigando los entresijos de un sistema inmunitario que cada vez parecía más complejo cuando, en 1973, mediante un microscopio de electrones, descubrió una célula de aspecto extraño. Tenía largos tentáculos que semejaban ramas, de ahí que la bautizara con un término derivado de la palabra griega *dendron*, «árbol».

El doctor Steinman y uno de sus colaboradores conjeturaron que estas células desempeñaban un papel clave en el sistema inmunitario, y lo demostraron. Mediante una serie de experimentos, probaron que, cuando se encontraban con una célula u organismo extraños, las células dendríticas podían estimular o inducir una respuesta vigorosa de linfocitos T y B.

Steinman centró sus investigaciones, en primer lugar, en cómo funcionaban estas células. Demostró que aquellos glóbulos parecidos a copas de árboles cumplían una función esencial al encargarse de «presentar» a los antígenos a las células del sistema inmunitario. Esto permitía a los linfocitos T, por ejemplo, ver si sus receptores encajaban con los antígenos que les presentaban las células dendríticas.

En términos prácticos, cuando un organismo ajeno invade tu cuerpo, las células dendríticas cogen un trozo de ese organismo y se lo muestran a los soldados y generales para determinar si es necesario pasar a la ofensiva. Las células dendríticas vagan por la multitudinaria Fiesta de la Vida restregándose con los invitados y presentándoselos a los linfocitos T. Si un antígeno se percibe como ajeno, se genera una respuesta defensiva conocida como reacción de mezcla de leucocitos, o MLR, una inflamación importante de linfocitos T y B y otras células inmunitarias.

Al principio, algunos científicos desdeñaron este descubrimiento, que parecía apartarse e incluso contradecir la creencia, muy extendida hasta entonces, de que los macrófagos eran un tipo de célula inmunitaria de vanguardia que nada tenía que ver con los todopoderosos linfocitos T y B. Poco a poco, sin embargo, se fueron acumulando pruebas de que los linfocitos T y B necesitan la ayuda de otras células, de las que dependen en gran medida. De hecho, los linfocitos T y B constituyen solamente el 40 por ciento de los glóbulos blancos de la sangre.

Los monocitos representan el 5 por ciento, aproximadamente.

El grueso de los glóbulos blancos está formado por células conocidas como neutrófilos, que son al mismo tiempo espías y asesinos.

* * *

Los neutrófilos son las células que Méchnikov observó y llegó a entender mejor. Representan más de la mitad de los glóbulos blancos: entre un 50 y un 60 por ciento. Su labor fisiológica, según sabemos ahora, es un poco como la de un espía en la época de la Guerra Fría: un agente capaz de matar, pero que casi siempre se limita a mirar y escuchar discretamente en busca de posibles problemas, y solo de cuando en cuando se ve arrastrado a la violencia. El viaje de los neutrófilos comienza en la médula ósea, donde nacen y desde donde se incorporan al torrente sanguíneo y empiezan a circular. Pueden adentrarse un tiempo en un tejido o en un órgano buscando patógenos y, al no encontrar ninguno, regresar al torrente sanguíneo para seguir vigilando y *husmeando*. Porque son capaces de captar el «olor» —es decir, las emanaciones químicas— de los patógenos.

Cuando lo «huelen», escapan de los vasos sanguíneos para penetrar en el tejido donde ha arraigado la infección. Atraídos por los patógenos como por un imán, empiezan a devorar la infección, a comerse a los invasores. Después, liberan una enzima, un tipo de proteína que destruye el patógeno. Es un acto de violencia que deja moribundo al neutrófilo, como una abeja tras clavar su aguijón. El neutrófilo comienza entonces a disolverse en pedazos digeribles que se encargan de «limpiar» las células que cumplen funciones de mantenimiento.

En la Fiesta de la Vida, los neutrófilos son el personal de emergencias, los primeros en acudir al aviso.

—Si ahora mismo te hicieras una herida en la mano y se te infectara, las primeras células en acudir serían los neutrófilos. Los macrófagos llegarían poco después —me explicó el doctor Anthony Fauci, al que ya mencioné anteriormente.

Fauci, director del Instituto Nacional de Alergias y Enfermedades Infecciosas de Estados Unidos, es uno de los científicos contemporáneos más influyentes. Más adelante hablaré de cómo se entrelaza su historia con la de Bob Hoff, el hombre que combatió el VIH hasta llegar a un empate técnico.

Hay otros dos tipos de células inmunitarias, en concentración mucho menor en el organismo: los eosinófilos (menos del 5 por ciento de la población de glóbulos blancos) y los basófilos (menos del 2 por ciento). Juntos, se denominan granulocitos. Este nombre refleja su función. Son células que contienen minúsculos gránulos enzimáticos que digieren y destruyen patógenos.

En la década de 1970, un experimento reveló la existencia de otro tipo de células inmunitarias: los linfocitos citolíticos naturales o células NK (del inglés *natural killer*). Se trata de un descubrimiento interesante por sí mismo, pero también porque formó parte de la reformulación general de nuestra comprensión del sistema inmunitario. Hasta entonces, el discurso científico giraba en torno a la primacía de los linfocitos T y B. Ese discurso empezaba a hacer agua por todas partes.

* * *

La polémica surgió con la publicación en 1975 de un artículo científico titulado «Células agresoras "naturales" en ratones», en la revista *European Journal of Immunology*. En él se describía un experimento cuyos resultados no parecían encajar con lo que hasta entonces se daba por válido.

El estudio se realizó con ratones criados en entornos asépticos, cuyo sistema inmunitario, por tanto, no había afrontado aún ninguna dificultad, ni había tenido posibilidad de aprender y reaccionar frente a un peligro concreto.

Se extrajeron células del bazo de estos ratones no contaminados y, en un tubo de ensayo, se las puso en contacto con células cancerosas; de leucemia, concretamente.

Ocurrió entonces algo de lo más extraño. Se produjo una respuesta inmunitaria. Las células inmunitarias del bazo atacaron. Ese hecho por sí solo no entraba necesariamente en contradicción con lo que se sabía hasta entonces; a fin de cuentas, las células inmunitarias podían tener anticuerpos que reconocían algo que era ajeno al organismo. Pero, curiosamente, en la agresión no intervinieron linfocitos T o B. Fue una respuesta menos específica que los ataques selectivos de estos linfocitos. Estas células «nuevas» acudían al instante, en enjambre, de una manera genérica e inmediata que se asemejaba mucho más a un ataque reflejo que a la respuesta específica y deliberada que postulaba el principio de selección clonal.

Se trataba de algo distinto, y seguramente de enorme importancia. Pero ¿qué eran aquellas células?

Los científicos las llamaron células agresoras —o citolíticas— naturales (o células NK). Parecían pertenecer a la misma familia que los linfocitos T y B, pero se comportaban de manera muy distinta.

—Las células NK sufrieron muchos desaires cuando se descubrieron —explica David Raulet, de la Universidad de California en Berkeley, gran experto en este campo—. Mucha gente que investigaba los linfocitos T las despreció porque pensó que eran irrelevantes.

Los propios autores del estudio reconocían su rareza. En un resumen de su investigación, afirmaban que el ataque «espontáneo» de las células del bazo de los ratones se debía a «pequeños linfocitos de índole todavía desconocida».

Si a los científicos les costó asimilar este nuevo descubrimiento fue en parte porque, igual que el cuerpo humano forcejea cuando se encuentra con patógenos que reconoce como ajenos, a la ciencia puede costarle asumir *ideas* que, en principio, percibe como extrañas. Algunos científicos y pensadores con teorías muy afianzadas rechazaron este destronamiento de los linfocitos T y B como si este nuevo hallazgo fuera tejido ajeno o una bacteria patógena. Las ideas y teorías arraigadas y culturalmente aceptadas pueden producir una especie de respuesta autoinmune, una reacción desmedida que al principio puede pasar por un instinto de protección, pero que en último término resulta ser contraproducente y dificulta el descubrimiento de la verdad. (Por otra parte, hay que felicitar a la inmunología por dar por fin con un nombre —células agresoras naturales— fácil de comprender, que describía la función que cumplían estas células y que, de paso, habría contado con la aprobación de los expertos en márketing de Madison Avenue).

¿Cómo se relacionaban entre sí esta sarta de células nuevas? ¿Cómo interactuaban?

—No éramos capaces de enlazar los puntos entre sí —me explicó el doctor Fauci.

¿Cómo encajaba todo aquello?

La respuesta a ese interrogante llegó, en parte, a mediados de la década de 1970 con un hallazgo acerca de la fiebre; un descubrimiento que tuvo su origen en los picos de fiebre que presentaba aquella mujer caribeña que acudió al hospital de Yale y que se convirtieron en la obsesión del doctor Charles Dinarello.

16
Fiebre

«Siglos antes de la aparición del termómetro, la fiebre se consideraba ya un síntoma de enfermedad», escribió el doctor Dinarello en 1978, cuando estaba cambiando decisivamente el mundo de la inmunología. «No obstante, hace apenas tres décadas que ha empezado a dilucidarse el mecanismo por el que la enfermedad provoca una subida de la temperatura corporal».

El doctor Dinarello sitúa el descubrimiento crucial en el año 1943, cuando un científico ruso establecido en Estados Unidos descubrió que podía inducir fiebre en conejos inyectándoles pus. Resulta que el pus está formado por desechos de neutrófilos, las células que corren a entrar en acción al primer signo de peligro. Matan lo que está a su alrededor y, al hacerlo, mueren. Cuando ves que supura pus de alguna parte de tu cuerpo, lo que estás viendo son esas células muertas.

El artículo publicado en 1943 sugería que eran los neutrófilos los que encendían el fuego. Aunque no era así, fue un primer avance.

Pero ¿por qué se usaron conejos en el experimento? Los conejos son buenos animales de experimentación porque se los puede adiestrar hasta cierto punto y es relativamente fácil observar sus cambios de comportamiento.

En un principio, se descubrió que podía inducírseles la fiebre al inyectarles pus. Fue un primer progreso en el esclarecimiento del proceso

pirogénico (es decir, productor de fiebre). A lo largo de las décadas de
1950 y 1960, se hicieron nuevos hallazgos acerca de este mecanismo. Se
descubrió, por ejemplo, que, cuando tenían fiebre, los conejos conservaban
el calor debido al estrechamiento de los vasos sanguíneos, lo que hacía que
se les quedaran las orejas frías. (¿Alguna vez te has notado frío y pegajoso
cuando tienes fiebre?). «El conejo se queda quieto, se inmoviliza», escribió
el doctor Dinarello en la descripción de un experimento. «Esta observación
dio como resultado el descubrimiento», añadía, de que el pirógeno «inducía
al sueño».

Luego, en 1967, se produjo un hallazgo sorprendente que hizo avanzar a la ciencia un trecho más. Un artículo publicado en *The New England
Journal of Medicine* aportó pruebas de la existencia de un pirógeno —un
agente inductor de fiebre— en un glóbulo sanguíneo distinto al neutrófilo. En lugar de provenir de una célula agresora de emergencia, esta sustancia química que parecía estar asociada con la fiebre derivaba de un
monocito, es decir, de un macrófago. Era comprensible que los científicos
anteriores no hubieran podido diferenciar estas células. Pero ¿qué eran
exactamente? ¿Neutrófilos o monocitos? ¿Y en qué se diferenciaban, de
todos modos?

Así estaban las cosas, a grandes rasgos, cuando el doctor Dinarello
examinó a una mujer ingresada en el hospital de Yale que presentaba fiebre alta a pesar de que no tenía ninguna infección y, por tanto, no debía
tener fiebre.

—Me dije: «Tengo que descubrir por narices qué es esta molécula»
—cuenta.

Aspiraba a resolver el enigma de la fiebre.

* * *

El doctor Charles Dinarello —nada de Charlie— se crio en un barrio
del extrarradio de Boston que, como él mismo cuenta, estaba lleno de
italianos, judíos e irlandeses. Sus abuelos eran inmigrantes procedentes de la Italia continental y Sicilia. Su madre no acabó la educación

secundaria y su padre era un obrero. Charles acabó estudiando, como sabemos ya, en la Facultad de Medicina de Yale, donde recibió un premio a la mejor tesina de fin de carrera. Su tesina versaba sobre la fiebre.

En aquel momento, la Guerra de Vietnam estaba en su momento álgido y, como estudiante de Medicina, Dinarello, al igual que sus compañeros de promoción, tuvo que elegir entre apuntarse a un programa de investigación auspiciado por el gobierno o arriesgarse a que lo mandaran a la guerra a atender a chavales destrozados por las minas. En realidad no se trataba de una disyuntiva tan simple, pero muchos médicos recién salidos de la facultad tenían la impresión de que trabajar para algún organismo gubernamental en Washington les protegería de acabar en el frente. El doctor Dinarello se decantó por la investigación y acabó trabajando en los Institutos Nacionales de la Salud (NIH) de Estados Unidos. Y no solo eso, sino que, gracias a sus méritos, consiguió ingresar en el Edificio 10 de los NIH, un auténtico templo de la ciencia, una fábrica prodigiosa de experimentación y descubrimientos científicos.

Se trata de un edificio de ladrillo enorme y de aspecto adusto, situado en un campus que forma parte del mayor centro de investigación clínica del mundo. Allí, pacientes y científicos colaboran. Este centro de investigación representa el extraordinario compromiso con la ciencia del gobierno estadounidense de aquella época, presidido por Dwight D. Eisenhower. Entre 1950 y 1960, el presupuesto de los NIH pasó de 53 millones de dólares a 400 millones. Esta financiación fue en gran medida fruto de un acuerdo entre los dos grandes partidos, aunque hubo ciertas resistencias por parte de un sector del Partido Republicano que desconfiaba de la expansión de los organismos gubernamentales (nada parecido a las batallas que se ven hoy en día, aun así). Como demuestra la historia, la ciencia que se hizo en los NIH salvó infinidad de vidas, entre ellas, como veremos, la de mi amigo Jason. En el Edificio 10 se plantaron las semillas que acabarían salvando a multitud de pacientes de cáncer, sida, enfermedades autoinmunes, gripe y otras dolencias potencialmente mortíferas. El trabajo que se hace allí pone de manifiesto el poder de ese amplísimo campo que es la investigación de base, definida como la ciencia cuyo objetivo es comprender conceptos clave, no desarrollar, pongamos por caso, un fármaco concreto para tratar una enfermedad específica. La investigación de base es más difusa; es un acto de fe y una asunción del posible fracaso del intento. Muchos proyectos no salen como se esperaba, pero la suma de todo ese esfuerzo ha hecho posible que hoy en día podamos curar muchas grandes enfermedades.

El laboratorio del doctor Dinarello estaba ubicado en la impresionante décima planta del Edificio 10, en una época de gran auge de los estudios de inmunología dentro de los NIH. La décima planta no era impresionante por sus instalaciones —que eran algo desastrosas, de hecho—, sino por los cerebros que se daban cita allí. Por todas partes había pensadores brillantes, rebosantes de creatividad.

Al doctor Dinarello era fácil distinguirlo. Era el que tenía caca de conejo bajo las uñas, de tanto usar el termómetro rectal en conejos.

—Es broma —me dijo—. Aunque la verdad es que tuve restos de heces de conejo debajo de las uñas durante veinte años.

* * *

En 1971, Dinarello se dedicaba sobre todo a labores burocráticas dentro del laboratorio. Tuvo que esforzarse por convencer a sus colegas investigadores y a su jefa (una lumbrera llamada Sheldon Wolff) de que le permitieran buscar la molécula causante de la fiebre. Algunos tenían serias dudas de que fuera posible hacerlo. ¿Podía Dinarello estar seguro, por ejemplo, de haber separado todas las demás moléculas? Y no solo eso. ¿Podía estar *absolutamente seguro* de que la causa de la fiebre no era una sustancia exógena, una infección?

Consideremos por un momento el calado de esa pregunta. Hacía mucho tiempo que se daba por sentado que la fiebre estaba vinculada a la infección. Dinarello, por el contrario, partía de la hipótesis de que no era necesario que existiera infección para que se diera la fiebre y de que el cuerpo generaba un aumento anormal de la temperatura mediante una molécula propia (como en el caso de aquella mujer aquejada de lupus a la que había atendido estando todavía en la facultad), sin que necesariamente existiera un estímulo externo que provocase la fiebre.

Finalmente, consiguió poner en marcha su proyecto de investigación. Y entonces se encontró con un problema de índole práctica. ¿De dónde iba a sacar los glóbulos blancos?

—¿Cómo iba a conseguir miles de millones de monocitos al día? El proyecto iba ya muy en serio. Era un paso muy importante —me contó.

Dinarello posee el don de la narración, y en ese momento yo noté que empezaba a emocionarse. Un recordatorio rápido: monocito es, aproximadamente, sinónimo de macrófago. La diferencia es que los monocitos son macrófagos inmaduros. Cuando estas células salen de la médula ósea, son monocitos durante unos días, hasta que se dispersan por los tejidos. Entonces se convierten en macrófagos. Para simplificar, sin perder por ello precisión, diré que el doctor Dinarello sospechaba que los macrófagos estaban involucrados en la génesis de la fiebre, pero para demostrarlo los necesitaba en cantidades ingentes.

Fue entonces cuando descubrió el tráiler.

Estaba fuera, en el aparcamiento del edificio. Lo habían puesto allí para experimentar con una nueva tecnología consistente en hacer transfusiones de plaquetas sanguíneas a pacientes de cáncer que estaban recibiendo quimioterapia. Para conseguir tantas plaquetas, había que usar muchísima sangre. Y a la gente del tráiler no le interesaban los glóbulos blancos.

—Me plantaba allí todas las tardes a última hora y rescataba esas células. Me las llevaba en una bolsa de recogida de sangre.

* * *

Los conejos eran blancos y peludos.

—Los trataba como si fueran mis hijos —cuenta el doctor Dinarello.

Adiestraba a cada conejo durante dos semanas para que estuvieran tranquilos cuando les sometía al procedimiento.

—Al cabo de un par de semanas, estaban listos.

Para preparar el medio y los macrófagos para la inyección, Dinarello era muy meticuloso con el entorno.

—Me alejaba como de la peste de cualquier preparado bacteriano que pudiera causar fiebre. No quería correr el riesgo de contaminarme.

Sabía que su experimento sería rechazado si sus colegas sospechaban que la causa de la fiebre era un antígeno o una bacteria.

El doctor Dinarello se llevaba la bolsa de glóbulos blancos desechados del tráiler, mezclaba luego estas células inmunitarias con estafilococos muertos para estimular la respuesta de los macrófagos y a continuación inyectaba la mezcla a los conejos sabiendo que ello provocaría una reacción fisiológica en sus peludos amiguitos.

Dinarello hace una pausa al llegar a este punto, como si de pronto le sorprendiera esta rara obsesión suya por la fiebre.

—Tardé seis años en purificar la molécula. Si me preguntan qué me impulsaba, por qué no lo dejé y me dediqué a un proyecto más fácil… La verdad es que creo que se debe al hecho de observar el cambio fisiológico que se produce en un conejo: ver cómo se queda quieto el animal, cómo se le enfrían las orejas. A los diez minutos, se produce un cambio drástico y horrible. Necesitaba saber cómo afectaba esa molécula al cerebro.

Cuando llevaba cuatro años investigando, Dinarello tuvo que interrumpir el proyecto para cumplir un compromiso laboral que había adquirido con el estado, y se incorporó al personal del Hospital General de Massachusetts como médico residente en la especialidad de pediatría.

Retomó la investigación en 1975, cuando la inmunología se hallaba en plena explosión de conocimiento gracias a los avances tecnológicos que hacían posible la aplicación de técnicas novedosas. Una de estas técnicas era el radiomarcado, que ayudaba a identificar, purificar o seleccionar moléculas individuales. En la octava planta del Edificio 10, dos pisos más abajo del laboratorio de Dinarello, había un tipo que dominaba esta técnica. Se llamaba Christian Anfinsen y había ganado el Premio Nobel de Química en 1972. Dinarello le preguntó si podía ayudarlo a determinar qué era lo que provocaba la fiebre en los conejos.

Avanzaron poco a poco, con el objetivo de purificar la molécula aislándola de otras moléculas y contaminantes. Y luego, un día de 1977, sucedió algo muy extraño. La molécula desapareció.

* * *

Fue el momento de la revelación. Cuando la molécula causante de la fiebre desapareció, el doctor Dinarello se dio cuenta de que estaba tan depurada que parecía hallarse ausente. Y lo que era igual de importante: había descubierto que, aunque su cantidad fuera prácticamente inexistente, podía causar un incendio en el organismo. Es difícil exagerar la importancia de este hallazgo. Hacía falta muy poca cantidad de aquella molécula para causar una reacción brutal en el organismo.

—Esa es quizá la afirmación más importante de mi carrera —afirma Dinarello.

En términos técnicos, se refiere al descubrimiento de que hace falta una cantidad tan pequeña como diez nanogramos por kilogramo de esta sustancia para que se produzca la fiebre. O sea que:

—Era mil veces más pequeña de lo que habíamos previsto. Era alucinante. Es una molécula potentísima.

Y además procedía de los monocitos, esas células inmunitarias que, como los macrófagos, se dedicaban a devorar desechos y patógenos, pero que de pronto parecían tener una función mucho más amplia. El doctor Dinarello llamó a su hallazgo pirógeno leucocitario: una especie de encendedor surgido de los glóbulos blancos, es decir, de los leucocitos.

—Se dio cuenta de que, ¡ay, Dios!, no venía del neutrófilo, sino del monocito —recuerda el doctor Fauci, que en aquel entonces trabajaba con Dinarello en la décima planta.

Cuando Fauci me contó esta historia, alzó la voz lleno de entusiasmo. Yo, que soy lego en estos temas, tardé un momento en comprender su entusiasmo, debido a lo trufadas que están de jerga inmunológica estas conversaciones. Pero su emoción era evidente. Se trataba de un descubrimiento colosal.

El doctor Dinarello publicó su primer artículo en 1977. Al principio, recibió críticas demoledoras.

—Los alemanes escribieron artículos en contra de mi descubrimiento —cuenta—. Decían que el experimento estaba contaminado.

Poco a poco, sin embargo, la realidad fue calando.

De hecho, en 1979 se celebró en Ermatingen, Suiza, el II Seminario sobre la Linfocina. Los asistentes, tras aceptar el descubrimiento de Dinarello, decidieron dar un nuevo nombre a estos mediadores químicos y rebautizaron como interleucina al pirógeno leucocitario (de *inter*, «entre varios», y *leuk*, la raíz griega que significa blanco, como en leucocito, «glóbulo blanco»).

Resumiendo mucho: el pirógeno leucocitario era una especie de mediador, de mensajero.

Había nacido la interleucina-1, la primera interleucina descubierta. Puede decirse que el doctor Dinarello hizo de matrón en el parto. Solo con que sepas esto, ya podrías aprobar un examen básico de inmunología.

Pero la historia no acaba aquí, ni mucho menos. Queda seguramente la parte más interesante, la que convirtió al doctor Dinarello en una figura muy controvertida.

* * *

Un sábado por la mañana, a mediados de la década de 1970, allí, en la décima planta del Edificio 10, el doctor Dinarello y otro científico estaban trabajando juntos, jugueteando con su molécula purificada. Querían ver si la interleucina-1 influía de algún modo en el sistema inmunitario. ¿Hacía algo, aparte de estimular la fiebre?

El experimento consistía, explicado en pocas palabras, en inocularle un virus humano muerto a un conejo para estimular la interleucina, y luego inyectarle el producto resultante a un ratón, buscando inducir la respuesta de los linfocitos T. Para medir la reacción inmunitaria, entraron en la «sala de recuento», donde la máquina que medía el radiomarcado señalaba, como un contador Geiger, la presencia de una molécula o una célula en particular.

—Mirábamos cada dos recuentos para ver si se activaban los linfocitos T y, de repente, el marcador se volvió loco. Bip-bip-bip-bip… Como en una película de ciencia ficción —recuerda Dinarello.

El otro científico que estaba con él en la sala era quien había estado trabajando con los ratones y la estimulación de linfocitos T. Al ver que el marcador se volvía loco y que indicaba una subida brutal de los linfocitos T, «Larry me dijo: "Pero ¿se puede saber qué me has dado? Nunca había visto algo así, es un millón de veces más activo de lo normal"», cuenta Dinarello.

¿Qué significaba aquello?

Explicado de manera muy básica: significaba que la interleucina-1 no solo estaba induciendo la fiebre, sino también una respuesta de los linfocitos T.

¿Y eso qué quería decir?

Recordemos que en aquella época la inmunología estaba todavía muy centrada en la preponderancia de los linfocitos B y T, sobre todo en la de estos últimos, a los que se consideraba los comandantes en jefe de la alianza. De pronto, sin embargo, parecía que era el macrófago el que movilizaba a los linfocitos T y no al revés.

—Entre 1976 y 1979, me daba pánico pensar en publicar los resultados del experimento —cuenta el doctor Dinarello—. ¿Cómo podía una molécula producida por un monocito humano que causa fiebre en conejos provocar también una respuesta linfocítica en ratones? Era una herejía para los inmunólogos.

Su idea, que finalmente se demostraría acertada, fue un revulsivo esencial para alcanzar el conocimiento que tenemos hoy en día del sistema inmunitario, un conocimiento que nos ha llevado a intentar administrar y hasta manipular nuestras defensas biológicas en casos como los de Jason, Merredith, Linda y Bob.

Esta era, que llega hasta la actualidad, abarca el descubrimiento de docenas de moléculas de enorme potencial que demuestran la extraordinaria complejidad de nuestro elegante sistema defensivo, de múltiples elementos fisiológicos con funciones solapadas, y de prodigios naturales tan extraños que parecen cosa de ficción. Y aquí es donde entra Flash Gordon.

17
Flash Gordon

En un cómic de Flash Gordon de la década de 1960, los médicos de una nave espacial utilizaban un fármaco milagroso llamado interferón para curar a un paciente que se hallaba al borde de la muerte. Flash Gordon era una historieta de ficción. El fármaco no lo era. La idea había surgido unos años antes, cuando dos científicos, uno suizo y otro británico, hicieron un descubrimiento muy curioso mientras experimentaban con virus y pollitos.

Los dos científicos cogían un virus extraído de un huevo de gallina y lo mataban utilizando un baño ácido. Luego inoculaban ese virus muerto en otro huevo y, por último, añadían el mismo virus, pero vivo. El virus vivo no se multiplicaba. De lo que se deducía que el virus muerto había interferido en el desarrollo del virus vivo.

De ahí el nombre: «interferón» (IFN).

La hipótesis que formularon los científicos venía a decir que las células sanas habían captado una señal procedente del virus inactivo que impedía el crecimiento del virus vivo. ¿Significaba esto que se había enviado algún mensaje del estilo: *Este es un entorno inhóspito, no malgastes recursos aquí*? No estaba claro cómo funcionaba el interferón; ni siquiera estaba claro qué era.

La inmunología se prendó cada vez más de la idea de poder aislar y controlar este sistema de comunicación. Lo que hacía que esta idea fuera tan fascinante era que implicaba la utilización de una sustancia natural para combatir la enfermedad. La otra opción, elaborar fármacos utilizando sustancias sintéticas, tiene casi siempre efectos secundarios porque estimula el interés del sistema inmunitario y causa inflamación. O pensemos en ese calvario que es la quimioterapia, en la que se utilizan peligrosísimas toxinas para atacar tumores cancerígenos, al precio de abrasar los propios tejidos.

Imaginemos, en cambio, que un virus muerto, inofensivo —un compuesto completamente natural e inocuo—, pudiera utilizarse para poner coto a virus vivos potencialmente mortíferos. Esa posibilidad fue haciéndose cada vez más tangible y prometedora a medida que mejoraba la tecnología microbiológica. Los avances técnicos permitieron a los científicos descubrir que una de las propiedades fundamentales del interferón era que inducía la activación de genes que producen sustancias químicas hostiles a los virus. Además, en la década de 1970 quedó claro que el interferón, identificado ya como una proteína, tenía varios subtipos. Quizá, por tanto, tuviera también varias aplicaciones.

Y así era, en efecto.

Hubo una época (adelantándonos un poco en nuestra narración) durante la cual los medicamentos elaborados a partir del interferón producían ventas de decenas de miles de millones de dólares para la industria farmacológica; hoy en día, sin embargo, el interferón ya no es un tratamiento de vanguardia. Enfermedades como la hepatitis se trataban con inyecciones de interferón mezclado con ribavirina. El interferón refuerza las defensas propias del organismo enviando un mensaje al sistema inmunitario para que ataque al virus.

Pero para llegar a ese momento (y volviendo al punto en el que nos habíamos quedado en nuestra historia), los científicos tuvieron que purificar primero el interferón, un proceso tan esencial, y tan complicado, como la purificación de la molécula de la interleucina. Y aquí interviene un organismo hasta ahora prácticamente desconocido en el mundo de la inmunología: una mujer.

* * *

Se llama Kathryn Zoon y forma parte de una generación de mujeres que rompieron las barreras de género en la ciencia y ampliaron la definición del «yo» en un campo dominado desde siempre por los hombres. En 1966, cuando estudiaba ciencias químicas en el Instituto Politécnico Rensselaer, Zoon era la única mujer de su clase. Era, de hecho, una de las poquísimas mujeres que estudiaban en esa prestigiosa institución académica; «un bicho raro», reconoce ella misma. A sus compañeros de clase —entre los que se encontraba su futuro marido—, su presencia no parecía incomodarlos en absoluto. A los profesores, no tanto.

—Algunos ni siquiera te miraban a la cara —recuerda.

Sus méritos, sin embargo, prevalecieron, y en su graduación Zoon ganó el premio a la mejor estudiante de química de su promoción.

A mediados de la década de 1970, el mundo de la ciencia estaba cambiando al fin. Zoon se doctoró en bioquímica en la Universidad Johns Hopkins en 1976 y poco después comenzó a trabajar en la octava planta del Edificio 10 de los Institutos Nacionales de la Salud, donde se incorporó al laboratorio de Christian Anfinsen, el científico al que el doctor Dinarello consultó en busca de técnicas químicas para aislar la interleucina.

En la décima planta, el doctor Dinarello trabajaba con conejos. Zoon, en la octava, experimentaba con ovejas. Pero las ovejas no pueden tenerse en un laboratorio. Vivían en una granja de la localidad de Poolesville, Maryland, a tres cuartos de hora en coche desde el Edificio 10, en Bethesda. Aquella granja era un auténtico zoo: había ratones, ovejas, monos y, claro, también conejos. Cada pocos días, un mensajero iba del Edificio 10 a la granja provisto con un cargamento de virus humanos muertos.

Los veterinarios de la granja inyectaban el interferón parcialmente purificado a las ovejas. Luego les extraían plasma, incluidos glóbulos blancos. Este plasma, que tenía anticuerpos que habían reaccionado al interferón, se utilizaba después para purificar la molécula. Cuando consiguieron purificar definitivamente el interferón, Zoon y sus compañeros de laboratorio, entre los que se incluían varios colaboradores de Caltech, secuenciaron el interferón.

Tardaron cuatro años, pero en 1980 publicaron por fin un artículo en el que describían la forma pura del interferón, lo que permitía manipularlo, utilizarlo en experimentación y convertirlo en fármacos. Con el tiempo, los investigadores identificaron tres tipos de interferones: alfa (α), beta (ß) y gamma (γ). Mucho después identificarían un cuarto tipo: lambda (λ).

Comprender exactamente qué función cumplía cada uno de estos tipos costó aún muchos años. Merece la pena dar un salto adelante para explicar la importancia y el papel que desempeña esa secreción minúscula pero poderosísima que es el interferón α, un grupo de doce proteínas emparentadas entre sí.

—Es el primer paso para que el cuerpo se enfrente a un agente extraño, a un virus o un tumor. Es la primera línea de defensa —me explicó Zoon.

Noto que el lector pone cara de sorpresa, que levanta una ceja mientras mira su libro o su tableta. ¿No he leído ya en estas mismas páginas que hay otra célula o sustancia que es la primera línea de defensa?, se pregunta.

Sí, tienes razón al arquear la ceja. Estás en lo cierto. El caso es que el sistema inmunitario tiene múltiples vanguardias defensivas que se solapan y que a veces cumplen funciones redundantes. Y esto no pasa solo con la primera línea defensiva; también pasa con la segunda. Esta fiesta —nuestro sarao abierto al público— es caótico y polifacético a más no poder. Lo que no significa que no haya cierto método en este guirigay. Son muchos los elementos que vagan por la fiesta sirviéndose de tácticas diversas que con frecuencia se superponen unas a otras. Y no solo eso.

—Hay muchos tipos distintos de células que pueden fabricar interferón —explica Zoon.

Digamos, por ejemplo, que un virus se te mete por la nariz o la garganta. El invasor interactúa con una célula sana. Esa célula detecta moléculas que indican la presencia de un agente exógeno. Dentro de esa célula minúscula comienza entonces un proceso semejante al que llevaría a cabo un superordenador, que se traduce en cambios en determinadas proteínas y, a continuación, en la secreción de interferones alfa, beta y lambda. O puede que la célula muera como consecuencia de la invasión, pero que antes de sucumbir consiga efectuar los cambios proteínicos que crean el interferón. En ese caso, otras células de su entorno captan la presencia del interferón.

—Ello provoca una reacción en cadena —afirma Zoon.

Esta reacción en cadena puede abarcar una región aislada —un órgano, por ejemplo— o extenderse por todo el cuerpo en un plazo de pocas horas. Las células, una tras otra, comienzan a captar la señal y a generar interferones y otras proteínas que protegen la célula. En cuanto comienza este proceso, el interferón, fiel a su nombre, induce la fabricación de proteínas que interfieren con la capacidad del virus para reproducirse.

Pero esto tiene un efecto secundario.

—Cuando tu organismo segrega interferón, te notas enfermo. El interferón provoca dolores y malestar. Te encuentras fatal —explica Zoon.

Tu comportamiento se ve modificado, *no por el virus directamente, sino por la respuesta fisiológica al virus*. En términos prácticos, lo que hace un virus es invadir el cuerpo. El sistema de alerta temprana activa entonces toda una serie de medidas que producen inflamación, lo que hace que te encuentres mal: cansado, febril, dolorido, como comentaba algo más arriba. Te ves obligado a aflojar el ritmo, lo que puede tener un efecto muy beneficioso para dirigir tus recursos fisiológicos a combatir el virus y no, pongamos por caso, a concentrarte en el trabajo o a salir a correr. Tu sistema de defensas necesita energía, y tu provisión de energía es limitada.

El sistema inmunitario se hace cargo de ti en parte al obligarte a cuidarte. Sería tentador afirmar sin reservas que sentirte hecho polvo es señal de que debes replegarte para dejar que tu cuerpo se cure, pero resulta que el lado práctico de todo esto es mucho más complejo. Aquí es donde vienen a cuento las experiencias de enfermas autoinmunes como Lida y Merredith. Porque a veces el sistema inmunitario se pasa de la raya y otras veces es beneficioso ceder al malestar físico para reducir la inflamación. Más adelante volveremos sobre este tema.

La historia de Linda y Merredith, en todo caso, será más fácil de entender si sabemos un poco más de inmunología básica. El interferón pertenece a un grupo más amplio de sustancias químicas que inducen la activación del sistema defensivo. Estas sustancias desempeñan un papel importante prácticamente en todas las enfermedades y en cómo reacciona nuestro organismo ante ellas.

Damos paso a las citoquinas.

* * *

La citoquina es una secreción producida por una célula que induce la acción de otras células inmunitarias. Esta señal química pueden enviarla tanto el interferón como otros elementos del sistema inmunitario. Cuando un agente hostil irrumpe en la Fiesta de la Vida, las células inmunitarias pueden mandarse entre sí multitud de citoquinas: oleadas de mensajes.

Porque el sistema inmunitario posee toda una red de telecomunicaciones; está clarísimo que así es, y es fundamental tenerlo en cuenta para entender cómo funciona el sistema inmunitario. Nuestra red de defensas envía mensajes por todo el cuerpo. En el caso de la fiebre, esos mensajes llegan al cerebro, concretamente al hipotálamo, una región neurológica esencial en la regulación de la temperatura corporal. Luego, esas señales vuelven a recorrer el cuerpo movilizando a otras células para estimular la fiebre. El interferón funciona de manera parecida.

La red de comunicaciones del sistema inmunitario no tiene nada que envidiarle, en cuanto a potencia, velocidad y alcance, a ningún sistema de comunicación que haya inventado el ser humano. (¡Ojo al dato, Silicon Valley!). Los monocitos se hacen oír en toda la galaxia fisiológica. Y lo hacen sin necesidad de cables y a través de distancias millones de veces más grandes que la propia célula.

—Estas telecomunicaciones se dan básicamente sin hilos. No es necesario que una célula toque a otra —afirma el doctor Fauci.

Es un sistema «versátil, flexible y enormemente complicado».
—Como un superordenador.

* * *

Merece la pena hacer un alto para reflexionar sobre lo mucho que ha avanzado la inmunología desde finales de la década de 1950, cuando el doctor Miller descubrió que el timo no era ni un desperdicio de espacio, ni un borrón de Dios. El timo produce linfocitos T. Los linfocitos T se originan en la médula ósea, circulan por los túneles y vías que componen el sistema linfático y se congregan en los ganglios y tejidos linfáticos. Estos son como centros de mando, puestos de vigilancia donde los bomberos aguardan un aviso de emergencia. Cuando las células dendríticas avisan a los linfocitos T, estos se comportan como soldados y generales y comienzan a emitir citoquinas. Los linfocitos B, por su parte, utilizan anticuerpos para acoplarse a los antígenos, como si fueran llaves en busca de una cerradura. Macrófagos, neutrófilos y células NK vagan por el organismo explorando, sondeando y liquidando enemigos. Estas redes se conectan mediante señales, transmisiones o procesos químicos; se activan mediante el interferón y la interleucina; y pueden producir efectos secundarios importantes, como la fiebre.

Teóricamente, esta es la reacción en cadena que te mantiene sano. El sistema persigue a parásitos y virus, a bacterias y células cancerígenas. Trabaja sin descanso, ocupándose de peligros menores que ni siquiera llegamos a percibir conscientemente, de peligros algo más graves que nos obligan a guardar cama, y de un sinfín de enemigos poderosos que podrían acabar perfectamente con nuestra vida de no ser por nuestro sistema de defensas. Desde un punto de vista histórico, este sistema que acabo de describir es tremendamente complejo, comparado con lo que sabía la ciencia en tiempos del doctor Miller.

Los avances científicos y tecnológicos prepararon el terreno para el descubrimiento de multitud de moléculas y citoquinas distintas. Antes solo se conocían los linfocitos T y B; luego, de pronto, descubrimos una serie de moléculas que patrullaban y ponían orden en la Fiesta de la Vida. El descubrimiento de estas moléculas venía acompañado del hallazgo de sus funciones generales. Algunas, cómo no, se dedican a identificar y atacar a los elementos extraños, pero otras muchas se encargan de vigilar nuestro sistema inmunitario para cerciorarse de que no se extralimita en sus funciones. Juntas, estas moléculas son las interleucinas (IL, para abreviar). Deambulan por la Fiesta de la Vida buscando intrusos y supervisándose mutuamente.

Por ejemplo: la IL-1 provoca la fiebre; la IL-2 hace que se multipliquen los linfocitos T, y la IL-6 que proliferen los linfocitos B.

La IL-2 y la IL-6 son muy potentes, pero tienen una pega. El problema con estas interleucinas es que pueden proliferar en exceso y emitir señales demasiado agresivas, lo que hace que el organismo ataque con saña, desproporcionadamente. Esto es lo que se conoce como autoinmunidad. Aunque nunca hayas padecido los problemas de salud crónicos que arrastran personas como Merredith o Linda, seguro que sabes lo que se siente cuando tu sistema inmunitario reacciona con demasiada agresividad, haciendo, por ejemplo, que te sientas agotado cuando te vendría mucho mejor levantarte del sofá y dar un paseo, o que tengas dolores o unas décimas de fiebre sin ningún motivo aparente.

Si se descontrola, la autoinmunidad supone un peligro mortal. Por eso el sistema inmunitario ha desarrollado sus propios mecanismos de regulación y control. De hecho, muchas interleucinas están diseñadas para ser antiinflamatorias. Actúan como frenos del sistema inmunitario, no como aceleradores.

Incluso dentro de los tipos de monocitos que ayudan a inducir la inflamación, hay también subgrupos que, por el contrario, contribuyen a reducirla. Sabemos, por ejemplo, que la familia de la IL-1 está compuesta por decenas de miembros, y que muchos de ellos son antiinflamatorios. Al menos un tercio de las variantes de esta proteína clave para el funcionamiento del sistema inmunitario están diseñadas para contener la inflamación que producen las propias defensas.

—Antes de que existiesen los antibióticos, estas citoquinas inflamatorias ayudaban a eliminar la infección —explica el doctor Dinarello. Las citoquinas sigue cumpliendo ese papel. Pero ¿cómo saben cuándo deben desactivarse? ¿Y qué pasa si no se desactivan a tiempo?—. Si tu organismo no consigue fabricar citoquinas antiinflamatorias, te mueres de una inflamación leve.

Así de potente es este sistema. Una inflamación leve, si se descontrola por completo, puede ser mortal. A Dinarello le gusta utilizar el símil del sistema inmunitario convertido en un estado policial:

—La inflamación es necesaria para defendernos de invasores. Las fuerzas policiales son necesarias. Pero, si se desmandan, pueden ser muy dañinas y matar a gente inocente.

El descubrimiento de todas estas proteínas demuestra que el doctor Fauci tenía razón cuando me dijo, con tanta elocuencia, que el sistema inmunitario es un superordenador.

Un superordenador que él estaba empeñado en reprogramar.

18

El modo armónico

En 1980, el doctor Fauci era una joven promesa de la inmunología que, andando el tiempo, se convertiría en una las mayores estrellas de esta disciplina. Fauci llevaba desde 1972 tratando de descubrir cómo solucionar lo que él denomina las reacciones «aberrantes» del sistema inmunitario. Es decir, las situaciones en las que las defensas atacan al propio organismo.

Había hecho ya importantes aportaciones al desarrollo de medicamentos que ayudaban a inhibir el sistema inmunitario cuando se vuelve contra el propio cuerpo.

—Teníamos que aplacar el sistema inmunitario mediante depresores, sin inhibirlo hasta el extremo de dejar al organismo expuesto a la infección —explica.

En esta época, las investigaciones del doctor Fauci aún no habían dado del todo en la diana, pero habían ayudado a perfilar una nueva definición de la inmunología. Durante muchos años, esta ciencia había considerado el sistema inmunitario como un instrumento preparado para «atacar, buscar y destruir».

El doctor Fauci se daba cuenta de que este enfoque solo contemplaba parte de la ecuación. Era, de hecho, una definición muy incompleta.

En el fondo, lo que hacía el sistema inmunitario no era simplemente buscar y destruir, sino buscar el equilibrio: el equilibrio necesario para atacar y neutralizar peligros reales y evitar, al mismo tiempo, que su potencia dañara o destruyera al propio organismo. En 1980, Fauci contribuyó a afianzar esta noción al bautizar un nuevo centro de investigación de los NIH con el nombre de Laboratorio de Inmunorregulación.

Conviene señalar este momento, porque fue entonces cuando la historia del sistema inmunitario se convirtió en la historia de la homeostasis: un estado de armonía o estabilidad. Esto es lo que hace que nuestras defensas sean tan elegantes. Se trata de un sistema diseñado con precisión y delicadeza para mantenerse en equilibrio, para preservar la paz e infligir el menor daño posible tanto a nosotros mismos como a nuestro entorno.

Este equilibrio es esencial para nuestra salud, como veremos al hablar de las vivencias de cuatro personas con las que volveremos a encontrarnos dentro de poco: Bob, Linda, Merredith y Jason.

Pero, primero, quiero presentarte a tres sabios y un descubrimiento que convirtieron la ciencia de la inmunología en una medicina de la curación. Fue en este momento cuando el mundo de la inmunología, tan abstruso hasta entonces, asumió una faceta pragmática. Un punto de inflexión que hizo posible que las décadas de investigación previas se concretaran en terapias capaces de salvar vidas.

19

Los tres sabios y el anticuerpo monoclonal

«Es una historia que revolucionó la ciencia y la medicina», escribe el doctor Sefik Alkan, inmunólogo e historiador turco. Hablamos de un descubrimiento que actualmente se emplea en el diagnóstico y el tratamiento de grandes enfermedades, «desde la artritis reumatoide al cáncer».

Casi hemos llegado al final de nuestro recorrido. Las piezas empiezan a encajar; de la exploración, hemos pasado a la aplicación técnica, a soluciones que resuelven problemas de la vida cotidiana. El descubrimiento del anticuerpo monoclonal fue, quizá, el mayor hito de esta etapa. Es probable que en algún momento este tesoro científico afecte directamente a la vida del lector o a la de algún miembro de su familia. Así que conviene que nos detengamos un momento a hablar de este nuevo elemento del sistema inmunitario, que puede que algún día te inyecten para alargarte la vida, o para salvártela.

La historia comienza así: estaban un danés, un argentino de origen judío y un alemán en un laboratorio...

* * *

El primero de los tres sabios era el inmunólogo danés Niels Jerne, fundador del Instituto de Inmunología de Basilea y uno de los grandes pensadores de su época. «En su despacho», escribe Alkan, «había una mesa larga cubierta con decenas de revistas científicas que Jerne leía sin importarle en qué lengua estuvieran escritas (inglés, holandés, danés, francés o alemán)».

El danés había inventado una técnica para aislar y contar anticuerpos. Este descubrimiento se conoce como método de placas hemolíticas de Jerne. Explico a continuación, como si fuera una receta, los primeros pasos de este método extraídos de la página web de la Universidad de Windsor, para que el lector se haga una idea de la complejidad de las técnicas de experimentación en inmunología, y a continuación resumo muy brevemente su significado.

1. Poner 2 ml de solución salina equilibrada de Hanks (SSBH) en un mortero pequeño y enfriarla en un baño helado.

2. Matar al ratón mediante una sobredosis de éter, colocándolo en un tarro con una torunda de algodón empapada en éter y cerrando la tapa.

3. Retirar el ratón muerto del tarro, depositarlo sobre una hoja de papel de cocina, desinfectar el abdomen con etanol al 70% y practicar una incisión con el bisturí. Extraer el bazo y asegurarse de retirar el exceso de grasa y tejido.

4. Introducir el bazo en los 2 ml de SSBH fría y cortarlo en trozos pequeños. Triturar los trozos con la mano del mortero hasta conseguir una suspensión celular uniforme.

5. Colar la suspensión utilizando un embudo pequeño recubierto con una gasa para retirar los grumos de células. Desprender luego las pocas células que hayan quedado prendidas en el paño regando este con 5 ml de SSHB bien fría.

Con esto te harás una idea de la complejidad de esta técnica, que incluye también un centrifugado, más baños de sales, lavar y cortar en finas lascas células de bazo de ratón, sellarlas con cera de parafina y luego incubarlas; y, por último, observar el resultado al microscopio.

La placa resultante, vista a través del microscopio, permitía contar los anticuerpos.

Era un paso enorme. ¿Que por qué? Porque, cuando te contagias de un virus, nuestro organismo genera anticuerpos para combatirlo. Y gracias en parte al método de Jerne, los médicos pueden hacernos pruebas para aislar los anticuerpos a fin de descubrir el tipo de bichito contra el que estamos luchando y evaluar hasta qué punto están siendo eficaces nuestras defensas y la intensidad de la batalla que está teniendo lugar entre nuestro sistema inmunitario y el patógeno.

* * *

El sabio número dos era el argentino César Milstein, que había descubierto una manera muy ingeniosa de crear anticuerpos en gran cantidad con el fin de estudiarlos. Su método para generar anticuerpos consistía, entre otras cosas, en juntar un linfocito B y una célula cancerosa. Esto obraba maravillas porque las células cancerosas, a pesar de su maldad intrínseca, tienen una importantísima virtud para la ciencia, y es que proliferan y proliferan sin parar. Son las malas hierbas del organismo. Lo que hizo Milstein al poner en contacto linfocitos B con células de mieloma —un tipo de cáncer hemático— fue crear líneas de linfocitos B con el potente ciclo reproductivo del cáncer. Obtenía así placas de Petri repletas de anticuerpos, lo que permitía a los científicos estudiar y experimentar con enormes cantidades de estas valiosísimas defensas.

En 1973, Milstein fue a Basilea a dar una charla sobre esta técnica y entre el público que fue a escucharle se hallaba nuestro sabio número tres, el alemán Georges Köhler.

Resumiendo (y simplificando) mucho una historia larga (y compleja), Köhler combinó las técnicas de Jerne y Milstein y utilizó ratones y ovejas para aislar anticuerpos individuales y hacer, a continuación, incontables copias de ellos.

Por primera vez, los científicos podían aislar una célula con un anticuerpo concreto y replicarla a su antojo. Esta tecnología permitió a su vez que los investigadores comenzaran a diferenciar numerosos tipos de células dotadas con anticuerpos. Era como si se hubiera inventado de pronto un microscopio de potencia desconocida hasta entonces, que permitía a los biólogos celulares distinguir un tipo de célula de otro, determinar qué clase de anticuerpos tenía cada uno de esos tipos y cuántos anticuerpos presentaba cada célula.

Para empezar, esto reveló, por ejemplo, que los linfocitos B eran mucho más variados de lo que se creía en un principio. Había miles de anticuerpos en su superficie.

Una vez aislados, estos anticuerpos podrían utilizarse para la investigación. Si sabíamos, por ejemplo, qué anticuerpos concretos respondían a qué patógenos, ¿podríamos descubrir cómo atacaban las enfermedades mortales, o cómo se establecía la dinámica entre lo propio y lo ajeno?

El doctor Fauci me explicó que esta innovación se tradujo en un cambio profundo en la inmunología, porque dotó de una vertiente práctica a un campo de estudio que hasta las décadas de 1970 y 1980 había sido prácticamente un arcano.

—De repente, el sistema inmunitario influía en muchas más enfermedades de las que imaginábamos hasta entonces —me contó. No se refería a que el sistema inmunitario surtiera nuevos efectos, sino a que de pronto se hizo evidente cuánto repercutía en el funcionamiento de todo el organismo—. En el cáncer, en los trastornos autoinmunes, en la deficiencia inmunitaria, en las alergias...

Se llamó anticuerpos monoclonales a estos anticuerpos aislados y multiplicados, que nos están cambiando la vida en este preciso instante. Los medicamentos elaborados a partir de ellos han pasado a ser uno de los grupos de fármacos dominantes durante estas primeras décadas del siglo XXI, con una facturación anual que ronda los 100.000 millones de dólares. Estos medicamentos funcionan intensificando —o atenuando, según los casos— la acción de un anticuerpo concreto de modo que el organismo ataque con mayor eficacia los peligros potencialmente mortales, como el cáncer, o inhibiendo la agresividad del sistema inmunitario para que no provoque trastornos autoinmunes.

Son fármacos como Humira (adalimumab) y Remicade (infliximab), que probaron Linda y Merredith para intentar poner freno a su sistema inmunitario hiperactivo; ipilimumab, que ha salvado a innumerables pacientes de cáncer; o nimolumab, que le salvó la vida a Jason. Cuando hablemos de sus experiencias concretas, veremos con más detalle cómo funcionan algunos de estos medicamentos milagrosos. En términos generales, su objetivo es manipular con relativa precisión el sistema inmunitario: intervenir a nivel molecular, en lugar de emplear la táctica de tierra quemada de los fármacos anteriores.

Pensemos, por ejemplo, en la diferencia abismal que hay entre tratar el cáncer con quimioterapia y tratarlo con inmunoterapia. En la quimioterapia convencional, se inunda el organismo con toxinas capaces de destruir células cancerosas con el objetivo ideal de que eliminen, pongamos por caso, un tumor pulmonar, pero estas toxinas arramblan al mismo tiempo con gran cantidad de tejido sano. Se trata, en definitiva, de una guerra de desgaste. La Fiesta de la Vida tiene que sobrevivir tanto al tumor como al tratamiento. Como veremos, en el caso de anticuerpos monoclonales como el nivolumab o el ipilimumab, la idea es intervenir a nivel molecular para conseguir que el sistema inmunitario ataque al cáncer utilizando las defensas naturales del organismo, en lugar de inyectar lejía para que mate todo lo que encuentre a su paso.

* * *

Es, desde luego, un tema muy complejo. ¿En qué punto nos hallamos en nuestro recorrido por los avances de la inmunología?

Durante la mayor parte de la historia de la humanidad, las infecciones, incluso las infecciones leves, mataban a la gente con una frecuencia aterradora debido, por ejemplo, a una herida abierta, a la ingesta de carne poco cocinada, a la inhalación casual del virus de la gripe exhalado por otra persona, o a una neumonía que pasaba de mano en mano y se contagiaba al limpiarse uno la nariz. Luego, con el paso de los siglos, los científicos fueron, paso a paso, entendiendo cómo funcionaban estas infecciones y cómo las combatía el organismo. Eran científicos procedentes de muy diversas partes del mundo; merece la pena hacer hincapié en ello, porque demuestra lo esencial que es la cooperación para nuestra supervivencia, más allá de fronteras nacionales y diferencias culturales.

Las vacunas y los antibióticos fueron un enorme respiro. Ayudaron a salvar muchas vidas cuando aún no entendíamos de verdad cómo funcionaba el sistema inmunitario. Casi a ciegas, tomábamos medicinas que a veces funcionaban y a veces no, sin que supiéramos el porqué. Pero también en esto fuimos avanzando poco a poco, sobre todo desde mediados del siglo XIX.

Los linfocitos T, cuya fuente es el timo, parecían desempeñar un papel importantísimo en la organización de nuestras defensas, aunque no estaba claro cómo lo hacían.

Y lo mismo los linfocitos B, que se originaban en la médula ósea y parecían interactuar de manera determinante con los linfocitos T.

Un científico japonés (Tonegawa), que había estudiado en San Diego, hizo entonces un descubrimiento en Suiza que explicaba el Big Bang de la inmunología: nuestro ADN se reorganiza en el útero materno para formar millones de anticuerpos capaces de unirse para atacar a un billón de antígenos distintos.

Después, un veterinario australiano (Doherty) descubrió, junto a un científico suizo emigrado, que los linfocitos T distinguían lo que era propio de lo que era ajeno al organismo.

Y, por último, llegó un ruso que hizo un descubrimiento sorprendentemente tardío en la historia de la inmunología: se dio cuenta de que no había un solo sistema inmunitario, sino dos.

20

Un segundo sistema inmunitario

¿Por qué podemos ingerir comida sin que nuestro organismo ataque los alimentos como si fueran agentes invasores? A fin de cuentas, un plátano no es humano, como no lo es el pan, y mucho menos un bocadillo de tiras de carne de ternera con queso al estilo de Filadelfia (que puede que ni siquiera alimente, con el debido respeto para los oriundos de Filadelfia). Tragamos la comida y esta llega al estómago y al intestino, donde los ácidos la descomponen para que los nutrientes se filtren a nuestro organismo como minúsculos trocitos de materia ajenos a nosotros pero de tremenda importancia para nuestra supervivencia. ¿Cómo distingue el cuerpo entre lo que es simplemente exógeno y lo verdaderamente peligroso? Era esta una pregunta a la que los inmunólogos creían haber dado respuesta al descubrir, por ejemplo, la relación entre anticuerpos y antígenos, regida por detectores como el MHC.

Incluso en la investigación del sida, se daba por descontado que todo giraba en torno a ese «sistema inmunitario adaptativo» dominado en gran medida por los linfocitos T y B.

Pero la ciencia se equivocaba. Para responder a la pregunta sobre el plátano y el bocadillo de ternera con queso, aún hacía falta encontrar otra pieza fundamental del rompecabezas. Y, de nuevo, el hallazgo clave fue resultado de la labor de un grupo de científicos de muy distintas nacionalidades.

* * *

Ruslan Medzhitov nació en la república soviética de Uzbekistán en marzo de 1966. Dieciocho años después, ya en la universidad, Medzhitov llevaba la vida estereotipada de un ciudadano comunista cumplidor de sus obligaciones, pero ansioso de libertades.

—En otoño teníamos que ir a trabajar un par de meses a los campos de algodón. Era obligatorio. Te echaban de la universidad si no ibas. Eran condiciones draconianas. Una vez, mi jefe de departamento me pilló leyendo un manual cuando estaba en el campo.

Era un manual de bioquímica.

—Dijo que iba a retirarme la beca.

Pero eso, con ser malo, no fue lo peor. Lo peor fue la guerra. En el segundo semestre de su primer año en la universidad, Medzhitov tuvo que cumplir el servicio militar. Le raparon la cabeza y le hicieron salir a una explanada donde separaban a los reclutas en pelotones de treinta, entre los que luego elegían al azar cuáles irían a Afganistán, el país centroasiático que la Unión Soviética había invadido en 1979.

—A los dos grupos que iban delante de mí y a los dos que iban detrás los mandaron a Afganistán —cuenta—. Muchos no volvieron. Y los que volvieron ya no eran normales.

Cuando echa la vista atrás, hacia la catastrófica guerra de Afganistán, la hostilidad del régimen comunista —ya en proceso de descomposición— hacia todo lo foráneo le parece una especie de enfermedad autoinmune.

—Intentas destruir lo que percibes como ajeno y acabas destruyendo mucho de lo propio —afirma—. Es en cierto modo como la autoinmunidad. Y está pasando exactamente lo mismo en Oriente Próximo.

Los sistemas defensivos políticos y culturales sufren arrebatos de locura homicida: se hipersensibilizan y reaccionan sin freno, hasta el extremo de que ya no saben distinguir entre lo que los salva y los preserva —es decir, entre lo que contribuye a su homeostasis— y lo que los conduce a la autodestrucción.

Después de hacer el servicio militar, Medzhitov retomó sus estudios. Le interesaba la ciencia en general, no la inmunología en particular, y tuvo un golpe de suerte: tras múltiples entrevistas, lo seleccionaron para ir a estudiar a Estados Unidos.

—Fue un milagro increíble —recuerda—. No me podía creer la suerte que había tenido. Solo quedaba un último trámite.

Un día recibió una llamada telefónica de un hombre que le dijo que tenía que pasar por un cursillo de orientación y le citó en un parque.

—Ahora, cuando me acuerdo, siempre pienso: «¿Cómo no me di cuenta de lo sospechoso que era todo aquello?».

El hombre con el que se reunió vestía traje y corbata. Tenía un aspecto «muy anodino. No consigo acordarme de su cara, cuando lo intento. Me acuerdo de todo lo demás, pero de su cara no».

Hablaron de diversas cosas y el hombre le pidió que volvieran a reunirse un par de días después. La siguiente vez que se vieron, el funcionario apeló al patriotismo del joven estudiante. «Quieres ayudar a tu país, ¿verdad?», recuerda Medzhitov que le preguntó.

—Y yo pensé: «Ay, mierda». Entonces me di cuenta de que era del KGB.

Aquel hombre sabía muchas cosas acerca de él; conocía sus notas y su pasión por el baloncesto. Pero no lo amenazó abiertamente. Se limitó a explicarle que le pedirían que recogiera información clasificada en Estados Unidos y la transmitiera a su país. Iba a convertirse en un receptor del recalentado sistema inmunitario de la Unión Soviética. Sería un linfocito T cumpliendo labores de vigilancia en Estados Unidos. Recuerda que aquel hombre le dijo que iban a enseñarle cómo introducirse en un edificio por la noche. Aquella parte sonaba un poco como una película de James Bond.

—Era emocionante. Pero todo lo demás me daba muy mala espina. Intenté explicarle que yo lo que quería era estudiar, no ser un espía. Al día siguiente, me llamaron de la Oficina de Asuntos Internacionales y me dijeron que mi documentación se había traspapelado y que no podía irme a ningún sitio.

Medzhitov se mantuvo fiel a sí mismo y eso le costó muy caro.

Luego, sin embargo, tuvo otro golpe de suerte. O puede que, más que un golpe de suerte, fuera una simple casualidad, una de esas mutaciones aleatorias en el tiempo y el espacio que conducen a un repentino avance científico. La chispa prendió a miles de kilómetros de distancia, en la costa norte de Long Island. En 1989, el doctor Charles Janeway, profesor de inmunología de Yale, dictó una conferencia en un simposio celebrado en Cold Spring Harbor, Nueva York. Durante su alocución, en un rasgo de audacia, Janeway propuso arrojar luz sobre «la zona oscura de la inmunología».

Se refería con ello a que nuestro conocimiento del sistema inmunitario estaba construido fundamentalmente —y casi en exclusiva— en torno a la predominancia de los linfocitos T y B. Es decir, en torno al sistema inmunitario adaptativo. No voy a extenderme aquí, ni a repetir, hasta qué punto ha sido importante el descubrimiento de dicho sistema para el avance de la ciencia inmunológica.

Pero al doctor Janeway le preocupaba una pregunta crucial, tan sencilla que hasta entonces se había pasado por alto. ¿Cómo sabían los linfocitos T y B a qué células tenían que atacar?

Podría pensarse que, llegados a este punto, esa incógnita ya se habría despejado. A fin de cuentas, se habían descubierto los anticuerpos y los antígenos, y sus interacciones estaban ya muy estudiadas. Se sabía que las células dendríticas se encargaban de presentar información a los linfocitos T, y se partía de la hipótesis de que los linfocitos T y B sabían a qué células tenían que atacar porque reconocían antígenos. (Recordemos que los antígenos son «etiquetas», marcadores de los patógenos).

El doctor Janeway, sin embargo, no dejaba de darle vueltas a una pregunta que le habían hecho sus alumnos: ¿las sustancias foráneas benignas no tenían antígenos? ¿Y qué pasaba con los nutrientes de un plátano que nos comemos? ¿Y con las bacterias inocuas que inhalamos al respirar? Después de todo, hay miles de millones de bacterias en nuestro entorno, y muchas de ellas no son dañinas. Lógicamente, esas células u organismos tendrían antígenos. Así que nuestras defensas debían de poder reconocer esos antígenos y, en lugar de atacarlos, los dejaban tranquilos e incluso los incorporaban.

—Se sabía cómo reconoce al antígeno el sistema inmunitario, pero no cómo reconoce la infección. Porque antígeno e infección no son lo mismo —me dijo Medzhitov al explicarme la lógica de esta argumentación. (Fue él quien me contó esta historia porque el doctor Janeway falleció de cáncer en 2003. Su necrológica en el *New York Times* señalaba que «se le consideraba el gran pionero de las investigaciones sobre la inmunidad innata»).

En el simposio de Cold Spring Harbor, Janeway planteó la idea de que los linfocitos T y B reconocían infinidad de antígenos, *pero no sabían por sí mismos a cuáles tenían que atacar.*

—Dicen: «Tengo algo, pero no sé qué es. ¿Es tu propio páncreas o es un virus maligno?» —explica Medzhitov. ¿Son nutrientes de un plátano digerido o el VIH?—. No reconocen la naturaleza del antígeno. Podría proceder de nuestras propias células, de la comida, de algo con lo que hemos entrado en contacto a través de la piel. Pero no todo esto es infeccioso o patogénico.

Los linfocitos T y B, dice, «detectan algo con precisión exquisita, pero a costa de no saber qué es».

Medzhitov ilustra el problema que identificó Janeway recurriendo al famoso experimento de los perros de Pávlov. Pávlov sabía que sus perros empezaban a segregar saliva en cuanto olían la comida, y que no hacían nada si oían sonar una campana. Luego, emparejó el sonido de la campana y el olor de la comida. Los perros asociaron la campana con la comida y empezaron a salivar al oírla.

El doctor Janeway había descubierto que las células inmunitarias adaptativas no atacan con solo oír esa campana metafórica (el antígeno); necesitan, además, otra señal.

* * *

Cuando el doctor Janeway planteó esta hipótesis, «no le hicieron ni caso», recuerda Medzhitov.

—La gente pensó que era una chaladura como otra cualquiera.

Para colmo, además, el doctor Janeway no ofreció ninguna prueba. ¿Qué era exactamente lo que les indicaba a los linfocitos T y B que el antígeno que habían identificado pertenecía a algo que había que aniquilar? ¿Y qué era lo que les indicaba que ignoraran todo aquello que no nos hacía ningún daño?

En sentido genérico, el doctor Janeway aventuró la idea de que se trataba de una señal «coestimuladora»: un agente o un mensaje de algún tipo —emitido desde algún lugar— que informaba a los linfocitos T y B de qué era lo que tenían delante.

Volviendo a la antigua Unión Soviética, Medzhitov se encontraba en una biblioteca de Moscú leyendo unos artículos en busca de información sobre otro tema cuando se topó por azar con la teoría de Janeway. En aquella época ya sentía especial interés por la inmunología, y leer el artículo del estadounidense tuvo el efecto extraordinario de hacer cristalizar una pregunta a la que hacía tiempo que le daba vueltas, acerca de cómo se enfrentaba el cuerpo humano al mundo exterior.

—Leí su artículo completamente por casualidad. Y pensé: «Eso es; esto lo explica todo» —cuenta Medzhitov.

Hasta entonces, la inmunología, pese a ser fascinante, le había parecido «un batiburrillo de cosas sin lógica que las respaldara».

Medzhitov pagó su asignación mensual de estudiante para hacer una copia del artículo, a fin de poder releerlo y estudiarlo sin prisas. Corría el año 1991, y aquel tema se convirtió en una obsesión para él.

Poco después le escribió un mensaje al doctor Janeway en uno de aquellos aparatosos disquetes de ordenador. El mensaje venía a decir, más o menos: «Me apasiona su teoría, y estas son algunas conclusiones que he extraído de ella».

—Una semana después, me respondió. Fue un momento verdaderamente memorable. Janeway empezó a debatir la teoría conmigo. ¡Yo era un don nadie, un estudiante de Moscú, y él era un científico muy famoso!

La Unión Soviética se estaba desintegrando y Medzhitov aprovechó el vacío legal que siguió al derrumbe de las instituciones para solicitar una beca en San Diego. A principios de 1994 se hallaba ya en New Haven, trabajando a las órdenes del científico que se había convertido en su ídolo.

* * *

Estaban empeñados en demostrar que los linfocitos T y B no entraban en acción hasta que recibían dos mensajes. Aunque reconocieran un antígeno (una sustancia exógena, ya fuera alimento o un virus), esa información no surtía ningún efecto sin otro dato: una señal coestimuladora que les ordenaba matar.

Pero ¿de dónde procedía esa segunda señal?

En la década de 1990, mientras buscaban la respuesta a esta pregunta, los investigadores se pertrecharon con superherramientas en forma de programas de ordenador que les permitieron realizar un análisis mucho más profundo de lo que hasta entonces había sido invisible. De este modo pudieron hacer, por ejemplo, un mapeo más amplio del sistema inmunitario a nivel molecular. Entre las técnicas que Medzhitov tenía ahora a su disposición estaba la identificación de segmentos de genes individuales. No podía ver la mayoría de los genes en su totalidad porque aún no se había secuenciado por completo el genoma humano, pero la tecnología disponible le permitía cartografiar porciones de genes individuales. Él lo explica así: si te imaginas que un gen es una persona, podías cartografiar el pie y, a partir de ahí, deducir cosas acerca de la pierna. Trocito a trocito, podías construir un perfil genético de la persona completa.

O de una mosca. Porque fue una mosca lo que condujo a Medzhitov y Janeway a hacer su gran descubrimiento.

Estaban buscando a tientas la manera de demostrar la existencia de un coestimulador, de una señal que hiciera entrar en acción a los linfocitos T y B. Asistieron entonces a una conferencia relacionada con un hallazgo hecho a mediados de la década de 1980 en moscas de la fruta (*Drosophila*). Al parecer, las moscas que presentaban una mutación de cierto gen no conseguían controlar las infecciones por hongos. Se llamó *toll* a esta anomalía genética.

La primera vez que oí hablar de los *receptores toll*, supuse que el nombre era una referencia metafórica al peaje de las autopistas, que es lo que significa *toll* en inglés. En realidad, se trata de un vocablo alemán que significa increíble, fantástico, genial. (Según se cuenta, ello se debe a que una científica alemana, al ver los resultados del estudio, exclamó *Das war ja toll!*, algo así como «¡Alucinante!»). Actualmente, la denominación más común es *receptores de tipo toll.*

A Medzhitov y Janeway les pareció, si no alucinante, al menos sí muy prometedor. Dedujeron que esos receptores de tipo *toll* podían ser los que ayudaban al sistema inmunitario adaptativo a distinguir entre lo dañino y lo inofensivo. ¿Y si contribuían a explicar por qué el organismo no atacaba a un trozo de plátano ni al propio bazo? Los dos científicos de Yale comenzaron a buscar en fragmentos de ADN humano algo equiparable al receptor *toll* de la mosca de la fruta.

En primer lugar, encontraron un gen, o fragmentos de un gen, que parecía la versión humana del de la mosca. Luego hicieron experimentos para ver si podían demostrar que el gen era esencial para que los linfocitos T actuaran contra los patógenos. Una noche de febrero de 1996, Medzhitov estaba revisando los resultados de un experimento en su ordenador. Se trata de un experimento demasiado técnico para describirlo aquí (no es, que digamos, material para un guion de Hollywood). Consistía, primero, en hacer ciertas mezclas o análisis y procesar luego los datos informáticamente para obtener ciertos resultados.

Los resultados sí que dan, en cambio, para hacer una película.

Medzhitov y Janeway acababan de descubrir el mecanismo fundamental que permitía al organismo determinar si se hallaba ante un patógeno; es decir, ante un agente dañino como un virus o una bacteria perjudicial para nuestra salud.

Habían descubierto, pues, lo que sucede al producirse el primer contacto. El receptor de tipo *toll* es un elemento fundamental tanto para nuestra supervivencia como para la ciencia de la inmunología, y sin embargo su existencia tardó muchísimos años en descubrirse.

—En aquel momento fue como encontrar el Santo Grial. Era un sueño: descubrir algo que demostraba una hipótesis que en aquella época solo nos interesaba a dos personas —cuenta Medzhitov—. Eran las ocho de la noche y todo el mundo sabía que al doctor Janeway no le gustaba nada que lo molestaran en casa, pero no pude contenerme y esperar hasta el día siguiente. Lo llamé y le comuniqué el resultado: «He visto inducción en los genes». Entendió enseguida lo que eso suponía.

* * *

Aquel descubrimiento sentó las bases de nuestra comprensión de un segundo tipo de inmunidad: la llamada inmunidad innata.

El sistema inmunitario innato hace acto de aparición, descubre un patógeno y monta un primer ataque genérico, es decir, no específico contra ese patógeno. Ese ataque puede contener el avance de los enemigos, pero a menudo no consigue eliminarlos por completo. Para eso son necesarios ataques específicos de los linfocitos T o B, armados con el receptor o anticuerpo que encaja en el antígeno de la superficie o del interior de la bacteria, el virus o el parásito.

El sistema innato es el que informa al sistema adaptativo. *Necesito ayuda*, le dice. *Saca a la artillería pesada*.

Inspecciona los microorganismos exógenos en busca de los marcadores clave comunes a virus y bacterias que sirven para identificarlos. Por ejemplo, la mayoría de las bacterias tienen colas móviles. Los receptores de tipo *toll* buscan esas colas. O buscan una variedad concreta de moléculas pesadas llamadas lipopolisacáridos que son características de las bacterias gramnegativas (como la *E.coli*); o ácidos nucleicos asociados con los virus.

Comparemos ahora dos situaciones posibles. En una, te muerde un gato; en la otra, te comes un plátano. En el primer supuesto, la saliva del gato se filtra en la herida que tienes en la mano y desencadena la acción de una serie de células inmunitarias que afluyen a través de los vasos sanguíneos dilatados, produciendo rojez y calor. Entre las células que acuden al lugar de los hechos hay macrófagos y células dendríticas cuya superficie presenta receptores de tipo *toll*. Estos receptores evalúan al instante si la sustancia foránea que ha penetrado en el organismo tiene las características de un patógeno. Si se trata de un patógeno —de una bacteria nociva, por ejemplo—, el sistema inmunitario no solo desencadena un ataque de emergencia, sino que las células dendríticas, que ya están al tanto de la presencia del patógeno, comienzan su viaje para encontrar al linfocito T o B necesario para organizar una defensa más específica.

En cambio, cuando te comes un plátano, la comida pasa por tu estómago y recorre tu intestino. El tracto digestivo descompone el alimento y los nutrientes se filtran al organismo. Esos nutrientes, una vez separados, pueden parecerse mucho a algo «propio» y, por tanto, no llaman la atención del sistema inmunitario, o puede que nuestras defensas los identifiquen como foráneos pero no vean en ellos ninguna de las marcas características de los patógenos. Es decir, los aceptan en el organismo y les permiten integrarse en la Fiesta de la Vida.

La función de los receptores de tipo *toll* representa una relación entre el ser humano y el entorno tan antigua como la existencia misma de nuestra especie. Esta relación, cultivada a lo largo de las distintas eras de la evolución, hizo posible que el código genético humano desarrollara la capacidad de buscar e identificar los marcadores ancestrales que son comunes a cientos de miles de patógenos.

En un artículo de 2002, Janeway y Medzhitov lo explicaban así:

El sistema inmunitario innato es un mecanismo primigenio y universal de defensa contra la infección. Estos receptores evolucionaron para reconocer los productos del metabolismo microbiano generados por patógenos microbianos, pero no por el huésped. El reconocimiento de estas estructuras moleculares permite al sistema inmunitario distinguir lo ajeno infeccioso de lo propio no infeccioso. Los receptores de tipo *toll* son esenciales para el reconocimiento de patógenos y la activación de la respuesta inmunitaria e inflamatoria.

Así pues, el reconocimiento microbiano por parte de los receptores de tipo *toll* contribuye a dirigir la respuesta inmunitaria adaptativa contra antígenos derivados de patógenos microbianos.

Resumiendo: nacemos provistos de un mecanismo primitivo de detección capaz de distinguir no solo lo que es ajeno al organismo, sino lo que es patogénico. Como defensores de primera línea, las moléculas del sistema inmunitario innato reconocen un amplio conjunto de patógenos y alertan a los linfocitos T diciéndoles: *Eso que acabas de identificar como ajeno es malo. Ve a eliminarlo.*

Con este hallazgo, acabaron de encajar las principales piezas de la ciencia inmunológica. Aún quedaba mucho por descubrir, sin embargo, cuando la inmunología tuvo que afrontar una crisis repentina que hizo patente, con consecuencias trágicas, que gran parte de lo que hasta entonces se sabía era solo teoría.

Había una pandemia en marcha.

* * *

El mayor desafío moderno para la ciencia inmunológica y el sistema inmunitario humano hasta la aparición del coronavirus SARS-CoV-2 en 2019 tuvo lugar en la década de 1980. O, mejor dicho, fue entonces cuando se hizo evidente que se avecinaba una catástrofe. La aparición del sida condujo a un punto de inflexión en el desarrollo de la inmunología. Hasta entonces, los estudios en este campo se habían limitado en gran medida al ámbito del laboratorio y a la experimentación con ratones, a un goteo de avances teóricos incompletos expresados en una jerga indescifrable. Luego, llegó esta hecatombe.

Nuestro recorrido también debe cambiar de rumbo llegados a este punto. A partir de ahora, nos alejamos de los laboratorios para entrar en los hospitales, conocer la experiencia de pacientes concretos y adentrarnos en una nueva era de la investigación. Aunque la inmunología básica siguió avanzando, esta nueva época puso el énfasis en aplicar el conocimiento teórico acumulado durante las décadas anteriores orientándolo hacia cuestiones más prácticas, como la relación del sistema inmunitario con el sueño, el estrés, las alergias, el cáncer, la nutrición o síntomas inespecíficos que eran, en realidad, manifestaciones de trastornos autoinmunes. Las diversas especialidades clínicas —las relacionadas con el corazón, el aparato respiratorio, los músculos o el esqueleto, por citar solo algunas— comenzaron a poner en práctica las herramientas y el conocimiento desarrollados durante la década de 1970. En ese aspecto, lo que siguió fue una auténtica expansión de la inmunología.

Una expansión que fue resultado directo de la enfermedad más temible a la que se había enfrentado hasta entonces la medicina moderna.

Tercera parte

Bob

21

Máquina sexual

Bob Hoff pensaba que se había contagiado de hepatitis la noche de Halloween de 1977. Era algo consustancial a su estilo de vida, suponía. A fin de cuentas, ya había tenido condilomas, sífilis y otras enfermedades de transmisión sexual.

Para Bob, que se había criado en Iowa y aún no había salido del armario, el sexo era, más que una inclinación natural, una expresión de individualidad.

—Era extremadamente promiscuo —cuenta de ese periodo de su vida—. Conozco todas las saunas de Estados Unidos.

Saunas como la Library de Minneapolis, la Man's Country de Chicago, la Ballpark de Kansas City, la Arena de Denver, y algunas otras de San Luis y San Diego. La década de 1970 fue como una fiesta desenfrenada para la comunidad gay, un auténtico despertar para muchos homosexuales. Como dice Bob, él no era —ni mucho menos— el único que andaba por allí. Los gays llevaban tanto tiempo viviendo atemorizados y encerrados en su armario que, cuando por fin comenzaron a salir de él, se soltaron la melena a lo bestia.

Bob era abogado del gobierno. Su trabajo lo obligaba a viajar por todo el país y él aprovechaba esos viajes para mantener escarceos sexuales en los que no tenía por costumbre usar preservativo. Su mujer, que era azafata de vuelo, también viajaba con frecuencia, lo que a Ron le facilitaba las cosas para divertirse también en casa. Un día de 1978, mientras entrenaba en su gimnasio de Crystal City, en Virginia —donde vivía gran parte de la clase política de Washington—, conoció a un tal Ron Resio. Ron tenía tres doctorados y trabajaba en una base naval de Virginia poniendo a punto los cazas Phantom F-4 (lo suyo no era la fabricación del avión de combate, que conste, sino el diseño: el trabajo fino, el de ingeniería).

—Parecía Conan el Bárbaro —recuerda Bob. Pelo largo y grandes músculos.

Se hicieron amigos y, un día que la mujer de Bob estaba de viaje, fueron a su casa y mantuvieron relaciones sexuales.

Ron, sin embargo, resultó no ser un amigo más con derecho a roce.

Lo que sucedió a continuación sirve para ilustrar una de las pruebas más duras a las que se haya visto sometido nunca el sistema inmunitario humano. Es, además, la historia de cómo, en su búsqueda de una cura, la medicina recurrió a los descubrimientos colosales que había hecho la ciencia durante los cincuenta años anteriores. Y es el relato de cómo el fabuloso sistema inmunitario de Robert Hoff contribuyó al esfuerzo denodado de los científicos por poner coto al sida.

22

Grid

En agosto de 1980, a Mark Brunvand, estudiante de tercero de Medicina, le tocó hacer prácticas en la octava planta del Hospital General de Denver: la planta de cuidados intensivos. Años después, el doctor Brunvand, convertido ya en oncólogo, sería el médico de Jason, pero en aquel momento estaba todavía formándose y adquiriendo los principios rectores que lo guiarían posteriormente en el ejercicio de la medicina. Su visión del mundo, como la de tantos otros médicos e investigadores, se vería influida de manera decisiva por una enfermedad nueva y extraña que estaba haciendo estragos en aquella época.

Aquel día de agosto, en la octava planta del hospital, el doctor Brunvand entró en la habitación de un paciente que había ingresado aquejado de una enfermedad desconocida. El hombre yacía en la cama conectado a un respirador y, aunque no podía hablar, Brunvand notó que intentaba comunicarse con los ojos, que tenían una mirada triste y aterrorizada.

Otro estudiante de Medicina le dijo a Mark:

—Un tipo majo. No sabemos qué le pasa. Seguramente se va a morir. Parece que tiene una neumonía, y es gay.

Mirar los resultados de los análisis y atender a los pacientes terminales forma parte de la preparación clínica de los estudiantes de Medicina. Pero, en el caso de aquel hombre, los resultados de los análisis no tenían ni pies ni cabeza.

—Estábamos todos perplejos. Los cultivos no arrojaban resultados concluyentes —recuerda el doctor Brunvand. Pensaron, entonces, que podía tratarse de un parásito—. Pero nada lo confirmaba.

Buscaron los motivos que podían explicar el estado del paciente. ¿Qué tenía de particular aquel hombre? Nada que explicase su enfermedad.

—No sabíamos si fumaba crack, si había estado expuesto a gases tóxicos o si le habían contagiado algo en la calle.

El doctor Brunvand recuerda que miraba a aquel hombre y se sentía completamente impotente.

La misma historia se estaba repitiendo en aquel momento en todo el país.

* * *

El 5 de junio de 1981, los Centros para el Control y la Prevención de Enfermedades (CDC) de Estados Unidos publicaron el cuadro clínico que presentaban cinco pacientes a los que se había tratado en Los Ángeles, aquejados de neumonía neumocistósica. Dos de ellos habían muerto. Todos tenían en común el ser «homosexuales activos». Del estudio de los casos se encargó un nuevo laboratorio de la UCLA —la Universidad de California en Los Ángeles—, un centro de investigación de vanguardia que aunaba el trabajo clínico y la inmunología. Los investigadores habían descubierto que los pacientes presentaban «un déficit agudo de linfocitos T».

El 3 de julio de ese mismo año, los CDC informaban de otros veintiséis casos en las ciudades de Los Ángeles, Nueva York y San Francisco.

* * *

He aquí una instantánea del tipo de paciente que aparecía en los hospitales en aquellos meses, desconcertando a los médicos:

En una cama del hospital oncológico Memorial Sloan Kettering de Nueva York, ese mismo mes de julio de 1981, un médico novato, Mike

McCune, observaba el cuerpo macilento de un joven de veinticuatro años cuyos síntomas nadie entendía.

—Tenía los pulmones como de cemento —recuerda el doctor McCune. Lo habían trasladado desde Cornell, donde no habían conseguido dar con la causa de su enfermedad, y se mantenía con vida gracias a «un respirador que era la pera», en palabras de McCune, porque conseguía introducir aire en sus pulmones desvitalizados. El paciente era afroamericano y tenía antecedentes de consumo de drogas por vía intravenosa. En medicina existe el concepto de diagnóstico diferencial, que puede resumirse en la pregunta: ¿cuál es la causa más probable entre una lista de causas probables?

—Cáncer, cáncer, cáncer. ¿Cuál, si no, podía ser la causa? ¿Una infección? Pero ¿una infección de qué tipo? —cuenta el doctor McCune—. Le metimos un tubo por la tráquea, sacamos una muestra y la miramos por el microscopio. ¿Y qué vimos? Que no era ni cáncer ni una bacteria.

Era un parásito llamado *Pneumocystis carinii*. Visto al microscopio, tiene el aspecto de grumos redondeados. Los pulmones del paciente de McCune estaban repletos de ellos.

Lo raro era que normalmente no es un parásito peligroso.

—Seguramente tú mismo lo tienes dentro ahora mismo —me dijo McCune—, pero tu sistema inmunitario lo mantiene controlado.

El doctor McCune se quedó de piedra al ver los resultados.

—Volví al laboratorio pensando: «Pero ¿qué tiene este chico?».

El hombre aguantó unas semanas más. Luego, falleció.

Se estaban muriendo todos.

Todos, menos Bob Hoff.

* * *

El teléfono de Bob sonó a mediados de 1982. Quien llamaba era Michael Ward, un buen amigo de Bob que era el director de la funeraria del cementerio de Fort Lincoln. Había sido amante de Ron Resio, con el que

Bob también había tenido relaciones. Michael lo llamaba para darle una mala noticia y trasladarle una petición. La mala noticia era que Ron sufría una extraña enfermedad y estaba ingresado en el Edificio 10 de los Institutos Nacionales de la Salud (NIH). La petición procedía de los NIH, que querían hacerles análisis de sangre a Bob y a otros cuatro hombres con los que había estado Ron.

Para entonces, se había acuñado un término provisional para referirse a una nueva enfermedad de transmisión sexual que había aparecido en la comunidad gay. Ese término era «inmunodeficiencia asociada a la homosexualidad» o GRID, por sus siglas en inglés. Bob Hoff leyó la noticia en *The Blade*, un periódico del colectivo gay de Washington D.C.

Los cinco hombres se personaron en la sede de los NIH, donde los atendió un pequeño equipo de investigadores de élite que había montado el doctor Tony Fauci. El equipo incluía a dos reconocidos investigadores clínicos, los doctores Cliff Lane y Henry Masur. El doctor Fauci estaba desconcertado, preocupado... y fascinado.

—Veía aquello y pensaba: «Dios mío, no tengo ni idea de qué lo causa». Pero cuando mirábamos el sistema inmunitario, estaba completamente patas arriba. Era un desastre —recuerda Fauci.

Empezaron a aparecer pacientes que no conseguían curar de infecciones comunes, el tipo de virus y parásitos que normalmente se eliminan sin ninguna complicación. Se había abierto una brecha en nuestro sistema de defensas.

—Yo tenía que estudiar aquella enfermedad, por narices. Debía de ser una infección, pero no sabía cuál —cuenta el doctor Fauci—. Lo que estaba claro es que afectaba al sistema inmunitario. Era una situación increíble: un virus que atacaba el sistema inmunitario. Era la primera vez que nos encontrábamos con algo así. No sabíamos con qué puñetas nos las estábamos viendo. Así que paré todo lo demás que tenía entre manos.

Fauci había encontrado su dragón. ¿O su molino de viento, quizá? ¿Se le podría vencer o era tan escurridizo como un espejismo?

* * *

Cuando Bob Hoff y los otros cuatro se presentaron a petición de los NIH para visitar a su buen amigo Ron Resio, primero se les pidió que se sometieran a un análisis de sangre en el paraninfo del Edificio 10. En el caso de Bob, la extracción fue un poco desastrosa. El médico que le atendió, buscando una vena, pinchó una arteria.

—Salió un chorro de sangre y se puso perdido —recuerda Bob—. Se llevó un susto de muerte.

Al hacerles aquel análisis de sangre, Fauci y su equipo estaban dando palos de ciego. En realidad, ignoraban qué estaban buscando. Quizá encontraran en la sangre alguna pista, algo que les indicara con qué estaban tratando. Querían, como mínimo, «guardar su sangre para futuros estudios», cuenta el doctor Fauci.

Tras la extracción, los hombres fueron a ver a Ron a la unidad de cuidados intensivos. Él, que había sido siempre un adonis de larga cabellera, se había quedado en los huesos, estaba cubierto de escaras amoratadas y tenía tubos conectados por todas partes. Más allá de aquella enfermedad misteriosa, Ron era un sujeto de estudio muy interesante para el doctor Fauci, porque tenía un hermano gemelo. ¿Podría su hermano arrojar luz sobre el caos que se había apoderado del sistema inmunitario de Ron?

Aquel día, los amigos y amantes de Ron lo miraron estupefactos, intentando no llorar, porque, como decía Bob, «eso nos habría convertido a nosotros en protagonistas, y estábamos allí por él».

Cuando salieron de la habitación, dieron rienda suelta a sus emociones.

—Luego nos fuimos a casa de Glenn y tuvimos relaciones sexuales entre todos —concluye Bob.

Has leído bien. Aquellos cinco hombres, después de ver a su amigo común agonizando por culpa de una enfermedad horrenda, se fueron a casa de uno de ellos a montar una orgía.

Bob me lo contó con la misma franqueza con que yo acabo de contarlo. Cuando le pregunté por qué creía que habían reaccionado así, puntualizó:

—Bueno, la verdad es que esa vez fue sexo seguro.

Pero su respuesta no se limitó a eso, y aquel fue para mí otro momento esclarecedor respecto a la cuestión de cómo nos definimos en términos de lo que nos es propio y nos es ajeno, igual que intenta hacer el sistema inmunitario. Bob y sus amigos se tenían mutuamente, y tenían el sexo como rasgo definitorio y señal de que no eran tan raros, tan «otros» como se habían sentido durante su infancia y su primera juventud.

Además, me dijo Bob, casi todos ellos formaban parte de la élite de Washington D.C. Uno de los que participaron en la orgía aquel día había sido jefe de campaña de un candidato a la presidencia del país. Y muchas otras personas que formaban parte de ese estrecho círculo —pero que no estaban allí ese día— pertenecían «a las altas esferas del Partido Republicano», en palabras de Bob, que también era miembro del partido desde hacía muchos años. Recurrieron a lo que les hacía sentirse seguros e integrados: los unos a los otros, y al sexo.

Así fue como acabó aquel día para Bob: en una catarsis.

—Fue la última vez que los vi a casi todos.

* * *

El 24 de septiembre de 1982, los Centros para el Control y la Prevención de Enfermedades de Estados Unidos informaron de que se habían diagnosticado 593 casos de lo que en aquel momento se conocía ya como síndrome de inmunodeficiencia adquirida (SIDA). La enfermedad que el doctor Brunvand había visto en Denver y el doctor McCune en Nueva York ya tenía nombre. De los pacientes diagnosticados, el 41 por ciento había fallecido. Muchos de ellos presentaban el parásito *Pneumocystis carinii* y otros sufrían sarcoma de Kaposi o alguna otra infección oportunista de origen vírico. Eran virus que se aprovechaban de la depresión del sistema inmunitario. Normalmente, nuestras defensas mantienen a raya estas infecciones, que no son, ni mucho menos, mortales para el ser humano.

El comunicado de los CDC contenía un párrafo muy revelador: «Los CDC definen el SIDA como una enfermedad moderadamente predictiva, como mínimo, de la existencia de una anomalía en la inmunidad celular que se produce sin causa conocida que explique la disminución de la resistencia del sujeto a esa enfermedad».

Repito: *que se produce sin causa conocida que explique la disminución de la resistencia del sujeto a esa enfermedad.*

En aquel momento, se habían detectado menos de 1.000 casos de sida. Aun así, la comunidad médica estaba en ascuas. El sistema inmunitario de estos pacientes estaba tan deteriorado que era incapaz de mantener a raya virus y otros patógenos que normalmente no causaban ningún daño. Y no se trataba de una sola patología, sino de muchas. Dicho de otra manera, algún nuevo enemigo estaba destruyendo nuestras defensas más básicas y elegantes.

No exagero al decir que algunos grandes pensadores vieron en esto una señal de que se aproximaba el fin del mundo.

—Cundió el pánico. Aquello era la peste —me dijo un inmunólogo—. Pensábamos que íbamos a morir todos.

* * *

Llegados a este punto, creo que conviene que hagamos un alto para hablar de algunas otras «pestes» del pasado.

La pandemia de gripe de 1918 acabó con la vida de 50 millones de personas en todo el mundo, según datos de los CDC. Solo en Estados Unidos murieron cerca de 700.000 personas. Según dicho organismo, todavía no está del todo claro qué hizo que aquella gripe fuera tan mortífera. Ha sido muy difícil estudiarla debido en parte a su letalidad, pero una teoría destacada afirma que, si diezmó a la población, se debió a que el virus de la gripe en humanos —frente al que disponemos de cierta inmunidad adaptativa— se combinó en aquella ocasión con una variante genética propia de las aves. De ahí que muchos humanos no tuvieran defensas específicas para combatirlo, pese a la inmensa variedad de anticuerpos con la que nacemos. Esto es lo que dicen los CDC: «Los expertos consideran muy probable que un subtipo de gripe frente al que hay poca o ninguna inmunidad previa en la población humana cause una pandemia. Está demostrada la existencia de cierta inmunidad residual al virus de 1918, o a un virus similar, al menos en parte de la población humana».

En efecto, no todos los que se infectaron fallecieron, debido a que algunas personas sí desarrollaron inmunidad. Esos individuos tenían el anticuerpo adecuado dentro de su máquina infinita. ¡Viva la diversidad!

* * *

Otra gran pandemia del pasado fue la Peste Negra, responsable de la muerte de millones de personas en el siglo xiv, cuando se calcula que acabó con la mitad de la población mundial. La revista *Smithsonian* describe las tres vías por las que ataca esta enfermedad: a través de la piel, afectando a los ganglios linfáticos (peste bubónica); a través de la sangre; y a través de los pulmones. Su elevada tasa de mortandad se debió a varias mutaciones en la bacteria que la causa, que hicieron que el patógeno escapara a la vigilancia del sistema inmunitario y que su transmisión fuera más fácil. En el caso de la variedad pulmonar, el sistema inmunitario humano se hallaba prácticamente indefenso frente a la enfermedad.

La epidemia de gripe aviar que en 1997 puso los pelos de punta a los especialistas en enfermedades infecciosas de todo el mundo merece también que le dediquemos un párrafo aparte. Un niño de tres años falleció en Hong Kong, y otras diecisiete personas murieron aquejadas por un virus terrible procedente de las aves. Era esta una hipótesis absolutamente herética cuando el doctor Keiji Fukuda, especialista en gripe de la OMS, llegó a Hong Kong para participar en la investigación posterior, pero resultó ser cierta. De ahí que se sacrificaran todas las aves vivas de los mercados locales para evitar que se extendiera el contagio.

Hay un aspecto clave de esa gripe que es común a otros virus potencialmente mortales, como el coronavirus causante de la pandemia de covid-19. Los fallecidos no morían a causa de la gripe en sí, sino de la *respuesta* de su sistema inmunitario a la gripe. El sistema inmunitario reaccionaba desmedidamente ante lo que percibía como un enemigo de extraordinaria fortaleza, y esta reacción provocaba una inflamación masiva.

—Se producía una tormenta de citoquinas —explica el doctor Fukuda—. La gente se moría por culpa de esa respuesta inmunitaria desmesurada.

* * *

A principios de la década de 1980, la gripe estaba ya muy estudiada. El GRID, o el sida, o comoquiera que se le llamara, era, en cambio, algo completamente nuevo. Si se quiere ver la botella medio llena, había al menos una buena noticia: aquella pandemia sobrevino cuando la ciencia ya había comenzado a cogerle el tranquillo al sistema inmunitario.

Se había puesto en marcha una maquinaria inmensa que cambiaría por completo nuestra forma de tratar el cáncer. Y todo ello gracias al sida.

—El sida fue el Once de Septiembre de la inmunología —me dijo un biólogo evolutivo—. De pronto nos entró el pánico y todo el mundo empezó a invertir dinero en la investigación inmunológica.

23

La llamada

Ron Resio, aquel culturista con múltiples doctorados, murió de sida en 1984. Bob Hoff, su amigo y amante esporádico, asistió al entierro, que se ofició con honores militares, puesto que Ron había servido en la Armada estadounidense. El suyo fue el primer funeral de una víctima del sida al que asistió Bob. Después, enterraría a decenas de amigos; a tantos que llegó un punto en que no soportaba asistir a un solo entierro más.

En la zona de Washington D.C., «morían cinco o seis a la semana», recuerda Bob. «Todos los días desaparecía alguien. Fue una avalancha».

En 1984 murieron 3.454 personas de sida en Estados Unidos. Esta cifra no dejaría de aumentar durante los años siguientes. Cuatro años más tarde, se había cuadruplicado. Después, la enfermedad estalló hasta convertirse en una pandemia mundial.

En Estados Unidos morían continuamente homosexuales, prosigue Bob, y los padres de los fallecidos, que repudiaban la sexualidad de sus hijos, daban la espalda a la pareja de estos, no la invitaban al funeral o vaciaban la casa y no le devolvían sus pertenencias. Los padres habían decidido que ellos eran «lo propio», y que el compañero sentimental de su hijo fallecido era «lo ajeno», el otro, un intruso entre sus filas. El hijo muerto era también un elemento extraño, rechazado incluso a la hora de su muerte.

Así era exactamente como sentían los miembros del importante colectivo gay de Washington D.C. que los trataba el presidente de aquel entonces, Ronald Reagan. Bob conocía a todos los altos funcionarios de la capital, que a su vez conocían a Reagan y a su esposa, Nancy. Esos funcionarios sabían que Reagan les tenía aprecio; algunos especulaban con que su hijo era gay.

—No podíamos creernos que nos dejara tirados de esa manera —cuenta Bob.

La administración Reagan fue muy criticada por la lentitud con que reaccionó ante la crisis del sida. Aquello convirtió en demócrata a Bob, republicano de Iowa de toda la vida. Los homosexuales caían enfermos, y se los trataba como si estuvieran apestados.

El colectivo hizo piña. Bob, que seguía ejerciendo como abogado, tenía licencia de bienes raíces —la habilitación oficial que le permitía actuar como agente en la compraventa de inmuebles— y trató de convencer a otros homosexuales de que invirtieran en el sector inmobiliario antes de enfermar «porque el dinero manda». Quería que tuvieran algo de poder, una voz. Él y su compañero de entonces tenían una casa en Fire Island, una meca del colectivo gay a las afueras de Nueva York que era el escenario de fiestas semanales y, en ocasiones, un refugio. En cierto momento, un amigo que había sido expulsado de la Fuerza Aérea por su condición de homosexual y por estar enfermo de sida, se presentó en casa de Bob en Fire Island. Esa noche, Bob estaba en la planta de arriba cuando oyó un golpe sordo, pero no le dio importancia. Su amigo, demasiado desesperado para continuar viviendo, había tomado una sobredosis de cocaína.

—Se suicidó en mi cuarto de estar.

Bob recuerda que un día de 1984 se encontró con un tal Bill, que había sido «el hombre más bello que había visto nunca». Ahora pesaba poco más de 40 kilos y era una llaga andante. La muerte estaba por todas partes y parecía imposible escapar de ella.

No había tratamiento, nada que pudiera hacerse. Los científicos de los NIH, dirigidos por el doctor Fauci, pensaron que quizá pudieran utilizar la médula ósea —la fuente de las células del sistema inmunitario— del hermano gemelo de Ron Resio para reactivar las defensas de este. La idea era extraer la médula incapaz de combatir el virus y sustituirla por médula sana compatible con la del enfermo. No hubo suerte.

—El virus destruyó la médula trasplantada —cuenta Fauci.

Aquello equivalía a una sentencia de muerte.

A finales de mayo de 1984, Bob fue a hacerse uno de sus chequeos periódicos. Su médico vio síntomas de arritmia cardiaca y le mandó varias pruebas. Falsa alarma. Bob recibió la noticia por teléfono en su despacho, el 8 de junio.

—Bob, tengo una noticia buena y una mala. La buena es que las pruebas de corazón han dado negativo. La mala es que eres seropositivo.

Así, sin más.

—No fue ninguna sorpresa —cuenta Bob tranquilamente al recordar aquel instante—. Me había arriesgado mucho. Pensé que no saldría de aquella. Que me quedaban uno o dos años de vida. Aquello era una condena a muerte, y no podía hacer nada por remediarlo. Me di cuenta de que era como todos los demás.

Solo que no lo era.

24

CD4 y CD8

Hay dos formas fundamentales de entender e intentar atajar la difusión de un patógeno como el virus de la gripe, el VIH o el SARS-CoV-2. Una vía es analizar la química, la biología y la respuesta del sistema inmunitario; es decir, los anticuerpos, la investigación pura y dura. La otra es analizar las circunstancias que rodean una enfermedad o un brote; o sea, su epidemiología. ¿Qué conductas y factores ambientales parecen asociados a la enfermedad? ¿Se da especialmente el contagio en zonas pobres, con aguas menos depuradas, o en lugares donde se consumen ciertos alimentos o donde la calidad del aire se encuentra alterada? ¿Está el contagio asociado a las relaciones sexuales?

Durante los primeros meses de la aparición del sida, en 1981, lo que revelaba la epidemiología era, en palabras del doctor Fauci: «Esto está sucediendo entre una población de varones que tienen una vida sexual muy, muy activa y —como se descubrió muy poco después— entre drogodependientes que se inyectan estupefacientes».

Esta información, aunque limitada, tenía un enorme valor para los inmunólogos. Revelaba que muy probablemente estaban viéndoselas con un virus. Ello por dos motivos: primero, porque se transmitía como un virus, pero, sobre todo, porque no parecía una bacteria o un parásito; entre otras cosas, porque las bacterias y los parásitos suelen verse en los tejidos. Recordemos que los virus, en cambio, se esconden en las células. Eso hace que en ocasiones sean difíciles de detectar, incluso con pruebas muy sofisticadas. El virus sale a hurtadillas de las células para pasar de una a otra, pero, si no sabes qué estás buscando exactamente, «es como buscar una aguja en un pajar», explica el doctor Fauci.

A finales de 1984, se celebró un congreso importante en la sede de los CDC en Atlanta, a la que asistieron algunas de las mentes más brillantes de la medicina. Uno de los participantes, Jack Dunne, describió el ambiente reinante en la reunión:

—Decíamos todos: «¿Qué diablos es esto?». Nadie tenía ni idea. Estábamos a un paso del terror.

Una mujer se situó ante el cerca del millar de asistentes que abarrotaban el salón de actos y comenzó a desgranar datos epidemiológicos mareantes. Mostró, por ejemplo, una gráfica con dos ejes. El eje de ordenadas representaba el grado de gravedad de la enfermedad; el de abscisas, «el número de relaciones sexuales con inserción braquioproctal (introducción parcial o total del puño de la mano en el ano de la pareja) por semana».

De la gráfica se deducía que el desgarro de los tejidos era un factor muy a tener en cuenta.

—Yo partía de la hipótesis de que la gente que enfermaba de mayor gravedad era la que usaba nitrito de amilo —explica Dunne.

El nitrito de amilo, conocido coloquialmente como *popper*, relaja músculos como los de la cavidad anal, lo que facilita algunas prácticas sexuales. Bob Hoff y sus compañeros lo utilizaban con asiduidad.

—Lo que intentábamos todos era descubrir el mecanismo de contagio.

Había, entretanto, otro dato extremadamente preocupante, y es que todos los enfermos fallecían.

—Yo llamo a aquella época los años oscuros. Fue terrible, espantoso. Era un proceso inexorable —cuenta el doctor Fauci.

¿Cómo se infiltraba el patógeno en el organismo y cómo desmantelaba el sistema inmunitario?

Por el lado de la ciencia pura y dura, apareció una pista con los primeros pacientes de sida.

* * *

La explosión de conocimiento que trajo consigo la década de 1970 dio como resultado importantes hallazgos acerca de la complejidad y la sutileza del sistema inmunitario. Uno de esos hallazgos es que los linfocitos T son mucho más complejos y polifacéticos de lo que se pensaba hasta entonces. De hecho, en la década de 1970 quedó claro que había distintos tipos de linfocitos T; estaban, por un lado, los que actuaban como soldados rasos y, por otro, los altos mandos.

—Hasta ese momento, todos los linfocitos T parecían idénticos vistos al microscopio —recuerda el doctor Fauci.

Se bautizó con los poco imaginativos nombres de CD4 y CD8 a los dos grupos principales de linfocitos que se descubrieron por entonces. Los linfocitos T CD4 son los llamados «cooperadores» e inducen la respuesta inmunitaria mediante otras células defensoras; los linfocitos T CD8 son los asesinos; los que hacen el trabajo sucio. O, si se prefiere, los CD4 son los generales, y los CD8, los soldados.

Las pruebas iniciales indicaban que los varones aquejados por este nuevo síndrome presentaban un fuerte déficit de linfocitos CD4. Teniendo en cuenta que todavía se sabía relativamente poco del sistema inmunitario, fue un golpe de suerte que una de las cosas que sí se sabían fuera uno de los síntomas de la enfermedad.

—Era muy llamativo que tuvieran niveles tan bajos de linfocitos CD4, y que algunos presentaran además un aumento de los CD8 —señala el doctor Fauci.

Daba la impresión de que al sistema inmunitario de los enfermos le quedaban muy poquitos generales.

* * *

Hubo, además, otro golpe de suerte, relacionado con un descubrimiento que se hizo unos años antes y que, a simple vista, no tenía nada que ver con el sida ni los linfocitos T, sino con el cáncer.

Robert Gallo, médico e investigador de vanguardia, llegó en 1965 a los NIH y comenzó a tratar a niños con leucemia aguda. «Sin éxito casi siempre», escribió en un artículo. Era durísimo atender casos terminales: «una experiencia muy dolorosa que me hizo tomar la determinación de volcarme por completo en la investigación de laboratorio y abandonar la práctica clínica».

En el curso de sus investigaciones sobre la leucemia, el doctor Gallo empezó a estudiar los retrovirus en animales. Se sabía que dichos virus causaban leucemia en algunas especies animales. Por eso se interesó por ellos. Lo que no se sabía era si existían los retrovirus humanos. El doctor Gallo escribió que buscarlos «era un objetivo muy poco valorado en aquella época, debido a que se había intentado durante décadas sin ningún resultado». Los intentos de combatir el cáncer ya habían probado esa vía y había, además, «escasas evidencias» de virus causantes de leucemia en primates.

Por si eso fuera poco, los retrovirus solían ser bastante fáciles de identificar en animales, así que, si los hubiera en humanos, lo lógico sería que fueran fácilmente detectables, ¿no?

¿Qué es un retrovirus? Un cabroncete con muy mala idea, y más astuto, normalmente, que un virus normal.

Para entender lo que es un retrovirus, conviene dar una explicación muy somera de cómo funciona la genética. El ADN es el plan maestro biológico. Dicta las características y los rasgos definitorios de un organismo. El ARN ayuda a ejecutar el plan. Para mí, el ADN es como el proyecto arquitectónico y el ARN como el constructor. El ARN materializa el proyecto y se encarga de dirigir a multitud de «subcontratistas», como células y proteínas.

La aparición de un retrovirus cambia inesperadamente las cosas.

Cuando hay un retrovirus, el ARN se vuelve viral; ha contraído un virus. Este ARN viral está provisto de una enzima especial denominada retrotranscriptasa, cuyo efecto es convertir el ARN en ADN. Dicho de otra manera, el virus hace que se invierta el proceso genético normal por el que el ADN da instrucciones al ARN. El retrovirus transforma el ARN en ADN, y ese ADN se integra en el núcleo de la célula y en la propia estructura genética del organismo. Así pues, lo que hace el virus es aprovecharse del organismo para crear copias de sí mismo, copias que son muy difíciles de detectar. Sale de las células como ARN viral, infecta a otra célula y así se perpetúa el ciclo.

Esto se sabía ya, en líneas generales, cuando entró en escena el doctor Gallo. Él fue el primero en descubrir un retrovirus en humanos: el llamado virus linfotrópico T humano de tipo I o HTLV-I por sus siglas en inglés. Se trata de un retrovirus que infecta los linfocitos T. Ahora sabemos mucho más sobre él de lo que pudo deducirse entonces. Sabemos, por ejemplo, que el virus está presente en un pequeño porcentaje de la población, hasta en un 1 por ciento en algunas regiones del mundo, según datos del Centro Nacional de Retrovirología Humana del Reino Unido. Esta institución afirma que la mayoría de esas personas es portadora del virus durante años sin que ello le cause ninguna dolencia. De algún modo, el sistema inmunitario lo mantiene a raya. Solo una persona de cada veinte desarrolla alguna patología.

Una de esas patologías es la leucemia en adultos. Eso era lo que andaba buscando el doctor Gallo, y lo que encontró: un vínculo con el cáncer. También descubrió un importante marcador del retrovirus que explica en parte por qué estoy contando esto: las personas infectadas por el retrovirus presentan un déficit de linfocitos T CD4.

Los primeros estudiosos de esta plaga mortífera que aún ni siquiera se llamaba sida tenían, pues, su primera pista: el patógeno que la causaba tenía un rasgo en común con un retrovirus recién descubierto en humanos.

—Pensamos: «Si ataca los linfocitos T CD4 positivos y los mata, puede que sea otro tipo de retrovirus» —recuerda el doctor Fauci.

* * *

El VIH es el virus causante del sida. La historia de su descubrimiento se ha contado muchas veces y con gran acierto, y no voy a repetirla aquí por extenso. Dicho en pocas palabras, el virus se descubrió gracias a la labor de Robert Gallo y de los investigadores franceses Luc Montagnier y Françoise Barré-Sinoussi, así como de muchos otros menos conocidos que hicieron aportaciones esenciales. Hubo una agria disputa respecto a la atribución del descubrimiento y al posible ninguneo del trabajo del doctor Gallo por parte del comité encargado de la concesión del Premio Nobel de Medicina, pero ese es un debate para otro libro.

Lo que importa aquí es que un grupo de grandes científicos descubrió el virus causante de la enfermedad y que su trabajo tuvo como base el revolucionario descubrimiento del HTLV por parte del doctor Gallo: «el *sine qua non*», como comenta el doctor Fauci.

—Sin él, no habríamos llegado a ninguna parte con el VIH. Después de eso, todo fue muy rápido.

* * *

Se creó una prueba de cribado de la enfermedad, lo que era una noticia excelente, de no ser porque, al menos al principio, los resultados fueron no solo malos, sino aterradores. Durante años, cuenta el doctor Fauci, los enfermos que acudían a los hospitales para tratarse se hallaban en fase terminal, pero su número era relativamente pequeño, lo que parecía indicar que los contagios de VIH estaban hasta cierto punto controlados. Pero cuando los científicos y los médicos empezaron a hacerles la prueba a personas aparentemente sanas, descubrieron que la infección estaba mucho más extendida de lo que pensaban.

—Comprobamos con espanto que los enfermos no eran más que la punta del iceberg. Había miles y miles de homosexuales que no estaban enfermos y que sin embargo daban positivo en la prueba de detección del anticuerpo —explica Fauci.

Según el *New York Times*, en 1987 hubo 16.908 fallecimientos causados por el sida; 20.786 en 1988; 27.409 en 1989 y 31.120 en 1990.

Los enfermos de sida y VIH se convirtieron en los parias de la sociedad.

Pero entre ellos hubo al menos uno que se libró de correr la misma suerte. Como por arte de magia.

25

Magia

El 7 de noviembre de 1991, Stephen Migueles, un estudiante de Medicina de la Universidad de Miami, estaba planchando una camisa y viendo las noticias cuando Earvin *Magic* Johnson, uno de los deportistas más famosos del mundo, apareció en la tele para hacer una declaración oficial. Vestía traje oscuro, camisa blanca y corbata gris con motivos rojos.

—Debido a que he contraído el VIH, me veo obligado a abandonar los Lakers.

El futuro doctor Migueles se quedó de piedra, como tanta gente, aunque seguramente su interés por el caso de Magic Johnson tenía raíces más hondas que el de la mayoría de la gente. Migueles trabajaba en la planta de sida de un hospital intentando atajar uno de los virus más letales de la historia utilizando el equivalente a una tirita.

Había, además, otro motivo. Migueles estaba saliendo del armario en esos momentos, lo que no le resultaba nada fácil, teniendo en cuenta que procedía de una familia hispana muy católica.

—Yo sabía lo que era, pero aún no había cuajado del todo, por decirlo de alguna manera —me contó.

Se lo había contado a sus padres, y la cosa no había ido bien. Estaban tremendamente disgustados.

Y, además, Migueles veía morir a otros homosexuales en el hospital, enfermos de sida.

—Intentaba no traicionarme a mí mismo y veía gente a mi alrededor que había salido del armario y estaba orgullosa de cómo era, y que se estaba muriendo precisamente por eso. Daba muchísimo miedo, esa encrucijada.

El anuncio de Magic Johnson fue importante para el doctor Migueles.

—Él era más convencional —explica. Y no solo eso—. La mayoría de los famosos de los que se sabía que tenían sida estaban al borde de la muerte. Lo de Magic fue un poco distinto, porque tenía un aspecto muy robusto. Parecía estar en perfecto estado de salud.

Magic tuvo suerte, claro. Pocos días después del anuncio de su retirada, Freddie Mercury, el cantante y líder de Queen, de voz arrolladora, anunció que tenía sida. Murió el 24 de noviembre de 1991.

* * *

Cuatro años después de que Magic Johnson revelara que era seropositivo, la FDA (Administración de Alimentos y Medicamentos de Estados Unidos) dio luz verde a un fármaco llamado saquinavir, el primer inhibidor de la peptidasa.

La peptidasa es la enzima del VIH que permite la maduración del virus cuando este abandona el núcleo de la célula que ha infectado. Si se inhibe la enzima, el virus no madura ni se extiende. El sistema inmunitario permanece intacto. Y el paciente no muere.

—Es una de las noticias más esperanzadoras que han recibido desde hace años las personas que conviven con el sida —declaró Donna Shalala, entonces secretaria de Sanidad y Servicios Sociales del gobierno federal de Estados Unidos.

Este inhibidor formaba parte de una estrategia farmacológica amplia que llevaba algún tiempo gestándose, dirigida a derrotar al VIH atacándolo en diversos estadios de su «ciclo vital». Por ejemplo, el primer medicamento esencial en la lucha contra el sida fue la zidovudina (AZT, por sus siglas en inglés), que se aprobó en 1987. Este antirretroviral interfiere en la actividad de la enzima que hace que el retrovirus transforme el ARN en ADN.

El AZT, por sí solo, es eficaz hasta cierto punto, pero tiene algunos efectos secundarios. Puede producir una bajada de los neutrófilos, esas células fundamentales del sistema inmunitario, y causar anemia, es decir, un descenso de los glóbulos rojos que transportan el oxígeno.

Combinado con un inhibidor de la peptidasa, el AZT daba lugar a un aumento significativo de los linfocitos T CD4. (Por si el lector tiene curiosidad, los valores de linfocitos T CD4 subían entre 30 y 40 células por mililitro de sangre, un aumento significativo teniendo en cuenta que una persona sana tiene unas 800 de estas células por mililitro de sangre. Y lo que era mejor aún: el número de CD4 no disminuía posteriormente).

Fue un punto de inflexión en la lucha contra el sida.

En 1997, la tasa de letalidad del sida había caído en un 47 por ciento. La enfermedad dejó de figurar entre las diez causas principales de fallecimiento en Estados Unidos, pasando del puesto número ocho al catorce.

Pero este fármaco no resolvía el enigma del sida. Actuaba como un antibiótico eficaz o una vacuna, pero no explicaba por qué algunos individuos parecían capaces de combatir por sí solos la infección. Y es que, en efecto, había personas que permanecían indemnes a esta enfermedad potencialmente mortífera.

Una pista clave la dio el Paciente 1.

* * *

Se trataba de un varón que padecía hemofilia, es decir, cuya sangre no se coagulaba, lo que era, desde luego, una mala noticia: cuando tu sangre no se coagula, una hemorragia puede prolongarse indefinidamente y, sin tratamiento, puede ser incluso mortal. Para contrarrestar esta rara dolencia genética, al paciente se le administraba con regularidad, mediante infusión intravenosa, la proteína que propicia la coagulación de la sangre. Fue así como se contagió de VIH, debido a una de estas infusiones intravenosas contaminada por el virus, mucho antes de que se hicieran pruebas para detectarlo.

«Paciente 1», lo llamó Mark Connors, un médico oriundo de Filadelfia que, tras especializarse en pediatría, había recalado en los NIH y se había enamorado de la investigación pura. En 1994, un compañero de laboratorio del NIH le dijo:

—Doctor Connors, tenemos un caso extremadamente raro.

El paciente hemofílico estaba en la veintena y tenía VIH pero no carga viral (es decir, la cantidad de virus que circula por la sangre de un individuo infectado). En el caso del VIH, la carga viral presentaba normalmente una evolución fascinante. Al principio subía mucho, hasta el punto de que había millones de copias del virus por cada mililitro de plasma. (Se estudió, por ejemplo, el caso de un paciente cuya carga viral ascendía a 5 millones de réplicas del virus). Las cifras eran enormes. Luego, sin embargo, la carga viral solía bajar bruscamente durante la fase crónica de la enfermedad y volvía a subir al aproximarse el fallecimiento.

El paciente hemofílico tenía muy poca carga viral. No estaba enfermo, de hecho.

Visto *a posteriori*, esto podía parecer muy interesante, pero en aquel momento el doctor Connors y otros investigadores no estaban muy seguros de que lo fuera. Podía deberse a distintas causas; entre ellas, a la posibilidad de que el enfermo se hubiera contagiado con un virus atenuado.

Se encomendó al doctor Connors la tarea de averiguar a qué se debía.

Y aquí entran otra vez en escena los ratones.

A los investigadores de los NIH se les ocurrió la ingeniosa idea de inyectar células del paciente hemofílico a un ratón inmunodeprimido. Esas células arramblaron con el sistema inmunitario del ratón. Ello se debió a que, como ya sabemos, si su sistema inmunitario hubiera funcionado a la perfección, habría rechazado las células humanas como foráneas. De este modo, los científicos consiguieron un ratón infectado con réplicas de toda clase de células del Paciente 1: glóbulos blancos, glóbulos rojos y otras.

El ratón no rechazó las células humanas, lo que lo convirtió en una especie de laboratorio viviente. Y hete aquí que no contrajo VIH. Esto, de nuevo, parecía muy significativo, pero cabía la posibilidad de que se debiera a que el VIH procedente del paciente hemofílico quizás estuviera debilitado, no a que sus células estuvieran combatiendo eficazmente la enfermedad. (Dicho sea de paso, como quizás ya sospeche el lector, el pobre ratón acabó teniendo una muerte horrible debido a que las células humanas reaccionaron contra las suyas propias: la llamada «enfermedad injerto contra huésped».)

Luego llegó el experimento decisivo. Inyectaron células del hemofílico a ratones, pero esta vez manipularon los linfocitos T administrando a los ratones un anticuerpo —esa proteína sumamente específica fundamental para la detección y la defensa contra los patógenos— que identificara y atacara a los linfocitos T CD8 del hemofílico. De esta manera, el ratón no rechazaría todas las células ajenas, sino solo una pequeña parte, una franja clave de los linfocitos T.

Esta vez, los ratones contraían VIH. Los investigadores habían dado en el clavo: se trataba —se trata— de un mecanismo determinado por los linfocitos T CD8. ¡Eureka! El VIH ganaba la batalla, a no ser que los soldados de infantería de los linfocitos T desencadenaran una respuesta eficaz inmediata.

Los estudios posteriores con monos constataron que así era. Demostraron que el sistema inmunitario de los primates, privado artificialmente de linfocitos CD8, perdía el control del virus.

Bob Hoff y un puñado de personas como él ayudarían a confirmar definitivamente este hallazgo.

26

El cebado

En marzo de 1998, el doctor Migueles, el joven investigador de Miami especializado en sida, había acabado su periodo de formación y se disponía a hacer una ronda de entrevistas para ver adónde iría a continuación. Sabía que quería seguir estudiando el sida. Tenía muchas oportunidades, pero el destino solo le deparaba un milagro. Ese milagro le aguardaba, cómo no, en la décima planta del Edificio 10 de los Institutos Nacionales de la Salud, donde el doctor Fauci, el doctor Dinarello y otros habían hecho tantos hallazgos sensacionales, no solo en torno al VIH, sino acerca del funcionamiento básico del sistema inmunitario y de su relación con multitud de enfermedades.

El doctor Migueles acudió a una entrevista en el Edificio 10 para cubrir un puesto de investigador posdoctoral. Aquel día de marzo se reunió con el doctor Connors en un despachito que, curiosamente, este había heredado del doctor Fauci. En el transcurso de la entrevista, Connors le comentó que su equipo había empezado a estudiar a un pequeño grupo de seropositivos que no parecía estar enfermando de sida.

A partir de ese momento, el entusiasmo se apoderó de la conversación.

—Es increíble. Ahí es donde tiene que estar la solución —dijo.

—Sí, ¿verdad? ¿A que es fantástico?

Migueles le habló a Connors de una paciente a la que había atendido en Georgetown, cuyo cuadro clínico no tenía ni pies ni cabeza.

—Ingresó en el hospital y estuvo seis días muy, muy enferma. Luego se recuperó. Yo no daba crédito.

El doctor Migueles sospechaba que la mujer pertenecía a un grupo curioso pero poco relevante de enfermos de VIH cuya evolución desmentía todo cuanto se sabía sobre el sida. Ignoraba, sin embargo, qué era aquello y en qué circunstancias se daba. El doctor Connors había reunido a un puñado de esos pacientes y había empezado a analizar su sangre. ¿Se trataba de una manifestación tardía de los síntomas de la enfermedad o era otra cosa completamente distinta?

Le ofreció el puesto al doctor Migueles y este aceptó. Quería trabajar con el doctor Connors para curar el VIH.

* * *

En aquel momento, el cóctel de medicamentos contra el sida estaba haciendo descender significativamente la tasa de letalidad de la enfermedad. Era una buena noticia, sobre todo en Estados Unidos, donde, como ya he dicho, el sida dejó de figurar entre las diez principales causas de muerte.

Aun así, según las estimaciones, en 1998 se contagiaban de VIH 11 hombres, mujeres y niños por minuto. Solo en el transcurso de ese año se diagnosticó de sida a 5,8 millones de personas en todo el mundo, lo que, según datos de ONUSIDA —el Programa Conjunto de las Naciones Unidas sobre el VIH/Sida— equivalía a una cifra acumulada total de 33,4 millones de enfermos. En 1998 murieron de sida 2,5 millones de personas, la cifra máxima hasta entonces, y el total de muertos desde el comienzo de la pandemia rondaba los 14 millones. La enfermedad seguía teniendo sus principales focos en países desarrollados, pero cada vez se extendía más por países en vías de desarrollo. Según ONUSIDA, el 70 por ciento de las personas que se infectaron ese año vivía en el África subsahariana.

«La epidemia aún no se ha vencido en ninguna parte», afirmaba el informe de dicha organización. «El número de contagios ha subido en 1998 prácticamente en todos los países del mundo y la epidemia está claramente descontrolada en numerosos lugares».

Y aunque la ciencia y la medicina habían hecho grandes progresos, el cóctel de medicamentos tenía efectos secundarios graves. Los fármacos, por ejemplo, aumentaban la probabilidad de que el paciente contrajera diabetes. Esto no era seguramente ninguna sorpresa, dado el sutil equilibrio del sistema inmunitario. Reforzarlo para combatir el VIH ponía en marcha procesos que, en este caso, parecían hacer que el organismo se autoagrediese y dañase su capacidad para metabolizar los azúcares. Sí, era mejor eso que morirse, pero tampoco tenía nada de gracioso que te saliese, por ejemplo, un «cuello de bisonte», que era como se conocía coloquialmente a una dolencia asociada al cóctel antisida, que hacía que los depósitos de grasa del cuerpo se acumularan en la zona del cogote.

A Brian Baker, que era seropositivo, comenzó a salirle cuello de bisonte. Su diagnóstico databa de 1993, cuando tenía treinta años. En aquel entonces era *disc jockey* y trabajaba, además, en una tienda de discos. Perdió toda la grasa de los carrillos, tenía los labios en carne viva y sufría constantes cambios de humor. Tuvo que dejar la medicación una temporada. Pero al menos estaba vivo.

Al poco tiempo conoció a Bob Hoff y se enamoraron. Por entonces, Bob se sentía acorralado; estaba viendo morir a todos sus amigos, y temía ser el siguiente.

—Tenía la sensación de que podía morirme en cualquier momento —recuerda.

Entre mediados y finales de la década de 1990, se pasaba la vida inspeccionándose el cuerpo en busca de manchas moradas u hongos blancos en la boca. No entendía lo que estaba pasando y su confusión se sumaba a la culpa cada vez mayor por haber sobrevivido.

—Conocía a gente y era alucinante, porque se morían todos. Hacía amigos nuevos y se morían, todos ellos.

Se le quitaron por completo las ganas de salir. Lo comparaba con cómo habían muerto los amigos de su padre en la Segunda Guerra Mundial, o con la masacre que había causado la llamada gripe española entre las amigas de su madre, décadas antes de la guerra.

—Surgían pandemias y guerras que aniquilaban a la gente, y a mí me había tocado esta —cuenta.

¿Por qué iba a librarse él?

Tenía una teoría de por qué seguía vivo. Pensaba que quizá se debía a que llevaba una dieta saludable y a que se hacía regularmente limpiezas de colon. Tal vez —pensaba— su sistema inmunitario estaba tan ocupado con ese procedimiento que el VIH no había podido apoderarse de él. No tenía mucho sentido, pero ¿acaso había alguna lógica en todo aquello?

Hacía ya una buena temporada que los NIH le extraían sangre para analizarla —recordemos que había ido allí años antes con varios amigos enfermos—, pero su caso aún no se había estudiado. Era simplemente una más de las personas a las que se hacía un seguimiento, puesto que los investigadores ignoraban aún si enfermaría o no. Iba cada seis meses a que le extrajeran sangre. Era asintomático y así seguía, vivo aún.

Entonces recibió una llamada emplazándole a una entrevista con el doctor Migueles.

* * *

Cuando empezó a trabajar en los NIH, el doctor Migueles se reunió con los demás investigadores que trataban de descubrir qué era lo que distinguía los casos de personas como Bob Hoff. Migueles, el más joven de los presentes, hizo una lista enumerando todas las posibilidades que podían explicar el mecanismo molecular que hacía que aquellos simples mortales tuvieran un sistema inmunitario prodigioso. Pero era como buscar una aguja en un pajar.

Teniendo en cuenta la complejidad del sistema inmunitario, eran muchos los factores que podían estar impidiendo que aquellos hombres enfermaran. ¿Se debía, quizá, a que habían contraído una cepa debilitada del virus? ¿O a que su sistema inmunitario estaba entrenado de antemano gracias a algún conjunto específico de dolencias previas? ¿O quizá a que sus defensas tenían una forma peculiar de acoplarse a la enfermedad o de comunicarse respecto a ella con otras partes del sistema inmunitario?

El doctor Migueles contempló una larga lista de posibilidades y el equipo se puso manos a la obra, dispuesto a ir tachando de la lista las que no procedieran. Necesitaban dar con una vacuna o un tratamiento que reactivara el sistema inmunitario, y trabajaban contrarreloj. Estaba muriendo mucha gente.

Cuando conoció a Bob, Migueles estaba investigando aquel listado de alternativas, tratando de descartar las que no servían. Fue el 10 de diciembre de 2007. Bob se prestó a ayudarlo a recabar nuevas pruebas.

—Tiene usted un sistema inmunitario que no se cansa de luchar —le dijo el doctor Migueles.

Bob era un «paciente que no empeora a largo plazo», según la terminología clínica. Eso debería haber sido una noticia estupenda, al menos para él, pero Bob se sentía culpable.

—Ser un superviviente no es ninguna alegría.

Además, le habían dicho que aquello no era «una tarjeta para librarse de la cárcel», como las del Monopoly. Podía morirse, si su sistema inmunitario tenía que afrontar otra agresión —una hepatitis, por ejemplo, o un herpes zóster—, otro asalto que lo debilitara y que exigiera toda la atención de sus defensas.

El doctor Migueles dijo que quería empezar por estudiar su sangre en busca de marcadores que ayudaran a explicar su supervivencia y contribuyeran a dar con una cura, con una cura de verdad. Bob accedió, por supuesto.

Migueles le explicó que partía de la hipótesis de que sus linfocitos T CD8 respondían mejor que los de otros pacientes.

—Sus células inmunitarias reaccionan con más contundencia al virus que las de otras personas —le dijo.

Pero esa explicación, por sí sola, era insatisfactoria para el doctor Migueles y otros investigadores como él. Para encontrar una cura, para vencer al sida, necesitaban descubrir no solo qué hacía el sistema inmunitario, sino *cómo* lo hacía.

A finales de la década de 1990, Migueles y otros científicos de los NIH —junto con investigadores de otros países— dieron con una de las claves que caracterizaban el sistema inmunitario de Bob y de otros pacientes como él.

* * *

Muchos de los llamados «controladores de élite» —personas como Bob, que mantienen el VIH a raya— tienen un gen que influye en la manera en que el sistema inmunitario reconoce a los invasores hostiles. Presentan, en concreto, una variante genética denominada HLA-B57. HLA significa (en sus siglas inglesas) antígeno leucocítico humano. Se trata del equivalente humano del MHC que habían descubierto Doherty y otros investigadores años atrás, un descubrimiento por el que fueron galardonados con el Premio Nobel. Los HLA son esenciales para que el sistema inmunitario humano distinga entre lo que le es propio y lo que le es ajeno. En el caso de Bob y otros controladores de élite del VIH, este gen clave, el B57, parecía distinto. En el primer estudio que se hizo con pacientes de este tipo, once de los trece participantes presentaban este gen. Para hacernos una idea de lo que esto significa, solo un 10 por ciento de la población total tiene el B57.

Era un descubrimiento colosal porque identificaba un posible puntal genético del sistema inmunitario capaz de combatir el sida, esa peste moderna: una pieza clave del ADN que podía desencadenar una respuesta eficaz de los linfocitos T contra el VIH.

Además, Bob y los otros controladores de élite no sobrevivían porque la cepa del virus de la que se habían contagiado estuviera debilitada. Era, de hecho, igual de robusta que las cepas que mataban a la gente en todas partes.

—No es que alberguen virus más debiluchos —afirmó el doctor Migueles, convencido de que se trataba de una variación del sistema inmunitario muy poderosa—. Esto demuestra lo que es capaz de hacer el sistema inmunitario humano. Esas personas conviven con una infección que creíamos invariablemente mortal y que sin embargo se comporta como si tuvieran el virus del herpes. El virus está ahí alojado, pero apenas se manifiesta.

Hubo un tercer descubrimiento clave. Al parecer, Bob y los otros pacientes como él habían sobrevivido debido, probablemente, a lo que sucedió en un momento muy concreto de la interacción entre su sistema inmunitario y el VIH: el primer contacto.

—Todas las pruebas conducen a lo que llamamos el «cebado»: el instante en que se dan las condiciones necesarias para que se produzca la respuesta inmunitaria. Es decir, cuando el sistema inmunitario identifica por primera vez el virus —explicaba el doctor Migueles—. Creemos que personas como Bob empiezan a ser controladores de élite desde el primer momento.

Eran hallazgos muy importantes; sobre todo, la idea de que la fase de «cebado» —es decir, el primer contacto con el patógeno— determina la manera en que el organismo se enfrenta a la enfermedad. Esa respuesta inicial, ya sea a la gripe, al virus del sida o a un resfriado, podía repercutir en el funcionamiento del sistema inmunitario en su conjunto y salvarle a uno la vida, aunque no tenga forma concreta de controlarla. Saber esto puede influir en la elaboración de medicamentos, o en los estudios para evaluar la susceptibilidad de un sujeto a diversos virus (mediante pruebas genéticas, por ejemplo). Y aunque algunas de estas posibilidades todavía pertenecen al campo de la especulación científica, ya están casi al alcance de la mano.

De hecho, la labor de los NIH ha hecho posible que actualmente entendamos mucho mejor cómo funciona el sistema inmunitario. Sus hallazgos «son especialmente relevantes para el tratamiento de las enfermedades de origen inflamatorio, la autoinmunidad y el cáncer», en palabras del doctor Migueles. Los artículos que escriben los científicos son el germen del que surgen medicamentos y terapias, y el punto de partida para el desarrollo de vacunas. La manera en que responden los llamados controladores de élite se basa, a nivel molecular, en una «ruta común» que determina la eficacia de nuestra red de defensas.

El doctor Migueles afirma que el estudio intensivo del VIH ha ayudado a crear «una gráfica de la multiplicidad de relaciones» que conforman el funcionamiento del sistema inmunitario.

—Ahí es donde está el cofre del tesoro.

Pero quizá lo más destacable sea que estos estudios, junto con los de muchos otros científicos de otras partes del mundo, consiguieron su propósito fundamental.

—La gente ya no se muere de sida —dice el doctor Migueles.

El cóctel farmacológico que salva vidas y que se remonta al AZT fue resultado de los avances de la inmunología básica, como los conseguidos por el equipo de investigadores de los NIH. Pero esa labor no se ha detenido aún, porque el VIH, como todos los organismos, sigue evolucionando para sobrevivir y para evitar que el sistema inmunitario y los fármacos que lo combaten detecten su presencia.

—Es una carrera armamentística —concluye Migueles.

Una carrera armamentística que tiene también una dimensión social.

—Esto era una condena a muerte. La gente estaba aterrada y a nadie le importaba, y Reagan ni siquiera lo mencionaba —explica el doctor Migueles—. Los enfermos se sentían traicionados por su propio gobierno. Así que decidieron tomar cartas en el asunto y levantar la voz. Nada de esto habría sido posible si no se hubieran movilizado. Fue un milagro.

Los enfermos actuaron en defensa propia convirtiéndose en un complemento social de su sistema inmunitario. «No somos ajenos», gritaban. «¡Somos parte de la sociedad, somos como vosotros!»

Esa idea se ha traducido desde entonces en numerosas iniciativas de empoderamiento, como las marchas multitudinarias para apoyar la lucha contra el cáncer de mama o las campañas protagonizadas por destacadas figuras del deporte para fomentar la concienciación respecto a enfermedades concretas.

Al final, la moraleja que cabe extraer de la historia de Bob es que para nuestra salud colectiva es esencial la manera en que nos relacionamos y nos solidarizamos los unos con los otros en el terreno social y político. La historia de Bob acabó bien, pero antes de detenerme en ella y de explicar con detalle su contribución al avance de la medicina, quiero completar este panorama científico hablando de otro colectivo: el de aquellas personas que tienen un sistema inmunitario demasiado vigoroso.

Cuarta parte

Linda y Merredith

27

Linda

Linda Bowman vino al mundo en marzo de 1960. Fue la segunda hija de sus padres y ese hecho contribuyó a definirla como persona. Su hermana mayor, Joanne, era dos años y medio mayor que ella. En la carrera de la vida, Joanne era la liebre a la que Linda perseguía: aquello que tenía que alcanzar. Si Joanne tenía deberes, Linda quería hacerlos. Destacaba sobre todo en matemáticas; se le daban tan bien que se saltó tercero de primaria. Lo cierto era que Linda se aplicaba a fondo en todo lo que hacía, le encantaba hacerlo; poseía esa ambición, ese ímpetu que es privilegio de unos pocos.

Volcó ese ímpetu, en primer lugar, en la hípica. Cuando tenía siete años, sus padres las llevaron a ella y a su hermana a un rancho de Wyoming donde empezaron a montar, como un juego. Linda se tomó el juego muy a pecho. De vuelta en casa, al norte de San Francisco, pasaba las tardes y los fines de semana practicando en una cuadra. Su familia tenía una posición acomodada, pero no era rica; su padre era directivo de nivel medio en la petrolera Chevron, vivían en una casa de estilo Eichler en la localidad de Marin y Linda tuvo su primer caballo a los diez años.

Procuraba mantenerse delgada para lucir bien sobre el caballo. Hubo una temporada, cuando tenía unos catorce años, en que adoptó por propia iniciativa una dieta proteínica, un régimen precursor de la dieta Atkins. A

veces, durante varias semanas seguidas, comía solo carne y huevos, corte-
zas de cerdo como aperitivo y un poco de requesón.

—Mis padres estaban un poco preocupados, pero yo no tenía un trastorno alimentario.

Simplemente, le gustaba ganar, pero las competiciones hípicas eran
subjetivas y ella detestaba no tener ningún control sobre sus resultados.

—Es lo que me gusta del golf.

Empezó a ir al campo de golf con el mismo ahínco con que antes iba
a la cuadra.

Más o menos en esta época, empezó a tener trastornos de salud. El
estómago le molestaba desde hacía años, ya antes de empezar con sus
dietas periódicas. Sufría, sobre todo, estreñimiento, y a veces tenía unos
gases horribles.

Un día, cuando tenía quince años, fue a jugar al golf con sus padres al
Club de Campo de Richmond. Antes de ponerse a jugar, Linda fue al
aseo e hizo de vientre. Fue en parte un gran alivio, porque hacía días que
no defecaba. Pero justo después se sintió débil y mareada.

Su madre la vio acercarse tambaleándose a la zona de salida del primer hoyo.

—¿Qué te pasa?

Linda se lo explicó, bebió un poco de agua y procuró despejarse.

—Uf, no. Espero que no hayas heredado mis problemas digestivos
—le dijo su madre.

Carol, la madre de Linda, sufría síndrome del colon irritable, una
dolencia que provoca diversos trastornos digestivos: dolores, estreñimiento, diarrea y gases. No es de por sí una enfermedad autoinmune,
pero a menudo implica inflamación como consecuencia de una respuesta inmunitaria prolongada o excesiva. Es prima hermana de la colitis
ulcerosa y la enfermedad de Crohn, que sí son trastornos autoinmunes
caracterizados por un exceso de inflamación. Imagínate que las cañerías
de tu cuerpo se inflamaran, se irritaran y dolieran. Por de pronto, esto
provoca malestar físico debido a que el interior de tu cuerpo tiene un
espacio limitado, un espacio que la evolución ha diseñado a la perfección

para no malgastar ni un milímetro. Por eso, cuando algo se inflama, duele. Y mucho, a veces.

Linda continuó con su vida normalmente. Era una chica segura de sí misma y con mucho talento y, gracias a su fuerza de voluntad, fue encadenando un logro tras otro. Destacaba tanto en el golf que le dieron una beca deportiva para estudiar en la Universidad de Stanford, donde se licenció en Económicas. Después, la seleccionaron para participar en el circuito europeo de golf profesional, lo que era toda una hazaña en aquella época. Las jugadoras elegidas para formar parte del equipo estadounidense, además de ser excelentes golfistas, debían ser atractivas; era una exigencia del esfuerzo publicitario que se estaba haciendo para promocionar el deporte. Entre 1982 y 1985 Linda se lo pasó en grande jugando al golf. Luego se hartó, decidió dejarlo y volvió a Stanford para hacer un máster en dirección de empresas.

Se casó con un hombre que con el tiempo llegó a ser socio de uno de los grandes bufetes de abogados de Silicon Valley y al adoptar su apellido se convirtió en Linda Segre. Entró a trabajar en Boston Consulting Group, una exclusiva consultoría de la que también tenía posibilidades de llegar a ser socia, y empezó a trabajar tantas horas como su marido. A las ocho de la noche, lo llamaba desde su despacho.

—¿Cómo vas? —le preguntaba él.

—Me vendría bien quedarme una horita más.

—A mí también.

Él pasaba a recogerla a las diez en su Porsche 911.

El éxito laboral implicaba más responsabilidad y más presión. Linda se atrevía con todo. Así es como lo ve ahora. Una vez, en 1989, se quedó diez noches seguidas trabajando para conseguir la adjudicación de un proyecto. Y lo consiguió.

—Había muy poquitas mujeres en ese campo y muchísima gente listísima, y yo me sentía un poco insegura —cuenta—. Puedo demostrar que soy tan lista como el que más. Y lo demostraba matándome a trabajar.

* * *

Su marido trabajaba tanto como ella, recuerda, igual que tanta gente en Silicon Valley, y en Nueva York, y en Hong Kong, y en Londres, y en todos los grandes núcleos financieros del mundo. Muchas de esas personas no contraen enfermedades autoinmunes, así que con esta introducción no pretendo decir que fuera el trabajo lo que provocó la enfermedad de Linda. Es indudable que su genética fue un factor clave.

Pero no puede negarse que Linda llevaba una vida incompatible con sus propios límites, y con los de la mayoría de la gente. Estaba perdiendo el contacto con su verdadero yo, la noción de lo que consideraba coherente y acorde consigo misma. En cierto modo, la patología del trabajo continuo se había convertido en la fuerza motriz de su vida, una invasión exógena que ponía en peligro no solo su salud emocional, sino también la física.

A finales de la década de 1980, los dolores de estómago empeoraron. Cada pocos meses, los gases le provocaban dolores tan fuertes que llegaba a casa y se metía en la cama. A la mañana siguiente, la hinchazón había desaparecido. Pero ella siguió forzándose, hasta que no pudo más.

* * *

A principios de septiembre de 1995, Linda dio a luz a un niño. Era el segundo hijo de la pareja; su hija tenía entonces dos años. Vivían en San Mateo, una cómoda zona residencial al sur de San Francisco que estaba a diez minutos en coche de la sede de uno de los principales clientes de Boston Consulting —una gran empresa de servicios financieros—, cuya cuenta llevaba Linda. El cliente confiaba mucho en ella, y le exigía mucho.

Linda estaba convencida de que podía seguir haciéndose cargo de todo. Se tomó solo diez días de baja maternal, a pesar de que estaba agotada.

—Podía estar atendiendo llamadas de trabajo a las doce de la noche, y cada dos horas me despertaba para dar de mamar a mi hijo.

Ese mes de diciembre tuvo un dolor de garganta horrible, el peor que había tenido nunca. Sospechaba que podía ser amigdalitis estreptocócica, una enfermedad muy contagiosa causada por una bacteria. Normalmente, esta dolencia se trata con antibióticos. Pero Linda no se la trató.

—No tenía tiempo de ir al médico.

El dolor de garganta y la sensación de agotamiento le duraron semanas.

Luego, en marzo de 1996, le salió un exantema: manchas rojas, protuberantes y ásperas al tacto que le cubrían la parte superior de las extremidades. Esta vez sí fue al médico, y el médico le dijo que no sabía qué era aquello.

* * *

Linda no aflojó el ritmo. Siguió trabajando sesenta y cinco horas semanales y, como su marido trabajaba todavía más, era ella quien se ocupaba del recién nacido y de la niña cuando estaba en casa. Se esforzaba, de hecho, por estar a la altura de su ideal de maternidad, y atendía conferencias telefónicas mientras conducía su Ford Explorer, con los dos niños en el asiento de atrás. En septiembre de 1996, mientras hacía de anfitriona para unos compañeros de la consultoría a los que había invitado a cenar en casa, el dedo gordo del pie izquierdo se le puso del tamaño de una pelota de golf.

Sus médicos no sabían qué le pasaba. Pensaron que podía tratarse de la enfermedad de Lyme. Se equivocaban, pero esto pone de manifiesto cómo funciona la mentalidad médica tradicional: los doctores buscaron de inmediato un patógeno o un agente exógeno causante de la enfermedad.

Dos semanas después, se le hinchó el dedo gordo del otro pie. Luego fue la rodilla izquierda, que se le puso como un pomelo.

Linda estaba sufriendo un asalto en toda regla, pero sus médicos de cabecera no sabían a qué atribuirlo. Y no era de extrañar. Porque, a pesar

de lo común que es la autoinmunidad, su diagnóstico puede ser extremadamente complicado. Durante mucho tiempo, la enfermedad de Linda
fue, de hecho, invisible.

28

El lobo

Cuando una persona va al médico, lo primero que hace es contarle sus síntomas. *Me duele la garganta; tengo calambres en la pierna; me ha salido un sarpullido; tengo fiebre...*

El médico también empieza por los síntomas. Lo primero que pregunta es ¿*Qué le duele?*

En la mayoría de los casos, la siguiente fase del examen médico es identificar la causa de los síntomas. *Tiene usted un resfriado, neumonía, un virus o una bacteria, un parásito, cáncer.*

El problema de la autoinmunidad es que las preguntas y las respuestas a menudo no van más allá de la descripción de los síntomas. *Me duelen las articulaciones; tengo fiebre; me ha salido un sarpullido; tengo diarrea, estreñimiento o un cansancio que me deja aturdido.*

Y el médico dice: *Le creo, pero no doy con lo que anda mal.*

Hay algo que anda mal, eso está claro, pero la causa concreta no aparece por ningún lado. No hay un patógeno reconocible. No hay infección ni enfermedad exógena.

La autoinmunidad es seguramente el aspecto más sutil y peliagudo del funcionamiento del sistema inmunitario.

El misterio comenzó con el hombre lobo.

* * *

Ya en el año 963 a. C. —cuenta un libro de historia—, los científicos observaron una dolencia extraña que hacía que las personas que la contraían parecieran haber sufrido la mordedura de un animal. Hipócrates fue el primero en describir sus síntomas, compatibles con una dermatosis, y se cree que fue Herbemius de Tours quien primero la denominó *lupus*, palabra latina que significa «lobo». Los enfermos presentaban llagas, «ulceraciones repugnantes a la vista» y «pústulas corrosivas», según la descripción de los médicos medievales. Estas lesiones «monstruosas» aparecían en la cara, las extremidades inferiores y el resto del cuerpo. Los síntomas —algunos causados por el lupus y otros no— se consideraban resultado de la mordedura de un lobo e incluso señal de que el enfermo se había convertido en licántropo, según la asociación Lupus Endeavor.

La descripción de la enfermedad y su diagnóstico solo eran equiparables a lo primitivo del tratamiento: «extirpar el tejido enfermo o cauterizarlo mediante sustancias químicas corrosivas. Estos remedios rara vez se traducían en una mejoría, y los pacientes sufrían desfiguraciones paulatinas con el paso de las décadas», explicaba una historia del lupus que apareció en 2016 en la afamada revista médica *The Lancet*.

En 1872, el doctor Moritz Kaposi, de la Escuela de Medicina de Viena, asoció el lupus con otras dolencias físicas, como la artritis. En la segunda mitad del siglo XIX, un médico canadiense, sir William Osler, relacionó las lesiones propias del lupus con diversas afecciones de corazón, pulmón e hígado. Fue él quien acuñó el término lupus eritematoso sistémico.

La palabra clave aquí es *sistémico*. No se trataba únicamente de una enfermedad de la piel, sino de algo mucho más amplio.

* * *

Paralelamente, los científicos habían comenzado a identificar y estudiar una enfermedad poco frecuente que producía dolor articular. En París, en 1800, un estudiante de doctorado llegó a la conclusión, tras examinar a nueve pacientes, de que los dolores articulares que sufrían dichos pacientes se diferenciaban de los que padecían los enfermos de gota, una dolencia muy extendida en aquella época. El doctorando denominó provisionalmente «gota asténica» a esta dolencia. Luego, en 1859, el médico e investigador Alfred Garrod, del Hospital Universitario de Londres, le dio el nombre por el que se la conoce actualmente: artritis reumatoide.

Se trataba de una enfermedad caracterizada por la inflamación, que afectaba normalmente a las articulaciones. Recordemos que la inflamación es la respuesta del propio organismo a la enfermedad. No es «ajena», sino «propia».

¿Podía deducirse, entonces, que era el propio organismo el que causaba la enfermedad?

La idea de que el cuerpo pudiera agredirse a sí mismo era relativamente novedosa en aquella época. El pionero de la inmunología Paul Ehrlich acuñó el término *horror autotoxicus* en torno al año 1900. Es decir, la autoinmunidad. El cuerpo atacándose a sí mismo.

* * *

Al avanzar el siglo xx, quienes estudiaban estas extrañas dolencias inflamatorias formaban un colectivo muy reducido dentro del ya exiguo grupo de científicos que se dedicaban a la inmunología, una disciplina que muchos consideraban aún de segunda fila. Uno de los núcleos principales de investigación se hallaba en la clínica Mayo de Rochester, Minnesota. En 1926, según la historia oficial de la institución, ingresaron en la planta de reumatología del hospital 574 pacientes que presentaban hinchazón y dolor en las articulaciones. Los médicos que los atendieron partían de la idea de que su estado se debía a una infección crónica, a un agente exógeno que había desencadenado la inflamación. Era, naturalmente, una idea equivocada, y las vacunas que se probaron para combatir la enfermedad produjeron efectos secundarios graves; en algunos casos, incluso la muerte.

Imagínate: un sistema inmunitario recalentado al que además se estimula mediante fármacos y vacunas.

A otros enfermos se los trató mediante terapias pirogénicas; es decir, que se les inducía la fiebre en un intento de revertir los síntomas y atajar esta misteriosa dolencia encendiendo literalmente el sistema inmunitario.

Luego, en 1929, se produjo un gran descubrimiento.

Los reumatólogos son los médicos que tratan el dolor articular. Uno de los padres de la reumatología, el doctor Philip Hench, que trabajaba en la clínica Mayo, observó un hecho singular en una paciente con artritis reumatoide: los dolores y la rigidez de las articulaciones parecieron mejorar cuando la paciente contrajo ictericia aguda. Sus dolores articulares no fueron a peor al enfermar, sino al contrario.

Hench advirtió además que otros pacientes experimentaban una mejoría en los síntomas de la enfermedad tras someterse a una operación quirúrgica o durante el embarazo, y propuso la hipótesis de que los enfermos sometidos a este tipo de situaciones segregaban una sustancia que contrarrestaba aquello que dañaba sus articulaciones, según explica un artículo de la revista *Clinical Chemistry*.

El doctor Hench tuvo una corazonada. Cuando un enfermo sufre estrés y se halla sometido a circunstancias angustiosas, normalmente segrega adrenalina. Hench conjeturó que el dolor y la inflamación de las articulaciones se reducían gracias a una secreción de las glándulas suprarrenales, dos pequeñas cápsulas triangulares situadas encima de los riñones que producen hormonas de gran importancia para el organismo. Partiendo de esta hipótesis, el doctor Hench y el bioquímico Edward Calvin Kendall hicieron uno de los hallazgos más importantes de la historia de la inmunología.

Para descubrir cuál era la sustancia que mejoraba el estado de estos pacientes, Kendall empezó por aislar secreciones de la glándula suprarrenal de las vacas. El bioquímico —que recibía remesas periódicas de tejido suprarrenal de varios mataderos de Chicago, según el artículo de *Clinical Chemistry*— descubrió unas cuantas hormonas que etiquetó recurriendo a las letras del alfabeto: A, B, C, etcétera. A la que cambió el curso de la ciencia la llamó «compuesto E».

Esta sustancia se estudió, en principio, porque era relativamente sencilla. Y porque hacía que los pacientes se sintieran mejor; eufóricos, incluso.

Transcurrieron varios años antes de que pudiera purificarse y aislarse esta hormona. En 1948, en la clínica Mayo, los mismos científicos que habían empezado el estudio de estas sustancias en 1929 le administraron el compuesto E a una mujer de veintinueve años que tenía graves problemas de movilidad debido a una artritis reumatoide severa. «Después de dos días y otras tantas inyecciones, la paciente era capaz de caminar y salió del hospital para disfrutar de tres horas de asueto yendo de compras», afirma la crónica del descubrimiento que hizo en 2010 el artículo ya citado.

«Este resultado tan llamativo causó asombro en todo el mundo», cuenta otra crónica. Los dos investigadores de la clínica Mayo ganaron el Premio Nobel de Medicina por este descubrimiento en 1950.

Seguramente el lector conoce el compuesto E por su denominación actual: cortisol. El cortisol es un esteroide inhibidor del sistema inmunitario. Los esteroides constituyen la primera línea defensiva contra numerosos trastornos autoinmunes. Tienen sus pros y sus contras, como veremos más adelante. De momento, sin embargo, vamos a quedarnos con la idea de que, dentro de la inmunología y la medicina, su descubrimiento es equiparable en importancia al de las vacunas o los antibióticos. Fueron un hallazgo colosal, la solución a un problema muy molesto, a la que se llegó sin que la ciencia entendiera aún el mecanismo subyacente a la enfermedad para la que debían servir de tratamiento; es decir, la autoinmunidad.

* * *

Como sucedió con tantos otros aspectos de la inmunología, a finales de la década de 1960, con las mejoras tecnológicas, otras piezas importantes del rompecabezas de la autoinmunidad comenzaron a encajar en su sitio. Los estudiosos del lupus pudieron ver, por ejemplo, que esta dolencia implicaba que las células inmunitarias del enfermo devoraran el material que circulaba libremente dentro de la médula ósea. Esto suponía un revés por partida doble, porque la médula ósea contribuye a la gestación de las células inmunitarias y estimula el sistema defensivo, y se hallaba, por tanto, sometida a la ofensiva del mismo sistema que ayudaba a engendrar.

Otro hallazgo importante que contribuyó a despejar el misterio de la autoinmunidad tuvo lugar entre las décadas de 1950 y 1960, gracias al doctor Henry George Kunkel, considerado uno de los pioneros de este campo de estudio. El doctor Kunkel trabajó toda su vida en el Instituto Rockefeller de Nueva York, donde atendía, entre otros pacientes, a mujeres aquejadas de dolencias hepáticas. Muchas de ellas padecían también artritis. En aquel momento se creía que esto era una simple coincidencia; a fin de cuentas, la artritis puede deberse a muchas cosas, como el envejecimiento o el esfuerzo físico repetitivo. No siempre es un trastorno autoinmune.

Al estudiar a estas pacientes hepáticas, el doctor Kunkel aisló algunos de sus anticuerpos, esas moléculas especializadas presentes en la superficie de las células que ayudan a que el organismo detecte qué es lo que tiene que atacar. Entre las moléculas que sometió a estudio, Kunkel aisló diecinueve anticuerpos que presentaban un comportamiento inquietante: en lugar de captar señales de células foráneas y reaccionar frente a ellas, atacaban a los glóbulos blancos del propio paciente.

De pronto, entendió cómo funcionaba la artritis reumatoide. Había dado con una prueba esencial para demostrar que el cuerpo se agredía sirviéndose de los mismos elementos que, según estaban empezando a descubrir otros inmunólogos, eran esenciales para que el organismo se defendiera de los invasores. Era un hallazgo brillante, de vital importancia.

En 1948 se creó una prueba de laboratorio para detectar la presencia de anticuerpos antinucleares. Estos anticuerpos pueden acoplarse al núcleo de una célula normal, y está demostrado que se hallan presentes en prácticamente todos los pacientes con lupus sistémico. (Para complicar las cosas, estos anticuerpos también aparecen en personas que no tienen lupus, de modo que al principio la prueba funcionaba únicamente en la mitad de los casos, más o menos. A mediados de la década de 1960, no obstante, su efectividad era ya del 95 por ciento).

Así pues, al iniciarse la era nuclear existían pruebas de laboratorio relativamente eficaces para diagnosticar tan solo dos de los casi cien trastornos autoinmunes conocidos. En cuanto a tratamientos, estos eran también muy escasos.

* * *

Así estaban las cosas, a grandes rasgos, a finales de la década de 1960, cuando una paciente de cuarenta y tantos años llegó al centro Johns Hopkins aquejada de dolores articulares tan agudos que, aunque intentaba dominarse, no podía contener las lágrimas. Entre el personal que la atendió había una estudiante de medicina llamada Bevra Hahn, que con los años se convertiría es una de las grandes especialistas en este campo.

La historia de esta paciente ilustra la realidad de los enfermos de trastornos autoinmunes durante ese periodo. A pesar de los espectaculares avances que estaban haciendo el doctor Kunkel y otros científicos, la autoinmunidad seguía siendo muy difícil —si no imposible— de diagnosticar y tratar. A ello se unía el machismo que caracterizaba la sociedad de esa época. Cuando una mujer se quejaba de una dolencia física o emocional, a menudo se la tachaba de «histérica». La sociedad despreciaba el trabajo que hacían únicamente las mujeres como cuidadoras de los hijos y el hogar, una labor considerada de segunda fila y poco esforzada. En realidad, podía ser un trabajo brutal para las articulaciones y ocasionar, por tanto, numerosos dolores.

—Las mujeres tenían roles muy definidos. El marido nunca hacía la colada. Nunca cocinaba. Cambiarle el pañal a un bebé es muy difícil cuando tienes las articulaciones hinchadas y te duelen —explica la doctora Hahn.

Aquella paciente, una mujer blanca de clase media, llevaba pantalones, no faldas, para ocultar sus articulaciones inflamadas.

La doctora Hahn no pudo darle gran cosa para aliviar los dolores. Los esteroides no funcionaban.

—Solo tenía aspirina e inyecciones de oro.

Existía la teoría —según me explicó la doctora Hahn— de que los compuestos con oro podían matar los gérmenes de la tuberculosis, y otra que afirmaba que la tuberculosis estaba relacionada con la autoinmunidad. El tratamiento «era muy primitivo».

* * *

En 1975, Carolyn Wiener, experta en ciencias del comportamiento de la Universidad de California en San Francisco, escribió un artículo que plasmaba la realidad de los enfermos de trastornos autoinmunes. Es un artículo doloroso de leer porque pone de relieve la vertiente emocional de una enfermedad, la artritis reumatoide, que es difícil de diagnosticar y para la que «no hay cura disponible».

El artículo empieza con una entrada del diario de una mujer de veintinueve años que sufría artritis reumatoide:

Estar cómoda físicamente
y hacer una tarea sencilla
puede subirte el ánimo
hasta cotas de suprema alegría.

El dolor persistente y
el miserable cansancio
casi te desesperan.

Me pregunto cuántas variaciones
de este mismo tema sufriré
en los próximos cuarenta años.

«Los enfermos de artritis reumatoide descubren, en el momento de comunicárseles su diagnóstico, que la enfermedad no solo es incurable, sino que sus manifestaciones específicas son impredecibles. Con suma frecuencia, oyen decir al médico que van a "tener que aprender a convivir con la enfermedad"», afirmaba el artículo.

Entre las estrategias de «autotratamiento» que describe el artículo se cuentan «la ingesta de zumo de apio o de grandes dosis de vitamina E, envolverse los pies por las noches con bolsas llenas de azufre en polvo, (…) una cataplasma de jengibre remojado en vodka y sales de oro».

Otra táctica a la que se refiere el artículo es el «disimulo». Los pacientes de enfermedades autoinmunes fingían que no sufrían y trataban de aparentar que no pasaba nada. Pero esto era un arma de doble filo. Amigos y familiares asumían que no les pasaba nada y esperaban de ellos que desarrollaran una actividad normal.

* * *

Tuve el privilegio de que dos personas aquejadas de trastornos autoinmunes —Linda y Merredith— me contaran de primera mano sus vivencias personales y médicas. La historia de ambas, recogida en este libro, ilustra algunos de los factores clave que inciden en el equilibrio de nuestro sistema inmunitario, como el sueño, el estrés, la higiene, los antecedentes familiares y el ecosistema intestinal, conocido como microbioma.

Su experiencia pone de relieve, además, la lucha de este colectivo cada vez más numeroso de enfermos por hacerse visible.

29

La prueba invisible

El 10 de octubre de 1996, Linda, con la rodilla dolorida y del tamaño de un pomelo, acudió a la consulta de una reumatóloga en Palo Alto. Tenía cita con la doctora Rhonda Elaine Lambert, una de las mejores especialistas de la región. La doctora Lambert era profesora adjunta en Stanford y consultora de numerosos equipos deportivos, tanto universitarios como profesionales. Sabía mucho de articulaciones y era una experta en reumatología.

Le mandó a Linda una batería de pruebas.

Sus radiografías eran normales. Su factor reumatoide, negativo. Su análisis de anticuerpos antinucleares —que son señal de lupus—, también.

—Sus análisis no tenían nada de particular —cuenta la doctora Lambert. Salvo por una cosa. Linda se había hecho una prueba para medir la velocidad de sedimentación globular, un indicador genérico de inflamación. El resultado debería haber sido menor de veinte. Era de 94. Tenía la inflamación por las nubes. Y luego estaba la prueba más obvia de todas: la inspección visual, el examen clínico. Linda tenía la rodilla muy hinchada. Le dolían las articulaciones. Y tenía el dedo gordo de ambos pies inflamado.

La doctora Lambert dudó a la hora de hacer un diagnóstico. Incluso hoy en día, las enfermedades autoinmunes siguen siendo de las más difíciles de diagnosticar con exactitud.

* * *

La Facultad de Medicina de la Universidad Johns Hopkins divide los indicadores que sirven para diagnosticar la autoinmunidad en tres categorías que, en conjunto, parecen las pruebas de un proceso penal. Pueden ser pruebas directas, indirectas o circunstanciales.

Una prueba directa es la capacidad de transmitir y reproducir la enfermedad de un ser humano a otro: o sea, de duplicar de manera efectiva el proceso autoinmune.

No hay muchos ejemplos de este tipo. El más claro es el de un médico que en la década de 1950 cumplió con una tradición muy arraigada en la ciencia: utilizarse a sí mismo como conejillo de Indias. Se inyectó sangre de una enferma de púrpura trombocitopénica idiopática o PTI, una dolencia que causa hemorragias y hematomas y se manifiesta en forma de moratones en diversas partes del cuerpo, desde la piel a la lengua y los labios. La causa de la enfermedad es un déficit de plaquetas que produce la coagulación de la sangre. El médico y sus compañeros partían de la hipótesis de que ello se debía a que el sistema inmunitario del enfermo atacaba a sus propias plaquetas.

A las pocas horas de que el médico se inyectara la sangre de la enferma, su número de plaquetas cayó en picado y hubo que hospitalizarlo. El resultado del experimento fue tan contundente que demostró sin lugar a dudas que había un anticuerpo en la sangre de la mujer —un autoanticuerpo— que atacaba a un antígeno propio. Se rebautizó la enfermedad con el nombre de púrpura trombocitopénica.

Uno de los motivos por los que es tan difícil hallar pruebas de este tipo es que no se puede introducir un cuerpo extraño en un individuo —incluidas las células de otra persona— sin que se desencadene una respuesta inmunitaria. De ahí que los trasplantes de órganos sean tan difíciles. Estudiar estos procesos es sumamente complicado.

Por eso los científicos recurren a otra vía: la prueba indirecta, que consiste en inducir una enfermedad humana en ratones. Puede hacerse con la esclerosis múltiple, una dolencia en la que el sistema inmunitario

224 • LA MEJOR DEFENSA

obstaculiza el funcionamiento del sistema nervioso central. La esclerosis puede inducirse en ratones inyectándoles un antígeno muy parecido al que ataca el sistema inmunitario de los humanos.

Las pruebas directas e indirectas permiten el diagnóstico de unos pocos trastornos autoinmunes, únicamente. De ahí que con mucha frecuencia se recurra a las pruebas circunstanciales, que pueden ser insatisfactorias tanto para los pacientes como para los médicos. Estas pruebas tienen en cuenta los antecedentes familiares, el nivel de anticuerpos asociados con la enfermedad y otros factores, como las circunstancias que condujeron al brote (por ejemplo, el estrés).

Otro factor de gran importancia a tener en cuenta es si quien sufre la enfermedad es una mujer.

* * *

—La respuesta inmunitaria es mayor en las mujeres que en los hombres, eso lo sabemos —me dijo la doctora Hahn, la médica que trataba a pacientes de reumatología con inyecciones de oro a finales de 1960.

Hahn fue nombrada presidenta del Colegio de Reumatología de Estados Unidos a finales de la década de 1990 —otro techo de cristal que consiguió romper en su campo de estudio— y actualmente dirige el departamento de reumatología de la Facultad de Medicina de la Universidad de California en Los Ángeles.

Las mujeres son más longevas y tienden a ser las últimas en morir en una hambruna o una epidemia, por ejemplo. Se desconocen las razones exactas de que así sea, pero la doctora Hahn apunta varias teorías que explican desde el punto de vista evolutivo por qué las mujeres tienen un sistema inmunitario más fuerte que los hombres. Un primer motivo sería que las mujeres transmiten la primera inmunidad a sus crías. De hecho, como ella dice, «la protección del bebé respecto a la enfermedad procede casi exclusivamente de los anticuerpos del sistema inmunitario de la madre».

Otra teoría, explica Hahn, «es que las mujeres suelen ser dispensadoras de cuidados». La mujer, por definición, está presente cuando nace el bebé, mientras que el hombre puede haber abandonado el nido. Una cuidadora necesita estar más protegida de la enfermedad. Las mujeres tienen, por lo general, más grasa corporal que los hombres, y es posible que también tengan más células inmunitarias, según la doctora Hahn.

Hanh señala asimismo que muchos de los genes asociados con el lupus y la artritis reumatoide se encuentran en el cromosoma X. Las mujeres tienen dos cromosomas X, mientras que los hombres tienen un cromosoma X y uno Y. De modo que es mucho más probable que las mujeres presenten autoinmunidad. (Otro dato científico interesante es que, cuando los investigadores quieren crear un anticuerpo para estudiarlo, utilizan un animal hembra, no uno macho, porque de ese modo obtienen más anticuerpos).

El hecho de que las mujeres tengan un sistema inmunitario relativamente más robusto que los hombres «se asocia con una mayor longevidad, pero también con un mayor número de anticuerpos, lo que puede hacerte enfermar y morir», explica Hahn. ¡Qué paradoja tan extraordinaria: gozar de una vida más larga gracias a unas defensas tan potentes que pueden volverse contra la propia persona! Se trata, además, de una muestra perfecta del sutil equilibrio alcanzado por nuestro elegante sistema defensivo. Que el sistema contribuya a alargar la vida tiene, potencialmente, un precio muy alto. A más defensas, más riesgo. En términos cotidianos, un sistema inmunitario muy fuerte tiene la desventaja de que puede ser más susceptible a la inflamación o a activarse por falta de sueño, por estrés o —esto seguramente no hace falta ni que lo diga— por factores genéticos. El 50 por ciento o más de los casos de autoinmunidad parecen tener un origen genético claro: casi siempre hay algún pariente que ha tenido esa misma enfermedad o una muy parecida.

Otro factor que puede desestabilizar el sistema inmunitario es la infección. Digamos, por ejemplo, que un patógeno penetra en el cuerpo. El sistema inmunitario reacciona y consigue eliminarlo, pero esta reacción puede desencadenar autoinmunidad si el sistema inmunitario no se desmoviliza del todo y permanece en estado de alerta, aunque ya haya expulsado al patógeno de la Fiesta de la Vida.

Estos mismos mecanismos son los que hacen que el tabaco sea un factor muy importante de riesgo para contraer artritis reumatoide. El humo del tabaco introduce todo tipo de partículas extrañas en el organismo. Esas partículas entran por la garganta y llegan a los pulmones, y hacen que el sistema inmunitario se vuelva loco inspeccionándolas y evaluando los daños que provocan. En el caso de la artritis reumatoide, una posible causa de la enfermedad es el tabaco: «un factor desencadenante de primera magnitud», explica la doctora Lambert, la médica de Linda.

* * *

El caso de Linda no le ofrecía a la doctora Lambert muchas pistas directas o indirectas. Las pruebas circunstanciales, en cambio, eran abrumadoras. Linda no era fumadora, pero presentaba muchos otros factores de riesgo: inflamación; infección (antes del primer brote de artritis, había tenido una infección de garganta que pudo desregular su sistema inmunitario); insomnio; estrés; y algunos otros.

Linda tuvo la primera consulta con la doctora Lambert el 10 de octubre. Volvió dos semanas después, y esta vez la doctora no tuvo más que echarle un vistazo para saber lo que le ocurría.

Linda había llegado a la consulta en silla de ruedas. Tenía inflamadas múltiples articulaciones.

—La enfermedad había despegado como un cohete —comenta la doctora Lambert, que para entonces ya estaba segura de que Linda padecía artritis reumatoide.

Le recetó un tratamiento de primera línea a base de esteroides. En concreto, le dio un fármaco llamado prednisona, que es, en palabras de la propia Lambert, «como un mazo que aplana muchas cosas».

La prednisona se emplea para tratar numerosas enfermedades inflamatorias.

—Pero, por desgracia, tiene muchas repercusiones en todo el cuerpo.

Debilita el sistema inmunitario y te hace más vulnerable a la infección, además de agravar los trastornos del sueño, en parte porque interactúa con la glándula suprarrenal.

—No nos gusta nada utilizar la prednisona a largo plazo.

En el caso de Linda, la doctora Lambert llegó a la conclusión de que no había alternativa, porque el deterioro de las articulaciones había avanzado muy deprisa y era tan grave que podía volverse irreversible.

—Probablemente habría acabado en una silla de ruedas para siempre.

Los esteroides desregularon por completo a Linda. Como no podía dormir por las noches, tomaba Ambien (zolpidem) y luego Flexerill —un relajante muscular— para prolongar el sueño. Esa era la mala noticia.

Pero lo peor fue que el tratamiento con esteroides no funcionó, o al menos no funcionó todo lo bien que cabía esperar.

Le dolían tanto las manos que no podía abrocharse los pantalones, así que empezó a llevar pantalones sin botón ni cremallera. Un día, al dejar a su hija en el colegio, una niña pequeña se le acercó y le preguntó con toda inocencia: «¿Por qué siempre llevas la misma ropa?».

Como no podía usar las manos para coger a su bebé, lo agarraba con los antebrazos. Se ponía guantes para salir, para amortiguar el dolor si tenía que estrecharle la mano a alguien.

Cuando volvió a consulta en diciembre de 1996, la doctora Lambert le extrajo 65 centímetros cúbicos de fluido de la rodilla izquierda (los que cabrían en unas 65 cucharillas de café) y 30 centímetros cúbicos de la derecha. Linda tomaba entonces 30 miligramos de prednisona, y las pastillas que se comercializaban eran de 20 miligramos.

Tomaba además otro medicamento, metotrexato, que se utilizaba originalmente en quimioterapia para el tratamiento de la leucemia, puesto que ataca los glóbulos blancos malignos. Pero los glóbulos blancos son células del sistema inmunitario y, si su número disminuye, el cuerpo se vuelve muy vulnerable a la infección.

—Tuve conjuntivitis, infección de oído, candidiasis, bronquitis… En todos los orificios o los recovecos en los que se podía tener una infección, yo la tenía. Era como una placa de Petri. Empecé a pensar que casi era mejor la inflamación que aquello.

En la primavera de 1997, Linda tomaba quince medicamentos; unos para atajar la autoinmunidad y otros para contrarrestar los efectos de los demás medicamentos.

Y entonces, cuando parecía que empezaba a estar mejor, sufrió otro mazazo.

* * *

Su suegra la había ayudado muchísimo durante los seis meses anteriores. Ese mes de abril, se suicidó. Uno de sus principales apoyos desaparecía, y el matrimonio de Linda empezaba a deteriorarse. No es exagerado afirmar que, al desequilibrarse su sistema inmunitario, también se desequilibró su vida.

Mientras los fármacos empezaban a hacer efecto atenuando los síntomas reumáticos, a su sistema inmunitario le costaba cada vez más superar las dificultades más elementales. A finales del verano de 1997, un cliente importante le pidió que fuera a Londres. Los medicamentos antiinflamatorios habían mermado sus defensas hasta el punto de que tenía un catarro espantoso. En Londres, fue una noche al teatro a ver *Arte* y llevó consigo un cojín para amortiguar la tos.

Un día se reunió con el presidente para Europa de su cliente. Se suponía que tenía que asesorarle, pero no podía dejar de toser. Se disculpó y salió al pasillo para intentar rehacerse, pero estuvo veinte minutos tosiendo.

—No pude volver a entrar.

Linda estaba sometiendo a su sistema inmunitario a un tira y afloja insoportable y pagando un precio muy alto por inhibirlo. La medicina, sin embargo, estaba a punto de hallar una solución a este problema.

30

Lo mejor de ambos mundos (o casi)

En noviembre de 1998, la Administración de Alimentos y Medicamentos de Estados Unidos aprobó uno de los fármacos más esperados de la historia de la medicina: Enbrel (etanercept), un tratamiento para la artritis reumatoide.

El motivo de que este medicamento, fabricado por Immumex, generara tanta expectación era que estaba diseñado expresamente para limitar los efectos de un sistema inmunitario hiperreactivo sin socavar todo el sistema defensivo del organismo.

Su creación fue posible gracias a los descubrimientos que se hicieron en torno a los anticuerpos monoclonales en la década de 1970. La capacidad de aislar y multiplicar proteínas individuales estaba permitiendo a los farmacéuticos crear medicinas cuya base eran moléculas muy específicas. Teóricamente, estas proteínas y —en ocasiones— anticuerpos, inyectados en el organismo, se acoplaban a células muy concretas y solo reaccionaban ante ellas.

Así, por ejemplo, Enbrel funciona mediante proteínas que interactúan con una citoquina específica —un indicador del sistema inmunitario— conocida como factor de necrosis tumoral o TNF. Lo que hace el TNF es mandar una señal que hace que una célula muera por apoptosis. Se trata de un proceso normal muy importante para el sostenimiento de la Fiesta de la Vida, además de muy elegante y ordenado. Una célula recibe la señal de que debe morir —es decir, de que debe suicidarse— y empieza a romperse en pedacitos digeribles que luego se comen los conserjes, o sea, los macrófagos. (El término apoptosis deriva de una palabra griega que significa «caída»).

Con Enbrel y otros medicamentos que actúan sobre el TNF, se pretende conseguir que las células que causan problemas se suiciden. Evidentemente, lograr que las células malignas se quiten de en medio puede ser muy útil en el tratamiento contra el cáncer. En el caso de la artritis reumatoide, también es muy ventajoso que haya células inmunitarias demasiado entusiastas que cometan apoptosis. En lugar de atacar al organismo de Linda, las células se suicidarían.

(Es alucinante, lo sé, y más aún teniendo en cuenta otro dato curioso: que la proteína que se emplea en Enbrel se produce en los ovarios de las hembras de hámster).

La doctora Lambert estaba deseando que Enbrel saliera a la venta.

—Sabíamos que iba a ser un cambio radical. Y lo esperábamos con ansia.

* * *

A principios de 1999, Linda recibió su primera dosis de Enbrel mediante una inyección en el muslo. El fármaco tardó varios meses en surtir efecto, pero entonces… ¡qué diferencia!

La inflamación comenzó a remitir y disminuyeron los dolores. Además, el medicamento no arrasaba el sistema inmunitario como hacían los esteroides, sino que actuaba de manera mucho más específica. Ese era el sueño de la inmunología desde tiempos de Jacques Miller: comprender el sistema inmunitario hasta el punto de poder manipularlo.

—Mis defensas podían funcionar y al mismo tiempo las partes de mi sistema inmunitario que me atacaban quedaban neutralizadas —explica Linda, maravillada—. Ese tratamiento me cambió la vida.

Enbrel es uno de los medicamentos más vendidos en todo el mundo. En 2017 generó 5.500 millones de dólares en ventas para Amgen, la empresa que lo comercializa.

Si hablamos de cáncer, la historia de cómo funcionan estos medicamentos es aún más sensacional, como veremos dentro de poco. Pero tampoco es la panacea. La autoinmunidad es demasiado compleja para resolverla con un solo tratamiento, y estos nuevos fármacos no han logrado sacar de la invisibilidad a muchos enfermos que sufren trastornos autoinmunes.

Lo que nos lleva a Merredith Branscombe, cuyo caso es al mismo tiempo un eco del de Linda y su contrario.

31

Merredith

Merredith, nacida apenas dos años después que Linda, a 1.500 kilómetros de distancia, en Denver, se despertó con febrícula una mañana de 1977. Le dolían las articulaciones como si se las estuviera aplastando un tornillo de carpintero. Comenzó a tener síntomas misteriosos durante sus años de adolescencia: dolores difusos, malestares y fiebres que, en su mayoría, no recibieron ningún tratamiento. Los médicos pensaban que podía ser mononucleosis.

Lo mismo le pasaba a su madre, que sufría extraños accesos de malestar, dolor e hinchazón y a menudo tenía problemas para digerir la comida. Merredith la recuerda llevándose la mano a la frente, mareada. ¿Estaba enferma? Era difícil saberlo. Quizá se debiera a su infancia, y al secreto que guardaba, y al estrés de pasarse la vida sintiéndose como una advenediza.

La familia de Merredith vivía en un barrio llamado Park Hill. A finales de la década de 1960, era un barrio blanco en el que empezaban a verse señales de integración, lo que no gustaba a los vecinos. Muchas veces, al llegar a casa, la familia de Merredith encontraba folletos en el buzón animándoles a vender su casa y marcharse antes de que llegaran los negros.

Estas muestras de intolerancia no eran del agrado de los padres de Merredith. Su padre, editor en *The Denver Post*, investigó la cuestión y demostró que el valor de las propiedades inmobiliarias subía, en vez de bajar, cuando había integración en un barrio. Había más demanda de casas. Su padre firmó el primer editorial del periódico instando a la integración racial. Al día siguiente de su publicación, les lanzaron un cóctel Molotov por la ventana. Fue como si la gente blanca del barrio reaccionara desmesuradamente ante la presencia de algo que percibía como ajeno. Pero ¿qué era lo ajeno? ¿Y qué lo propio? El país tuvo que forcejear consigo mismo para lograr la integración.

La madre de Merredith, Bea, se tomaba todo aquello muy a pecho. Había recibido una educación católica y posteriormente se había integrado en el movimiento congregacional; se casó con un episcopaliano y colaboraba con parroquias de blancos y negros para fomentar la integración. Trabajaba, además, en el departamento de derechos civiles de la administración estatal de Colorado. Sabía, porque lo había vivido en sus carnes, lo difícil que era la integración.

De niña, escapó por los pelos de los nazis. En el fondo, su historia es un buen ejemplo de cómo el cuerpo político puede recalentarse y volverse contra sí mismo.

En Austria, su abuelo ostentaba el título de barón y había sido médico personal del káiser; de hecho, era el jefe de sanidad del imperio austriaco. Su hijo, Paul von Domeny, también fue una figura relevante, como médico y como héroe de la Primera Guerra Mundial.

Pero eran judíos y, cuando el antisemitismo se hizo fuerte tras la Primera Guerra Mundial, la familia se convirtió al catolicismo para evitar la persecución. Al final, sin embargo, la asimilación no dio resultado.

En 1935 se aprobaron las Leyes de Núremberg, que despojaron de derechos políticos y sociales a los judíos, a los que se identificaba no por su fe religiosa, sino por su origen étnico. Este nacionalismo funcionó como un trastorno autoinmune: Hitler comenzó a atacar a partes esenciales, productivas y sanas del tejido social de Alemania y Austria. En noviembre de 1938, durante la llamada *Kristallnacht* (la Noche de los Cristales Rotos), la madre de Merredith vio cómo los nazis sacaban a sus padres a la calle y los obligaban a ponerse a gatas y a lamer las esquirlas de cristal de los escaparates rotos.

Beatrice —que así se llamaba— se lo contó a Merredith una noche que vieron un documental sobre la *Kristallnacht*, cuando Merredith tenía diez años. Beatrice nunca bebía alcohol ni lloraba. Esa noche hizo ambas cosas.

Le dijo a su hija:

—Les dijeron a mis padres que eran alimañas judías y que tenían que limpiar la calle. No se me olvidará nunca. A mi madre, que era guapísima, le hicieron lamer hasta que le salía la sangre a chorros de la boca. Yo estaba aterrorizada.

—¿Nosotros somos judíos? —preguntó Merredith.

—Lo éramos, sí.

Cuando empezó la guerra, Beatrice y sus padres consiguieron por poco escapar a Londres, donde la empresa de su padre tenía oficina. Volvieron a cambiar de nombre, adoptando el apellido Sutton para no parecer ni alemanes ni judíos. Durante la *Blitzkrieg*, que pasaron en Londres, Beatrice trabajó como guía dentro de la organización precursora de las Girl Scouts, llevando a otras niñas a los refugios antiaéreos para sobrevivir a los bombardeos. Su abuelo, Paul van Domeny, murió en el campo de concentración de Theresienstadt en marzo de 1944, víctima de la maquina autoinmune hitleriana.

Quizá no sea de extrañar que Beatrice enfermara.

Cuando Merredith era pequeña, en Denver, su madre tenía dolores articulares, y cansancio que le producía aturdimiento y molestias digestivas. Merredith y sus hermanas le tomaban un poco el pelo, por ignorancia.

—A veces pienso en mi madre y siento un poco de culpa y de vergüenza —cuenta Merredith. Su madre tomaba suplementos vitamínicos y diversas pastillas, todo aquello que le recetaban los médicos con tal de sentirse mejor—. Tenía muchos dolores y nadie sabía qué le pasaba.

* * *

Beatrice tuvo que esperar hasta principios de la década de 1990 para que le diagnosticaran colitis ulcerosa y síndrome de Guillain-Barré, un trastorno raro y grave, caracterizado porque nuestro elegante sistema defensivo ataca el recubrimiento de la cola de las células nerviosas que se extienden como una red por la periferia del cuerpo. El recubrimiento de los nervios, conocido como vaina de mielina, tiene una importancia crucial porque ayuda al cuerpo a transmitir la información con rapidez y eficacia al aislar estas células e impedir que llegue información innecesaria. En el caso de la madre de Merredith, los linfocitos T y B habían empezado a cooperar para atacar la vaina de mielina.

«Se considera un síndrome y no una enfermedad porque no está claro que se deba a un patógeno concreto. Un síndrome es una dolencia caracterizada por una multiplicidad de síntomas», según la descripción de esta dolencia que hace el Instituto Nacional de Trastornos Neurológicos y Accidentes Cerebrovasculares de Estados Unidos. Una prueba más de que no hay un solo enemigo al que identificar. Es el propio cuerpo, que se vuelve contra sí mismo.

Esa misma institución aporta otra prueba del misterio de la autoinmunidad: «Se desconoce aún por qué el síndrome de Guillain-Barré, que no es contagioso, ataca a unas personas y a otras no. Tampoco se sabe con exactitud qué desencadena la enfermedad».

En resumidas cuentas, Merredith tenía todas las papeletas genéticas para padecer una enfermedad autoinmune, a lo que hay que sumar los traumas personales que iría acumulando después.

* * *

Durante su primer curso en la Universidad del Noroeste —a la que fue gracias a una beca—, Merredith sufrió una violación. Quedó anímicamente destrozada, y el caso, como tantas otras agresiones que se dan en las universidades, nunca fue investigado como es debido. Merredith volvió a casa y ya no regresó a la universidad. En aquella época, además, todavía estaba intentando superar los estragos emocionales de una agresión sexual previa: a los quince años, la agredió un sacerdote de su parroquia. Estaba acatarrada y el sacerdote le dijo que iba a prepararle una sopa, pero se echó encima de ella, trató de besarla y le introdujo la lengua hasta la garganta. Merredith consiguió escapar, pero aquel incidente le hizo preguntarse si había algo en ella que la predisponía a ser una víctima, que invisibilizaba su voluntad y sus deseos.

En un correo electrónico que me escribió decía:

> Ya que te he contado lo del cura que intentó seducirme y cómo las autoridades que se suponía que tenían que protegerme se lavaron las manos, igual que me pasó en la universidad, creo que me entenderás si te digo que tuve la misma sensación: que las personas en las que confiaba eran falibles, y que aunque quizá hacían todo lo que estaba en su mano y no tenían en absoluto mala intención, yo no era lo bastante importante como para que alteraran su rutina por mí.

Durante esta época, sus síntomas físicos empeoraron hasta estallar finalmente.

* * *

En el verano de 2001, Merredith fue con su familia a Playa del Carmen, una localidad turística al sur de Cancún, en México. Un día fueron a bañarse a un cenote, una exótica laguna subterránea enclavada en una cueva. Cuando volvieron a casa, Merredith empezó a tener fiebre y malestar. Le dolían mucho las articulaciones, pero supuso que se debía a la fiebre.

—Tenía la cabeza tan hinchada que la parte de arriba del cráneo estaba como esponjosa.

La fiebre le subió casi a 40 grados.

Fue al médico, que le hizo unos análisis. No había infección. ¡Casi 40 de fiebre y ningún patógeno!

Después, la llamó otro médico.

—Siento mucho decirle —recuerda que le dijo— que tiene usted lupus.

Los análisis mostraron que tenía un nivel de anticuerpos antinucleares indicadores de lupus diez veces superior al normal. Y aun así no era una prueba concluyente.

En aquel entonces, Merredith sabía aún muy poco del lupus.

—Pensé: «Bueno, por lo menos no me va a desfigurar».

Ahora se ríe al recordar lo ingenua que era.

* * *

Los médicos derivaron a Merredith a una clínica de Denver donde la trató una especialista, la doctora Kathryn Hobbs. Tras varias consultas, la doctora Hobbs cambió el diagnóstico oficial de lupus a artritis reumatoide, más que nada porque había más medicamentos aprobados para un diagnóstico de artritis que para uno de lupus.

El tratamiento que siguió Merredith era muy parecido al de Linda. Empezó por tomar esteroides, a los que siguió una larga serie de medicamentos que por un lado mejoraban su estado y por otro lo empeoraban, produciéndole cansancio, infecciones y fiebre. Los esteroides le sentaron fatal. En 2002 empezó a tomar metotrexato, un fármaco contra el cáncer que dificultaba la producción de ciertas células al privarlas de vitamina B. Una de las «ventajas» de este medicamento es que inhibe el sistema inmunitario, pero sus efectos secundarios pesaron más que sus beneficios en el caso de Merredith, que solo lo tomó dos meses.

Lo mismo le pasó con otro medicamento que probó al principio, la azatioprina, que inhibe las defensas al interferir en el ADN celular y tiene multitud de efectos secundarios; entre ellos, el de elevar a largo plazo el riesgo de padecer cáncer, según el Colegio de Reumatología de Estados Unidos.

En 2003 empezó a tomar Enbrel, el fármaco milagroso.

Durante un tiempo, le fue de maravilla. Luego dejó de funcionar y sus síntomas empeoraron.

Para entonces había ya otras opciones, como un competidor de Enbrel llamado Remicade (infliximab) que fabricaban los laboratorios Janssen Biotech y al que la FDA dio el visto bueno en 1999. También funcionaba bloqueando el TNF. No era precisamente barato: un artículo publicado en el *New York Times* en el momento de aprobarse su comercialización informaba de que un solo tratamiento de Remicade costaba 9.500 dólares. Aun así, era más barato que el tratamiento de Enbrel, que costaba de media 11.400 dólares.

En el caso de Merredith, además, el tratamiento solo beneficiaba a la industria farmacéutica, porque a ella los anticuerpos monoclonales no le servían de nada. Para aliviar los dolores, alternaba distintos analgésicos fuertes, como Vioxx, Celebrex y tramadol. Más fármacos, más desequilibrio del sistema inmunitario y ninguna mejoría. Heces sanguinolentas, sarpullidos, accesos de dolor debilitante y fiebre, y ni un solo patógeno al que echar la culpa.

Luego, también la doctora Hobbs, su reumatóloga, empezó a manifestar extraños síntomas de autoinmunidad. Parecía ser artritis de la columna vertebral. La doctora empezó un tratamiento que en su caso tampoco funcionó. Comenzaron a salirle úlceras mucho más exacerbadas que un simple sarpullido, como si algo le estuviera carcomiendo la piel.

Había contraído una dolencia autoinmune muy rara y grave denominada piodermia gangrenosa, que parece causada por la acumulación de gran cantidad de factor de necrosis tumoral (TNF) que agrede al propio organismo.

La doctora Hobbs consultó a una dermatóloga, Meg Lemon, que tenía mucha experiencia en medicina interna y que, casualmente, también estaba tratando a Merredith.

* * *

La doctora Lemon tenía la firme sospecha de que Merredith sufría dermatomiositis, una enfermedad relativamente rara cuyos principales síntomas son las erupciones cutáneas y la debilidad muscular. Pero la biopsia de Merredith dio negativo, y tampoco presentaba los marcadores sanguíneos característicos de esta dolencia.

—Me costó convencer a mis compañeros de consulta —me contó la doctora Lemon refiriéndose al diagnóstico de Merredith. Los síntomas, pese a todo, le parecían muy evidentes. Además de ver con sus propios ojos las erupciones, sabía que Merredith sufría dolores y debilidad crónicos—. Cuando vi las erupciones, le dije: «Esto es lo que tienes».

Al final, sin embargo, tuvo que reconocer que Merredith era un ejemplo típico de algo que ve constantemente en el caso de enfermos autoinmunes.

—Escuchamos lo que nos cuentan los pacientes y tratamos de encajarlo en un casillero, pero hay millones de personas que no encajan en ningún casillero. No se están inventando sus síntomas, no fingen. Lo que ocurre es que aún no sabemos lo que les pasa.

Para esas personas, añade, «la ciencia aún va con retraso».

En algún momento —esperemos que pronto—, se aclarará la causa de estos síntomas y podrá llegarse a un tratamiento más específico que la administración de esteroides o de fármacos como Humira y Remicade. Como afirma la doctora Lemon, los avances que se han hecho estas últimas décadas han sido enormes. Hay esperanzas fundadas y grandes motivos para el optimismo.

Pero también es hora de prestar atención a las mujeres invisibles, cuya situación es realmente angustiosa. Veamos, por ejemplo, lo que le ocurrió a la doctora Hobbs, la reumatóloga de Merredith.

* * *

—Era uno de los casos más puñeteros y horribles que he visto —explica la doctora Lemon.

Los neutrófilos de la doctora Hobbs comenzaron a devorarle la piel. La piel es la primera capa del sistema inmunitario; su escudo. Ella probó con toda clase de tratamientos para detener el ataque.

Merredith, que se había hecho amiga suya, cuenta que todos esos tratamientos eran un arma de doble filo. Por un lado, ofrecían la posibilidad de refrenar a su sistema inmunitario y, por otro, la bajada de defensas la hacía más propensa a contraer infecciones que su organismo no podía combatir con eficacia. La doctora Hobbs le mandaba fotografías de los forúnculos que le salían por todo el cuerpo.

En febrero de 2015, le escribió un mensaje diciendo: «Esto es lo más horrible que me ha pasado nunca con diferencia. No puedo parar de llorar. Estoy muy asustada porque creo que todos los médicos piensan que me voy a morir». En marzo, le escribió para decirle que estaba al borde del síndrome séptico, una infección sistémica que penetra en el torrente sanguíneo y se apodera del organismo.

El 9 de octubre le escribió: «Lo siento, M. Estoy muy malita ahora mismo, intentando no volver al hospital. Los bichos no me dan descanso. Tomo antibióticos por vía intravenosa cuatro veces al día».

La doctora Kathryn Hobbs, querida por todos cuantos la conocían, falleció el 25 de octubre de 2016, víctima de su propio sistema inmunitario y de la dificultad insuperable de encontrar un tratamiento efectivo para contenerlo.

—Murió de la enfermedad autoinmune más atroz que hay —afirma la doctora Lemon.

* * *

En aquella época, Merredith llevaba ya más de una década buscando una manera de frenar a su sistema inmunitario y se encontraba agotada física y anímicamente. Se atiborraba a fármacos que debilitaban el ataque de las células inmunitarias contra las articulaciones, el aparato digestivo, la piel y el corazón, pero que al mismo tiempo le ocasionaban infecciones recurrentes. Era una farmacia ambulante, una auténtica sopa de letras de medicamentos. Reproduzco a continuación la lista que ella misma me hizo detallando los fármacos que tomaba en 2014 o que había tomado con regularidad antes de esa fecha:

- Esteroides (podía tomarlos solamente cuando tenía infección; no sé muy bien por qué).
- Metotrexato.
- Imuran.
- Enbrel: inyecciones, un año o puede que dos.
- Medicamentos para el dolor y otros efectos secundarios:
  - Opiáceos (dejé de tomarlos para el dolor pasados un par de años)
  - Bextra, Vioxx, Celebrex
  - Adderall (cuando lo necesitaba, para el aturdimiento)
  - Tramadol (cuando lo necesitaba, para el dolor)
  - Topamax, Neurontin: medicamentos anticonvulsivos, la verdad es que no tengo claro por qué me los recetaron.
  - Valium, ciclobenzaprina: para los problemas de sueño. El cansancio a menudo obliga a los pacientes como yo a automedicarnos con cafeína, pero luego no podemos dormir. Acabé dejando los medicamentos contra el insomnio porque me dejaban muy atontada y, si a eso se le sumaba la obnubilación que produce el lupus, no había manera de seguir trabajando y llevar una vida normal, como yo intentaba hacer. Pero seguramente estuve tomando ciclobenzaprina diez años, por temporadas.

No sabía qué le hacía más daño, si su dolencia o las medicinas. Su reumatóloga tenía también una enfermedad autoinmune y murió como consecuencia de los efectos secundarios de la misma medicación que le había recetado a Merredith.

A finales de 2015, Merredith empezó a experimentar nuevos síntomas. Ella escribe muy bien, tan bien que creo que nada que yo pudiera escribir sería comparable al conmovedor correo electrónico que me mandó contándome lo que sucedió después:

> Estaba sentada en la cama a última hora de la mañana después de tres noches seguidas con tantos dolores que me despertaba de madrugada incluso después de tomar somníferos. Acababa de volver de México y

estaba mala «otra vez», solo que ahora con otros síntomas. Estaba rendida, enfadada, desanimada, y esperaba poder encontrar algo que le diera algún sentido, algún contexto, a lo que estaba pasando.

La casa estaba en silencio; yo intentaba teletrabajar porque estaba muy cansada y tenía demasiados dolores para ir a la oficina. Me había pasado casi toda la noche en vela y había probado todo lo que se me ocurría: estiramientos, analgésicos, masajes, un baño caliente, una ducha fría... Pero el dolor no se iba. Era como si me hubieran clavado cuchillos en los costados y estuvieran... girándolos y hundiéndomelos cada vez más en los músculos. Nada me aliviaba, daba igual lo que probase.

Necesitaba encontrar una solución. Estaba al frente de un negocio y tenía que atender a mis hijos, así que no podía pasarme la vida empastillada. Esa mañana recurrí a Google como si rezara un avemaría. Los síntomas eran al mismo tiempo nuevos y horriblemente dolorosos, y quería comprobar, por si acaso, si estos nuevos dolores se debían a mi enfermedad o a un efecto secundario del tratamiento. Mi razonamiento era que, si iba a llamar al médico, convenía que primero me asegurara de que los síntomas no eran «típicos de la enfermedad», como me habían dicho tantas veces a lo largo de los años. Tecleé «minociclina + autoinmune» pensando en mirar los efectos secundarios o los protocolos. Esperaba encontrar algo que me tranquilizara, y en vez de eso encontré una cosa llamada «síndrome autoinmune inducido por minociclina». Explicado en pocas palabras, lo que estaba tomando podía o bien provocar mi enfermedad o bien empeorarla. Recuerdo que pensé «Pero ¿qué c*** es esto?» mientras leía aquellos artículos, uno detrás de otro. Los médicos me habían recetado minociclina a largo plazo porque decían que era «menos tóxica», pero o bien no se habían molestado en leer los estudios, o no los conocían, o les traían sin cuidado. Estadísticamente, o funcionaba o no funcionaba. Pero ¿y si las otras cosas que estaba haciendo —como evitar el sol, no tomar azúcar, etcétera— eran las que estaban ayudando, y la minociclina o *no* estaba ayudando o estaba empeorando las cosas?

Se me vino a la cabeza, desenterrado de repente, este verso del poema de Yeats *Entre colegiales*:

¿Cómo distinguir entre baile y bailarín?

En todo mi periplo, desde el diagnóstico hasta aquel día, yo había sido una enferma obediente. Había hecho lo que me decían, menos tomarme los esteroides y el metotrexato porque les hice ver inoportunamente (para ellos) que me sentaban mal. Éramos tres generaciones de mujeres (mi madre, mi hija y yo) que habíamos confiado en los médicos y en los avances de la medicina para que nos ayudasen, no para que empeorasen nuestra situación.

Sentí que me estaba saliendo del camino, casi físicamente. Y que estaba sola.

Nadie iba a protegerme ni a salvarme. Suena melodramático, pero en aquel momento no me pareció ni emocionante ni perentorio. Una de dos: o seguía tomando algo que estaba demostrado que también causaba mi enfermedad, como el Rituxan, mientras esperaba a que la FDA diera luz verde a la siguiente Panacea... o tomaba las riendas de la situación.

Recuerdo que era uno de esos días de invierno en Boulder, de luz fresca y transparente, y que miré el cielo, donde debía de estar mi madre, o donde estaba simbólicamente, y le pregunté en voz alta: «¿Es que no es lo bastante duro ya?»

Sentía una tristeza infinita, pero no estaba asustada. Ahora que lo pienso, creo que es porque el hecho de que se te cierre un camino resulta extrañamente liberador. Es pura... matemática.

Merredith emprendió entonces un nuevo viaje, un experimento que marcaba un comienzo. ¿Podía encontrar una manera de salvarse (y no porque no lo hubiera intentado ya)? Volvió a lo básico: a la dieta, al estilo de vida y a remedios naturales que investigó cuidadosamente y que brindaban pistas para hallar cierto equilibrio. (Toma, por ejemplo, vitamina D porque no puede darle el sol, y un cóctel de suplementos —vitaminas C, B, hierro y CoQ10— que en su caso tienen efectos menos tóxicos).

La doctora Lemon tiene mucho que decir sobre este tema. Algunas de sus afirmaciones pueden parecer ilógicas, pero, ahora que ya sabes más sobre el sistema inmunitario y su delicado equilibrio, te será mucho más fácil entender sus argumentos.

* * *

Según cuenta la doctora Lemon, es frecuente que los pacientes que sufren sarpullidos extraños u otros síntomas inusuales lleguen a su consulta con el mismo sonsonete:

—Dicen que tienen el sistema inmunitario débil. Se han metido en la madriguera de Internet y se han puesto a leer a gente que se proclama experta y que les recomienda que fortalezcan su sistema inmunitario. Cuando alguien te dice que tu sistema inmunitario es débil, se equivoca. El que quiera reforzar el sistema inmunitario no sabe lo que dice.

O, al menos, no se expresa con propiedad.

La doctora Lemon es de la opinión de que para mantener el equilibrio del sistema inmunitario uno tiene que comerse lo que se le cae al suelo. Su filosofía es que la gente tiene que dejar de hiperhiginiezar su vida para que el sistema inmunitario entre en contacto con multitud de bacterias, parásitos y otros patógenos y pueda reaccionar ante ellos conforme está diseñado para hacer gracias a millones de años de evolución.

Este planteamiento está cada vez más extendido. Se denomina hipótesis de la higiene y su idea fundamental es que, debido a una preocupación excesiva por la limpieza, estamos privando a nuestro sistema inmunitario del entrenamiento y la actividad que necesita.

—Le recomiendo a la gente que, cuando se le caiga algo de comida al suelo, la recoja y se la coma. ¡Deja de usar jabón antibacteriano! ¡Inmunízate! Si sale una vacuna nueva, corre a ponértela. Yo a mis hijos les he dado mucho la lata con la inmunización. Y me parece estupendo que coman tierra. Tenemos animales en casa y duermen con nosotros. Si tu perro se hace caca en el suelo, tienes que limpiarlo, claro, pero no uses lejía. Y no solo es que haya que hurgarse la nariz, es que hay que comerse los mocos.

¿En serio?

Sí, contesta la doctora Lemon, ¿por qué no?

—El sistema inmunitario necesita ocupación. Hemos evolucionado a lo largo de millones de años para que nuestras defensas estuvieran sometidas a un ataque constante. Y ahora no tienen nada que hacer.

Nuestro elegante sistema defensivo está inquieto.

—Pero convencer de esto a los pacientes no es nada fácil. Les han lavado el cerebro diciéndoles que tienen un sistema inmunitario débil. La gente me mira como si estuviera loca.

El número de personas que sufre alergias o trastornos autoinmunes no ha cesado de crecer. Y cada vez hay más pruebas de cómo se ha ido alterando el equilibrio de nuestro sistema inmunitario debido a las condiciones de vida del mundo moderno.

¿Está loca la doctora Lemon? ¿Tendrías que hurgarte la nariz y comerte los mocos?

Llegados a este punto, quiero poner de relevancia cuatro factores esenciales de la vida cotidiana que influyen enormemente en la inmunidad y la autoinmunidad, en la vida de Linda, Merredith, Bob y Jason, y en la tuya y la mía. Esos cuatro factores son el sueño, el estrés, la flora intestinal y la higiene.

Todos esos caminos nos llevarán finalmente de vuelta a Jason y a la batalla épica que tuvo lugar en la fiesta de su vida.

32

¿Tendrías que hurgarte la nariz?

No te rías. Es una pregunta muy seria. ¿Deberías hurgarte la nariz y sacarte mocos? ¿Deberían hurgársela tus hijos?

—No sé. Quizá tenga algunas repercusiones sociales negativas —me dijo una epidemióloga. Y hablaba muy en serio: la principal desventaja de hurgarse la nariz (y comerse los mocos) podría ser de índole social, nada más. Pero ¿es posible que tenga ventajas para la salud?

¿Deberías dejar que tus hijos coman tierra? Quizá.

¿Harías bien en usar jabón antibacteriano? No.

¿Tomamos demasiados antibióticos? Sí.

Para explicar esto en detalle, vamos a echar una ojeada al Londres del siglo XIX.

El *British Journal of Homeopathy* incluye en su volumen 29, publicado en 1872, un comentario sorprendentemente profético respecto a la fiebre del heno: «Se dice que la fiebre del heno es una enfermedad de la aristocracia y no hay duda de que, si bien no es del todo privativa de los estamentos superiores de la sociedad, pocas veces —por no decir ninguna— se encuentra entre personas iletradas».

El término «fiebre del heno» era un cajón de sastre en el que cabían todas las alergias estacionales a cosas como el polen o los aerosoles que producen irritación de las vías respiratorias. Este artículo decimonónico puntualiza de pasada que puede ser difícil distinguir entre la fiebre del heno y el asma o el reumatismo. Merece la pena hacer hincapié en ello porque tanto el asma como el reumatismo son trastornos autoinmunes y, por tanto, están estrechamente emparentados con las alergias. En todos los casos, el sistema inmunitario reacciona desmesuradamente.

Al decir que la fiebre del heno era una enfermedad aristocrática, los científicos británicos iban bien encaminados.

Más de un siglo después, en noviembre de 1989, se publicó en el *British Medical Journal* otro artículo muy influyente sobre la alergia al polen. Era un texto breve, de menos de dos páginas, titulado «Fiebre del heno, higiene y tamaño de la vivienda». Su autor estudiaba la prevalencia de la fiebre del heno entre 17.414 niños nacidos en marzo de 1958. Tras analizar dieciséis variables, el investigador llegó a la conclusión de que había un vínculo «muy llamativo» entre la probabilidad de que un niño o niña contrajera alergia estacional y su número de hermanos. Se trataba de una relación inversa, es decir, que cuantos más hermanos tenía el niño menos probable era que desarrollara alergia. Y no solo eso, sino que los niños con menos probabilidad de tener alergias —también conocidas como atopias— eran los que tenían hermanos mayores.

El artículo apuntaba la hipótesis de que «la infección a edades tempranas transmitida por el contacto antihigiénico con hermanos mayores o adquirida congénitamente a través de la madre infectada por contacto con sus hijos mayores» prevenía la aparición de enfermedades alérgicas.

«Durante el último siglo», añadía, «la reducción del número de hijos, la mejora de las condiciones habitacionales y una mayor exigencia en cuanto a la limpieza personal han reducido las posibilidades de contagio en el seno de las familias con hijos pequeños. Esto puede haberse traducido en una mayor incidencia clínica de las atopias, que han ido en aumento entre las personas más acaudaladas, como parece haber ocurrido con la fiebre del heno».

Así nació la *hipótesis de la higiene*, uno de los enfoques más reveladores y vigorosos respecto a las dificultades que afrontamos los seres humanos en nuestra relación con el mundo moderno. Resumiendo mucho, podríamos decir que esas dificultades giran en torno a la idea de que evolucionamos a lo largo de millones de años para sobrevivir en nuestro entorno. Durante la mayor parte de la historia de la humanidad, ese entorno se caracterizó por desafíos extremos como la escasez de comida o la ingesta de alimentos que podían ser portadores de patógenos, las condiciones de vida insalubres, el agua contaminada, el clima desfavorable, etcétera. Era un entorno muy peligroso, en el que sobrevivir era toda una hazaña.

En el centro de nuestras defensas se hallaba el sistema inmunitario. Esas defensas son resultado de miles de años de evolución, igual que un canto rodado es resultado del efecto de la erosión del agua de un río sobre la piedra y de los tumbos que da esta al desplazarse empujada por la corriente.

Por el camino, los humanos aprendimos a tomar medidas para reforzar nuestras defensas. Antes del descubrimiento de las medicinas, adquirimos toda clase de costumbres y rutinas que fomentaban nuestra supervivencia. Así pues, el cerebro —el órgano que nos ayuda a adquirir hábitos y costumbres— puede considerarse una faceta más del sistema inmunitario. Utilizábamos, por ejemplo, la mentalidad colectiva para idear conductas eficaces. Empezamos a lavarnos las manos o a evitar ciertos alimentos que podían ser peligrosos o incluso mortales. Algunas culturas evitan el consumo de carne de cerdo, que es un animal muy proclive a la triquinosis; en otras es tabú comer todo tipos de carnes, con su carga tóxica de *E. coli*. Ya en Éxodo, uno de los primeros libros del Antiguo Testamento, se alude a las abluciones rituales: «Y se lavarán las manos y los pies para que no mueran».

Nuestras ideas evolucionaron, pero el sistema inmunitario no, o no por completo. No quiero decir con esto que no haya sufrido cambios. El sistema inmunitario reacciona al entorno y aprende de él. Esa es la dinámica fundamental del llamado sistema inmunitario adaptativo, una de las ramas principales de nuestras defensas fisiológicas. El sistema inmunitario entra en contacto con diversos patógenos, genera una respuesta inmunitaria y luego es mucho más capaz de enfrentarse a ese mismo patógeno, en caso de que vuelva a aparecer. De esa manera nos adaptamos al entorno.

Pero adaptación y evolución no son lo mismo. La adaptación implica responder al entorno dentro de los límites de las capacidades físicas individuales. Por poner un ejemplo cualquiera: si te das cuenta de que es más probable que atrapes un pájaro si sales a cazar al amanecer, te despertarás muy temprano para ir a cazar. Te estás adaptando a tu entorno. La evolución, en cambio, implica fundamentalmente el cambio de las capacidades físicas de la especie a lo largo de muchas generaciones. Siguiendo con el ejemplo anterior, la evolución podría optimizar nuestra capacidad de atrapar pájaros mediante el desarrollo de alas. Pero para que los humanos nos convirtiéramos en criaturas aladas harían falta millones de años.

¿Qué tiene esto que ver con tu sistema inmunitario y con las alergias?, te preguntarás. Muchísimo.

Para sobrevivir, nos *adaptamos* dentro de nuestras capacidades físicas. Empezamos a lavarnos las manos, a barrer el suelo, a cocinar la comida y a evitar ciertos alimentos. Aprendimos y fuimos adaptándonos.

Luego, el aprendizaje y la adaptación se intensificaron a medida que acumulábamos descubrimientos. Los hallazgos humanos se sucedían a toda velocidad. Creamos medicinas como las vacunas y los antibióticos. Prácticamente de la noche a la mañana, cambiamos el medioambiente con el que interactuaba nuestro sistema inmunitario. Mejoramos las condiciones higiénicas de los animales que criábamos y sacrificábamos para alimentarnos, y las de nuestras cosechas y cocinas. Sobre todo en las zonas más ricas del mundo, empezamos a depurar el agua de consumo y se generalizó el uso de sistemas de conducción de aguas y de recogida y tratamiento de residuos. Empezamos a aislar y eliminar bacterias y otros gérmenes. Pero, en su mayor parte, el sistema inmunitario humano sigue siendo el mismo de siempre. Por un lado, le hemos echado un cable importante al reducir la lista de sus enemigos. Pero, por otro, se ha demostrado que el sistema inmunitario no es capaz de seguir el ritmo de tantos cambios.

En el fondo, hemos provocado un desequilibrio entre nuestro sistema inmunitario —una de las balanzas más refinadas y antiguas que existen— y nuestro entorno. Gracias al inmenso aprendizaje que hemos acumulado como especie, el sistema inmunitario humano ya no se relaciona como antes con los gérmenes que contribuían a que aprendiera y se perfeccionara; es decir, que ayudaban a su *entrenamiento*. No se encuentra ya con tantas infecciones como antes cuando somos bebés. Esto no se debe únicamente a que nuestras casas estén más limpias, sino también a que se ha reducido el número de hijos por familia (hay menos hijos mayores que lleven gérmenes a casa), a que los alimentos y el agua están más limpios, a que esterilizamos la leche, y a muchos otros factores ambientales.

¿Y qué hace un sistema inmunitario cuando no está bien entrenado?

Reacciona sin mesura. Saca las uñas frente a cosas como los ácaros del polvo o el polen. Provoca lo que denominamos alergias, ataques crónicos del sistema inmunitario —o sea, inflamaciones—, que tienen efectos contraproducentes, irritantes y hasta peligrosos. También se ha dado un aumento de la autoinmunidad.

Las cifras hablan por sí solas.

* * *

En Estados Unidos, el porcentaje de niños con alergias alimentarias aumentó en un 50 por ciento entre 1997-1999 y 2009-2011, según datos de los Centros para el Control y la Prevención de Enfermedades.

El aumento de las alergias cutáneas fue de un 69 por ciento en ese mismo periodo, de manera que un 12,5 por ciento de los niños estadounidenses sufre eccema o algún otro tipo de irritación dérmica.

En consonancia con lo que he explicado al principio de este capítulo, las alergias respiratorias y alimentarias crecen a medida que se incrementa el nivel de ingresos. A más dinero —y hay que tener en cuenta que normalmente el nivel de renta se corresponde con un mayor nivel educativo—, más riesgo de padecer alergias. Estos datos podrían deberse en parte a las características concretas de las personas que informan de que padecen alergias, pero también es posible que reflejen diferencias ambientales.

La misma tendencia se observa en otros países. Las alergias cutáneas «se han duplicado o triplicado en los países industrializados durante las últimas tres décadas, y actualmente afectan a entre un 15 y un 30 por ciento de los menores y entre un 2 y un 10 por ciento de los adultos», según un artículo publicado por la Sociedad Británica de Inmunología. El asma, añade dicho artículo, «está adquiriendo proporciones epidémicas».

En 2011, uno de cada cuatro niños europeos sufría alguna alergia, y esa cifra iba en aumento, según un informe de la Organización Mundial de la Alergia. Los estudios migratorios han demostrado que algunos tipos de alergias y trastornos autoinmunes aumentan al pasar las personas de vivir en países más pobres a vivir en países más ricos, apuntaba el mismo informe. Así, por ejemplo, la prevalencia de la diabetes es mayor entre los paquistaníes que residen en el Reino Unido que entre los que han permanecido en Pakistán, y la del lupus es mayor entre los afroamericanos que entre los pobladores de la costa oeste de África.

Se observa la misma dinámica en enfermedades como la enteropatía inflamatoria, las diversas afecciones reumáticas y, sobre todo, la celiaquía, causada por la reacción desproporcionada del sistema inmunitario frente a la proteína del gluten. Esa agresión, a su vez, daña las paredes del intestino delgado. Esto puede parecer una alergia alimentaria, pero no lo es, puesto que los síntomas son distintos. En el caso de un trastorno autoinmune como la celiaquía, la inflamación se da localmente, en la zona de la agresión; el sistema inmunitario ataca a la proteína y a las regiones limítrofes. Las alergias suelen producir una reacción más generalizada. La alergia al cacahuete, por ejemplo, puede causar una inflamación de la tráquea conocida como anafilaxia, que entraña peligro de asfixia.

Tanto en el caso de las alergias como de los trastornos autoinmunes, nuestras defensas reaccionan con mayor contundencia de la que deberían, o de lo que es «sano» para el huésped (y sí, me refiero a ti).

Esto no significa que el aumento de estas dolencias se deba a la mejora de la higiene, al descenso de las infecciones infantiles y a su relación con la salud y la educación. Ha habido muchos otros cambios en nuestro entorno, como, por ejemplo, la existencia de nuevos contaminantes. Y hay que tener en cuenta, desde luego, los factores genéticos. Pero esto no invalida la hipótesis de la higiene (ni, en lo tocante a las alergias, la relación inversa entre salud e industrialización).

Un estudio sobre los amish viene muy al caso.

* * *

Los amish no son precisamente famosos por su espíritu festivo, pero el estudio al que me refiero es de los que chiflan a los investigadores. Analizaba, concretamente, la prevalencia de la alergia entre dos comunidades, una de amish de Indiana y otra de huteritas de Dakota del Sur. ¿Que por qué este estudio en particular hizo las delicias de los científicos? Porque esos dos grupos de población han permanecido relativamente aislados desde que se asentaron en Estados Unidos hace varios siglos (los amish en el siglo XVIII tras emigrar desde Suiza, y los huteritas en el siglo XIX, procedentes del sur del Tirol, la región fronteriza entre Suiza y el norte de Italia). Conclusión: su ascendencia genética es relativamente parecida y su estilo de vida tiene características muy similares respecto a ciertos aspectos que influyen en las alergias, como el elevado número de hijos por familia, la alta tasa de vacunación y —según apunta el estudio— «los tabúes en contra de las mascotas domésticas». En cuanto al ganado, en cambio, no hay tabúes.

Esto es al mismo tiempo una semejanza y una diferencia clave.

Los amish del estudio «practican la agricultura tradicional, viven en granjas unifamiliares y utilizan caballos para el transporte y las labores del campo. Los huteritas viven en grandes granjas comunitarias altamente industrializadas».

Hay otra diferencia fundamental que está relacionada con la prevalencia de la alergia. Solo el 5 por ciento de los niños amish en edad escolar sufría asma, mientras que entre los huteritas este porcentaje era del 21 por ciento.

Un 7 por ciento de niños amish presentaba un grado menor de hipersensibilidad frente a los alérgenos —es decir, de sensibilización alérgica—, frente a un 33 por ciento de niños huteritas.

Los autores del estudio se preguntaron qué factores hacían que esos dos colectivos con una herencia genética tan parecida e igualmente aislados de otros grupos tanto en lo cultural como en lo ambiental tuvieran perfiles tan distintos en cuanto a la prevalencia de las alergias.

Según descubrieron, uno de los factores clave era que en los hogares amish había muchos más alérgenos procedentes «de gatos, perros, ácaros del polvo y cucarachas». Estos alérgenos estaban presentes en el 30 por ciento de las casas amish y solo en un 10 por ciento de las huteritas. Cualquiera pensaría que es preferible vivir en un hogar amish, ¿verdad?

No nos precipitemos.

En las casas de las familias amish, los residuos de bacterias susceptibles de causar enfermedad eran casi siete veces superiores.

Pero ahora viene lo bueno. Los investigadores hicieron análisis a individuos amish y lo que descubrieron hace que uno se replantee ese rechazo instintivo hacia la presencia de posibles patógenos en el hogar. Los niños amish tenían una proporción más alta de esas células inmunitarias llamadas neutrófilos que, recordemos, son combatientes de primera línea defensiva.

Entre los amish había también una proporción relativamente baja de eosinófilos, otro tipo de glóbulos blancos, combatientes muy robustos y versátiles esenciales para la eliminación de virus, bacterias y parásitos. Los eosinófilos pueden causar inflamación, lo que, como ya sabemos, es un arma de doble filo. De hecho, están muy vinculados con la alergia y la autoinmunidad cuando su número es elevado. Si los hay en exceso, pueden ser marcadores de asma y eccema, lupus, enfermedad de Crohn y otras dolencias.

Tanto los amish como los huteritas estaban en contacto con un tipo de bacterias que genera una respuesta inmunitaria fuerte medida según el nivel de citoquinas como el interferón o las interleucinas. Estas bacterias daban lugar, en general, a la producción de las mismas veintitrés citoquinas, pero en menor proporción en el caso de los amish.

«Comparados con los huteritas, los amish, que practican la agricultura tradicional y están expuestos a un entorno rico en microbios, mostraban una tasa muy baja de asma y un perfil inmunitario característico que posiblemente incide de manera profunda en su inmunidad innata», afirmaban las conclusiones del estudio publicadas en *The New England Journal of Medicine*.

Posteriormente, los investigadores hicieron estudios en ratones para intentar reproducir los resultados en el laboratorio. Estos estudios demostraron que los ratones criados en un ambiente relativamente abundante en microbios, como el de los amish, desarrollaban un sistema inmunitario más eficaz en ciertos aspectos clave, que los ratones criados en condiciones ambientales equiparables a las de los huteritas.

Voy a citar el estudio con toda su esplendorosa jerga científica, en parte porque el lector que haya llegado hasta aquí lo entenderá casi todo:

> La concordancia entre los resultados de los estudios en humanos y en ratones era muy notable: en ambos casos, la protección iba acompañada de niveles inferiores de eosinófilos, mayor cantidad de neutrófilos, respuesta de citoquinas por lo general inhibida y nulo aumento de los niveles de linfocitos T reguladores e interleucina 10. Así pues, el hallazgo de que estas características dependen en gran medida de las vías inmunitarias innatas en ratones permite inferir que la transducción de la señal inmunitaria innata puede ser también la diana de protección fundamental en los niños amish, en los que la respuesta inmunitaria adaptativa posterior también puede estar modulada.

Veamos qué quiere decir esto en lenguaje corriente. El polvo y los residuos generados por las mascotas, el ganado y las cucarachas, lejos de ser perjudicial, influía positivamente en las dos ramas del sistema inmunitario —la innata y la adaptativa—, de manera que los niños amish tenían muchas menos probabilidades de ser alérgicos.

Así pues, ¿deberías meterte el dedo en la nariz y comerte los mocos? El estudio no responde a esa pregunta, pero quizá explique por qué a veces sentimos el impulso de hacerlo. Tal vez estemos introduciendo

inconscientemente unos cuantos gérmenes por las fosas nasales para poner a prueba nuestras defensas, del mismo modo que los niños se meten
todo tipo de cosas en la boca. Mientras me estaba documentando para
escribir este libro, un inmunólogo muy conocido me dijo que los niños
tendrían que «comer medio kilo de tierra al día». Era broma, claro, pero
ahora ya entiendes por qué lo decía.

En cambio, se venden multitud de productos que afirman lo contrario.

* * *

De pequeño, yo coleccionaba Wacky Packages, unos sobres de cromos y
pegatinas que parodiaban el nombre de famosas marcas de productos de
consumo. Si unas galletas para perros se llamaban Milk-Bone, cambiaban
el *bone* («hueso») por *foam* («gomaespuma») y quedaba Milk-Foam; y si la
típica marca de tiritas se llamaba Band-Aid, cambiaban el *aid* («auxilio»)
por *ache* («dolor»), y el resultado era Band-Ache. En cada paquete venía
un chicle de color rosa que casi seguro que se había fabricado en el siglo
XVIII.

Entre los productos de los que se hacían cromos de este tipo había
muchísimos de higiene y limpieza, como limpiacristales, friegasuelos y
detergentes.

No era de extrañar que hubiera tantos. Había infinidad de anuncios
de ese tipo de productos desde que a finales del siglo XIX comenzó el
auge de la comercialización de productos higiénicos, según otro estudio
novedoso publicado en 2001 por la Asociación de Profesionales de Epidemiología y Control de Infecciones de Estados Unidos. Has oído bien;
los investigadores de la Universidad de Columbia que hicieron el estudio
trataban de comprender cómo era posible que sintiéramos esa fascinación
por los productos de limpieza. He aquí algunos datos interesantes:

• El catálogo de ventas por correo de los grandes almacenes Sears de
principios del siglo XX contenía numerosos anuncios de «amoníaco,
Borax, detergente para la ropa y jabón de tocador».

- «Entre principios y mediados del siglo xx, la fabricación de jabones en Estados Unidos aumentó en un 44 por ciento», coincidiendo con «una mejora considerable en el suministro de agua y los sistemas de conducción de aguas residuales y recogida de basuras».
- El volumen de publicidad se contrajo en las décadas de 1960 y 1970, al entenderse que las vacunas y los antibióticos eran la solución e insistirse menos en la «responsabilidad individual».
- Luego, sin embargo, a principios de la década de 1980, el mercado de los productos de higiene —tanto personal como del hogar— subió en un 81 por ciento. Los autores del estudio atribuyen este aumento a un «repunte de la preocupación social por la protección contra las enfermedades infecciosas». Cabe preguntarse si el sida no tendría algo que ver en este repunte. Los publicistas nunca desaprovechan una crisis, y los mensajes publicitarios tienen impacto social. El estudio cita una encuesta Gallup de 1998 según la cual los virus y las bacterias preocupaban al 66 por ciento de los adultos estadounidenses, y un 40 por ciento «creía que esos microorganismos estaban cada vez más extendidos». Gallup informaba también de que el 33 por ciento de los adultos «consideraba imprescindibles los productos de limpieza antibacterianos para proteger el entorno doméstico», y el 26 por ciento creía que eran necesarios para proteger el organismo y la piel.

Se equivocaban.

Pero este error de percepción no es privativo de los consumidores. Afecta también a muchos médicos —ya sea por desconocimiento o por irresponsabilidad pura y dura—, en lo tocante a otro tema relacionado con este: el uso de los antibióticos.

* * *

He descrito los antibióticos como un avance maravilloso que cambió el mundo. Al mismo tiempo, el hecho de que se receten innecesariamente con tanta frecuencia es perjudicial no solo para quienes los toman sin precisarlos —porque matan bacterias muy importantes para el funcionamiento del organismo—, sino, sobre todo, para la sociedad en su conjunto. Debido a ello las bacterias están evolucionando a velocidad de vértigo, hasta el punto de que algunas ya son capaces de sobrevivir a los antibióticos. A estas bacterias ultrarresistentes se las llama a veces «superbacterias». Suena un poco apocalíptico, pero es una realidad muy concreta.

Un estudio publicado a finales de 2014 reveló que al año mueren 700.000 personas a causa de infecciones comunes de bacterias que se han vuelto resistentes a los medicamentos.

¡Claro que las bacterias han evolucionado para hacerse más fuertes! Como todos los seres vivos, las bacterias mutan, y las mutaciones que resisten a la acción de los fármacos son las que tienen más probabilidades de perpetuarse. Científicamente, es de cajón.

Y las bacterias están entrando en contacto con antibióticos en todas partes y a todas horas. Los antibióticos no solo son de los medicamentos más recetados, sino que se emplean en países de todo el mundo para cebar a pollos, cerdos y otros animales de granja. El uso de antibióticos en ganadería permite acelerar el crecimiento de los animales, abarata la producción de proteína animal y permite una comercialización más rápida de la carne, lo que no es poca cosa, sobre todo en países en vías de desarrollo. Su uso, no obstante, no se limita a las economías emergentes. En Estados Unidos, en 2015, se vendieron 15 millones de kilos de antibióticos para su uso en «animales destinados al consumo alimentario», según la FDA, lo que supone en torno a un 80 por ciento de los antibióticos vendidos en total en Estados Unidos.

El uso intensivo de antibióticos en todo el mundo está acelerando la evolución de las bacterias. Y los científicos han descubierto que las bacterias están consiguiendo esquivar el efecto de los fármacos antes de lo que se esperaba gracias al modo en que están evolucionando. Se están pasando entre sí un código genético que les permite defenderse de los ataques de los antibióticos. De hecho, las que están sometidas a la acción de los antibióticos pueden pedir socorro a sus congéneres («¡Mandadme algo de material genético de protección!»), de manera que esa capacidad de resistir se transfiere de unas a otras.

El estudio publicado en 2014 auguraba que en el año 2050 morirán 10 millones de personas debido a las bacterias resistentes a los fármacos, más de las que, según las previsiones, morirán de cáncer ese mismo año (8,2 millones). Se trata, indiscutiblemente, de uno de los principales problemas médicos que afronta nuestro mundo, tan universal como el cambio climático, solo que con más impacto inmediato.

Un científico que dirige las iniciativas de la Organización Mundial de la Salud para crear medidas de alcance mundial que limiten el uso de los antibióticos me dijo que, desde un punto de vista filosófico, de esto puede extraerse una lección que va en contra de lo que la publicidad viene proclamando desde hace un siglo; concretamente, que no por tratar de eliminar todos los peligros de nuestro entorno vamos a estar más protegidos.

—Hay que desechar la idea de que tenemos que aniquilar todas estas cosas de nuestro entorno local. Lo que ocurre es que esa idea se aprovecha de cierto temor.

¿Hasta qué punto es fácil aprovecharse del miedo que tenemos a que haya más bacterias pululando por el interior de nuestro cuerpo?

De hecho, es posible que lo que necesitemos sea justamente lo contrario: que haya muchísimas más bacterias.

* * *

Vamos a volver un momento a Linda Segre, la golfista que padecía una artritis reumatoide espantosa. Hace dos años, cuando estaba recuperando la normalidad —tras ser nombrada vicepresidenta ejecutiva de la empresa Diamond Foods— una asociación exclusiva a la que pertenece, formada por directivos de alto nivel, le hizo una petición un tanto extraña. El objetivo de dicha organización es que los directivos se comuniquen y compartan conocimientos y experiencia, además de mantenerlos al corriente de los últimos avances en distintos campos, incluido el cuidado de la salud.

La asociación envió un mensaje preguntando a sus miembros si estarían dispuestos a hacerse un chequeo para ver cómo andaban de salud intestinal. Claro que sí, pensó Linda. Así que hizo lo que le pedían y les mandó una muestra de heces.

Esta iniciativa apunta a otro factor clave en el aumento de las alergias y la autoinmunidad. Un factor que afecta, además, a nuestro estado de salud general y al equilibrio del sistema inmunitario.

Permíteme presentarte a la microbiota, tu comunidad de bacterias amigas.

33

Microbioma

La mitad de las células de nuestro cuerpo, como mínimo, son bacterianas, no humanas. Cien billones de células bacterianas, y están casi todas en el intestino. Individualmente, se las llama microbiota; al conjunto de ellas, y al total de sus componentes genéticos, se le llama microbioma.

Un artículo sobre este tema firmado por expertos de la Universidad de Colorado en Boulder afirmaba que hay 3,3 millones de genes microbianos en el intestino humano «frente a los aproximadamente 22.000 genes presentes de todo el genoma humano». Otro estudio calculaba que hay 1.000 especies de bacterias en el tracto digestivo, con 5 millones de genes. El microbioma es, en una palabra, inmenso.

Según el artículo de la Universidad de Colorado, todos los seres humanos tenemos prácticamente el mismo lote de material genético: tú y yo somos parecidos en un 99,9 por ciento, en cuanto a nuestros componentes genéticos esenciales. En cambio, el microbioma —el material genético constituyente de las bacterias que tenemos en el intestino o en las manos— puede diferir entre un 80 y un 90 por ciento del nuestro. (Merece la pena anotar que la mayoría de las bacterias que habitan dentro del cuerpo humano se concentran en el intestino, aunque también tenemos unas 500 especies en la boca; más o menos el mismo número en los «conductos de ventilación», o sea, en el aparato respiratorio; 300 millones en la piel; y unos 150 millones en el aparato reproductor femenino).

—Todo lo que tenemos a la vista está cubierto de microbios, solo que no los vemos. Colonizan el mundo, pero para nosotros son invisibles —me explicó Sarkis Mazmanian, un profesor de Caltech considerado una de las mayores autoridades en este tema.

Hace tiempo, cuando Mazmanian empezó sus investigaciones —y «se apasionó por las bacterias»—, pensaba que eran «unos bichitos muy molestos que querían que enfermáramos, pero estaba equivocado».

* * *

Durante muchísimo tiempo se pensó que, si podíamos coexistir con las bacterias que habitaban en nuestro intestino, era gracias a la membrana protectora que lo recubría y que actuaba como una barrera casi infranqueable. Esta barrera —un recubrimiento mucoso con la textura de la vaselina— se comporta como una especie de campo de fuerza que separa los intestinos delgado y grueso del resto del cuerpo. Se creía que este recubrimiento impedía que la microbiota o flora intestinal pasara al resto del organismo y las mantenía alejadas del sistema inmunitario. Esta teoría se denomina indiferencia inmunitaria.

De hecho, se pensaba que las células defensoras ignoraban la presencia de esas bacterias dentro del organismo.

Este planteamiento era incompleto, por no decir incorrecto. Mazmanian y otros investigadores han demostrado que el gel que recubre el intestino está colonizado por la microbiota y que estas bacterias se hallan muy próximas a células capaces de desencadenar una respuesta inmunitaria. Al otro lado de esa pared con consistencia de gel hay una línea de células —llamadas células epiteliales— que está cargada de disparadores inmunitarios.

Esto indica que la microbiota ha evolucionado incorporando la capacidad específica de interactuar con el sistema inmunitario humano y estimularlo.

Para comprender esto, vamos a dar un paso atrás y a pensar en los seres humanos en su contexto ambiental. Vivimos inmersos, literal y metafóricamente, en un mar de bacterias. Debemos convivir con ellas igual que convivimos entre nosotros. Imagínate que estuvieras constantemente en guerra con tus vecinos; de esa lucha sin cuartel, nadie saldría vivo. Por el contrario, procuramos buscar un terreno común, cooperamos y a veces ayudamos a la coexistencia levantando vallas y lindes. La relación entre los humanos y las bacterias es aún más íntima. Somos muy distintos y a veces puede darse el antagonismo, pero casi siempre cooperamos, lo que es esencial para garantizar la supervivencia de unos y otros.

Aun así, desde una perspectiva evolutiva y a escala temporal geológica, las primeras relaciones del sistema inmunitario y las bacterias no fueran precisamente amistosas.

—Es probable que el primer encuentro fuera hostil, hasta que se llegó a una tregua —explica Mazmanian.

El sistema inmunitario y las bacterias se tantearon y, gracias a la evolución, alcanzaron una paz provechosa para ambas partes. Después llegaron a la conclusión de que solo podían sobrevivir si aunaban fuerzas. Para sobrevivir, se necesitaban mutuamente. Mazmanian describe esta relación como «una asociación; ambos jugadores están en el mismo lado de la red, luchando contra adversarios comunes».

Estos adversarios son un puñado de patógenos: las bacterias, virus y parásitos que matan el tejido humano. En términos absolutos, estos patógenos constituyen una fracción minúscula de las bacterias que existen en el mundo. Para las bacterias con las que cooperamos —nuestra microbiota—, estos patógenos son el enemigo común, porque el cuerpo humano es el huésped en el que habita la microbiota.

—Las bacterias se alían con el sistema inmunitario para rechazar a los microorganismos invasores —afirma Mazmanian—. Es lógico que así sea, dado que beneficia a ambas partes.

Esta dinámica evolutiva se desarrolla en el plano de lo individual. Cada persona entabla una relación funcional con su entorno. Es una especie de contrato social que firmamos con las bacterias que nos habitan, extremadamente personalizado y variable. Un dato científico pone de

relieve hasta qué punto es importante esta relación individual: la microbiota del intestino de un bebé que nace mediante parto vaginal es distinta a la microbiota de uno que nace por cesárea. En el periodo que sigue
al nacimiento, nuestros socios, los microbios, pasan de 0 a 100 en tiempo
récord. Lo explica muy bien un artículo firmado, entre otros, por un genetista de la Universidad de Stanford:

La colonización microbiana del tubo digestivo del bebé es un episodio muy relevante del ciclo vital humano. Cada vez que nace un
bebé, se crea un ecosistema rico y dinámico a partir de un entorno
estéril. En cuestión de días, los inmigrantes microbianos han fundado una comunidad floreciente cuya población pronto sobrepasa
en número a las células del bebé. La simbiosis evolutiva ancestral
entre el tubo digestivo humano y la microbiota que lo habita implica sin duda algunas interacciones recíprocas de diverso tipo entre la flora intestinal y el huésped, con repercusiones importantes
para la salud y la fisiología humanas. Estas interacciones pueden
tener efectos beneficiosos en cuanto a nutrición, inmunidad y
desarrollo o, por el contrario, consecuencias patógenas para el
huésped.

Este párrafo denso pero muy instructivo nos habla de la colonización
bacteriana del aparato digestivo del bebé. Los colonos son «inmigrantes
microbianos»: otro indicador del equilibrio básico y el desdibujamiento de
la noción de lo que nos es propio. ¿Qué soy yo y qué es lo otro? ¿Qué me
es ajeno? ¿Será quizá esencial para nuestra supervivencia que vivamos en
simbiosis con el otro y no lo rechacemos ni lo destruyamos?

El artículo toca algunas otras cuestiones científicas de gran importancia. Una de ellas es el papel que desempeña el entorno en la formación de
la microbiota. Las crías de ratón que viven en la misma jaula que sus
madres tienen una microbiota más parecida a la de sus progenitoras que
las crías de la misma madre que viven en otras jaulas. Como apunta el
artículo: «La población bacteriana que se desarrolla en las fases iniciales

depende en gran medida de las bacterias específicas a las que está expuesta la cría».

* * *

Para explicar por qué son tan importantes estas bacterias, voy a volver a referirme brevemente a un pionero de la década de 1970, Susumu Tonegawa. Sus estudios ayudaron a descubrir que la genética del sistema inmunitario humano es tan diversa porque los genes se reordenan al azar durante el desarrollo celular, de modo que cada uno de nosotros viene equipado con un sistema inmunitario con gran capacidad para reconocer un amplio abanico de posibles enemigos y «acoplarse» a ellos. Hemos desarrollado una variedad casi infinita de anticuerpos. Para muchos, esa es la clave de nuestra supervivencia.

Pero, pese a lo completo y extenso que es este kit de herramientas, no basta para asegurar que sobrevivamos. Y aquí es donde interviene la microbiota.

—El genoma humano no puede aportarnos todo aquello que garantiza nuestra salud. Necesitamos el aporte del microbioma. Nos hace falta ese segundo genoma. Así que, en realidad, albergamos dos genomas: el nuestro y el de nuestro microbioma —me explicó Mazmanian.

Esta maravillosa simbiosis entre humanos y microbios ha dado como resultado un nuevo término para describirnos. Somos superorganismos. Sí, así se dice en lenguaje científico. Deberías sentirte afortunado. Tienes superpoderes: eres un ser humano fortalecido por el poder de las bacterias.

Pero ¿en qué influye exactamente el microbioma?

En la digestión, la nutrición y la obesidad —en general, en cuánta energía extraemos de los alimentos y en lo eficazmente que aprovechamos sus nutrientes—, pero también en la ansiedad y el estado de ánimo, y —lo que es muy importante en este contexto— en cómo nos defendemos contra los patógenos y contra nuestro propio organismo.

Vamos a verlo en la práctica.

* * *

Sabemos ya que, entre los muchos tipos de linfocitos T, hay uno que se llama linfocito T regulador o Treg. Se trata de un subgrupo muy importante de linfocitos que, entre otras funciones, contribuye a inhibir el sistema inmunitario. Bien pensado, es lógico que así sea; esas células forman parte de una red de defensas que tiene como objetivo echar a los alborotadores sin pasarse de la raya y acabar arruinando la fiesta.

En ese aspecto, los linfocitos Treg no son tan raros. Lo que hace que merezcan una mención especial aquí es el hecho de que probablemente no existirían si no tuviéramos microbioma en el intestino. Mazmanian ha descubierto, mediante experimentos con ratones, que los linfocitos Treg no se desarrollan en ausencia de ciertas bacterias intestinales. Dicho de otra manera, cuando el microbioma del ratón está incompleto, también lo está el sistema inmunitario.

Mazmanian y sus colaboradores descubrieron también que las bacterias tenían un mecanismo de comunicación que estimulaba el desarrollo de los linfocitos Treg. Explicado de manera muy sencilla, funciona así: las bacterias intestinales mandan un mensaje que se transmite a través de las células inmunitarias que recubren el intestino y que reciben las células inmaduras de la médula ósea o el timo que están esperando la orden de adoptar la identidad de linfocitos Treg.

Mazmanian me explicó muy claramente lo que esto suponía:

—Hay tipos enteros de células en el cuerpo que no se desarrollan porque el ADN no tiene toda la información necesaria para ordenarle a la célula que se desarrolle.

Los estudios de Mazmanian también demuestran que el microbioma desempeña un papel fundamental en el control del sistema inmunitario, además de contribuir a atacar a invasores externos. Ello se debe —como espero que ya haya quedado claro— a que el sistema inmunitario es tan peligroso para el propio organismo como esos invasores. El microbioma no puede permitirse que el sistema inmunitario de su huésped dañe al propio huésped debido a un exceso de celo en el cumplimiento de sus funciones policiales.

Al microbioma le interesa impedir que el organismo se agreda a sí mismo; por eso las bacterias contribuyen a mantener a raya nuestras defensas.

—El sistema inmunitario es una escopeta cargada y, cuando se dispara y nada la controla, se producen las alergias, y la autoinmunidad, y la inflamación —afirma Mazmanian.

De los estudios de Mazmanian cabe extraer una conclusión de enorme calado: la manera en que nos relacionamos con las bacterias presentes en la naturaleza determina nuestra salud. Si esa relación se desequilibra, el sistema inmunitario también se desregula.

—En definitiva —explica Mazmanian—, de lo que se trata es de la interpretación actual de la hipótesis de la higiene.

* * *

La hipótesis de la higiene afirmaba que nuestro entorno se ha vuelto tan aséptico que impide el correcto entrenamiento del sistema inmunitario. Mazmanian y otros investigadores creen que el microbioma es un factor esencial en el desarrollo de los trastornos del sistema inmunitario que se dan en la actualidad.

El empeño en eliminar las bacterias de nuestro entorno a base de limpieza, aunque tenga buenas intenciones, ha acabado limitando el número de los microorganismos que colonizan y pueblan el intestino humano. Mazmanian dice en broma que el uso del váter tiene sus desventajas, comparado con hacer caca en el campo, cuando solo podemos enterrar a medias las bacterias y no lavarnos del todo las manos. En lugar de eso, «tiramos de la cadena y nuestros bichitos amigos se van por el desagüe».

¿Dice en serio que nos iría mejor si no tuviéramos tantas comodidades modernas?

Bueno, es innegable que la gente de los países menos desarrollados —de algunas partes de África, por ejemplo— tiene una flora microbiana mucho más compleja que la nuestra. Cuando Mazmanian llegó a Caltech en 2006, pensaba, llevado por cierto idealismo, que esos microbiomas tan complejos y el entorno que los hacía florecer eran superiores a los del mundo occidental.

—No te interesa tener un microbioma lleno de virus y parásitos tropicales, te lo aseguro —le dijo un colega.

También hay muchísimos ejemplos que demuestran que la exposición a patógenos peligrosos a una edad temprana puede producir enfermedades posteriores, o autoinmunidad. *Así que no es que queramos prescindir de las comodidades modernas y vivir envueltos en bacterias.* Mazmanian dice haber aprendido desde entonces que una limpieza excesiva del entorno y el uso de toallitas y jabones antimicrobianos tiene como consecuencia limitar la microbiota que nos transmitimos unos a otros. Se trata de una cuestión fundamental. Nuestra especie convive con toda clase de bacterias beneficiosas. Los tipos de bacterias que nos colonizan y que portamos no son siempre los mismos; dependen de los individuos. A lo largo de la historia humana, nos los hemos transmitido, compartiéndolos y creando una vasta red de intercambio gracias a los apretones de manos, los abrazos, las palmaditas en la mejilla, el uso de las barandillas de escalera comunitarias o los mostradores, etcétera. Ahora, en cambio, matamos a nuestros microbios en lugar de compartirlos.

—Nos hemos distanciado de agentes infecciosos, pero también de microbios que nos benefician —explica Mazmanian—. Es probable que yo tenga un microbioma menos variado que el de mi madre, y que el de mis hijos sea menos complejo que el mío. Puede que la diversidad se vaya reduciendo con cada generación.

Dependíamos de esos microbios para complementar nuestra red defensiva, incluidas las comunicaciones que inhiben el sistema inmunitario. Esta parece ser una de las claves que explican el aumento de las alergias y la autoinmunidad. No estamos recibiendo las señales que nos dicen: «Para, no reacciones al polen, no te agredas».

* * *

Estas nociones —la hipótesis de la higiene y el microbioma— influyen en la salud de la población humana en general, es decir, en el medioambiente en el que está inmerso nuestro sistema inmunitario.

Hemos alcanzado un punto de inflexión; nuestra relación con las bacterias está cambiando de manera fundamental. Las bacterias son organismos con los que compartimos este planeta y con los que hemos convivido durante miles de años. Esta relación se está modificando debido a que, como especie, estamos luchando por sobrevivir, y las bacterias también. Ha sido siempre una relación fluida, pero desde hace algún tiempo sus tensiones se han intensificado debido a los productos de la tecnología, como los jabones antimicrobianos, los antibióticos o los alimentos artificiales. Estos avances, maravillosos en ciertos aspectos, auténticos jalones de la innovación humana, son tan potentes que han modificado el sutil equilibrio entre las bacterias y el ser humano. Algo análogo ha sucedido con otros avances tecnológicos que han tenido consecuencias inesperadas. La aparición del automóvil hizo posible el transporte rápido y al mismo tiempo produjo miles de muertes en carretera; los teléfonos móviles han cambiado las comunicaciones de la noche a la mañana y también ponen en peligro nuestra capacidad de atención y concentración, nos distraen mientras conducimos y nos abocan a un uso compulsivo de los ordenadores; y así sucesivamente.

Hay una diferencia clave entre esas situaciones y nuestra nueva relación con las bacterias. En todos esos casos, nosotros tenemos el control, en último término. Podemos cambiar de conducta o modificar la tecnología. Pero en el caso de nuestra relación con las bacterias, solo controlamos una parte de la ecuación. Podemos intentar dar ciertos pasos para relajar la presión sobre las bacterias, pero, en definitiva, no controlamos cómo van a reaccionar esos organismos tan poderosos.

Así que, ¿qué podemos hacer? En primer lugar, debemos tomar conciencia de que compartimos la Tierra con estos parientes lejanos. Después, vamos a necesitar medidas sociales para dar solución a problemas como la resistencia de las bacterias a los antibióticos. Podemos, como mínimo, intentar servirnos de la tecnología de manera más sensata.

En el plano individual hay menos cosas que podamos hacer, pero sí que podemos, al menos, no ser tan neuróticos respecto al uso de productos que pueden tener un efecto contraproducente sobre nuestro organismo y sobre las bacterias en general. Podemos elegir consumir carne de animales que no estén criados con antibióticos. Y podemos tomar la decisión de coger un trozo de comida que se nos ha caído al suelo, aclararla y comérnosla.

Admito que a veces es muy complicado mantener el equilibrio entre unas cosas y otras. A fin de cuentas, el surgimiento de bacterias resistentes o de un virus como el SARS-CoV-2 causante de la pandemia de 2020 hace difícil que se nos ocurra comernos un trozo de comida que se nos ha caído al suelo de un hospital (donde abundan los virus y las bacterias) o comer carne tranquilamente cuando viajamos a un país en vías de desarrollo, sabiendo que el animal del que procede esa carne puede haber sido criado sin antibióticos y que la carne, si está poco hecha, puede transmitirnos bacterias resistentes.

Al final, un paso que podemos dar colectivamente es apoyar a la ciencia, que nos ha aportado respuestas maravillosas y en la que seguramente se encuentra la clave que nos ayude a recuperar una relación equilibrada con las bacterias.

Individualmente, hay facetas de nuestra vida cotidiana en las que podemos tomar medidas concretas para preservar el equilibrio del sistema inmunitario. Son medidas esenciales para la salud en general, no solo para evitar los trastornos autoinmunes, y están al alcance de cualquiera. De hecho, si tienes que elegir solo dos capítulos de este libro para leerlos y aplicarlos a tu vida cotidiana, que sean los dos siguientes. Se centran en el estrés y el sueño, y en cómo influyen en tu sistema inmunitario.

34

Estrés

El estrés al que sometemos al cuerpo influye en el objetivo fundamental de nuestro sistema inmunitario, que tan difícil es de conseguir: mantener el equilibrio. Cuando pienso en lo delicado que es ese equilibrio, a veces me imagino a una gimnasta olímpica en la barra de equilibrios, haciendo un salto mortal y cayendo de pie una y otra vez, sin margen para el error. El estrés puede actuar como un empujón en pleno salto, variando una estabilidad ya de por sí precaria.

El mérito de haber descubierto el papel que desempeña el estrés es de una simpática pareja de la Universidad Estatal de Ohio: Janice Kiecolt-Glaser y su marido, Ronald Glaser, cuyos estudios pioneros en este campo partieron de una pregunta que tal vez te hayas hecho a veces: ¿cómo es que me pongo enfermo justo después de acabar los exámenes finales?

* * *

Los Glaser se conocieron el 3 de octubre de 1978 en un pícnic de personal de la Universidad de Ohio. Ella era profesora titular de Psicología y él presidía el Departamento de Microbiológica Médica e Inmunología. Ella tenía veintisiete años y él treinta y nueve, y ya se había casado y divorciado dos veces. En su primera cita, fueron a comer y luego él la llevó a su despacho, seguramente para jactarse de lo importante que era. Janice se fijó en que tenía un gusto un tanto raro en cuestión de arte: un cuadro de un espermatozoide colgaba en la pared, y sobre la mesa había una piraña disecada encima de un soporte.

—¿Cómo vas a fiarte de un hombre que tiene un espermatozoide colgado en la pared del despacho y se ha casado dos veces? —pregunta ella, riendo, al contarlo.

Mientras iban conociéndose, Ronald le propuso que trabajaran juntos combinando sus especialidades: la psicología y la inmunología.

—Pensó que sería interesante —recuerda Kiecolt-Glaser—. Yo no sabía ni lo que era un linfocito.

En aquella época, apenas se había investigado aún la influencia del estrés en el sistema inmunitario. Uno de los primeros estudios que se hicieron comprobó los efectos nocivos que tenía para la salud de un grupo de voluntarios suecos el verse sometidos a setenta y siete horas de ruido y privación del sueño.

Había también, recuerda Kiecolt-Glaser, «un estudio muy raro» hecho en la academia militar de West Point a mediados de la década de 1970. El experimento consistió en comprobar qué cadetes tenían más probabilidades de contraer mononucleosis infecciosa, una de las ocho variantes del virus humano del herpes. Estos virus pueden ser relativamente inofensivos y se encuentran entre los más comunes del mundo, pero, evidentemente, también tienen un lado más problemático.

El estudio se llevó a cabo a lo largo de cuatro años y en él participaron unos 1.400 cadetes, una promoción entera. Cuando un cadete entraba en West Point, se le hacían análisis para ver si tenía anticuerpos contra el virus de Epstein-Barr, el patógeno causante de la mononucleosis infecciosa. Dicho de otro modo, los investigadores querían comprobar si el organismo de los cadetes había estado expuesto al virus de Epstein-Barr y desarrollado defensas capaces de reconocerlo.

Cuando los cadetes entraban en la academia, en torno a un 30 por ciento carecía del anticuerpo contra dicho virus. Es decir, no había estado en contacto significativo con él. De los que sí tenían el anticuerpo, un 20 por ciento «se infectaba» con el tiempo, según afirmaba el artículo que presentó las conclusiones del estudio, escrito por investigadores de Yale y publicado en 1979 en la revista *Psychosomatic Medicine*. Entre los cadetes que se contagiaban, un 25 por ciento no solo tenía anticuerpos, sino que mostraba síntomas clínicos de la enfermedad. Lo sorprendente era que los cadetes entre los que había mayor incidencia de mononucleosis infecciosa tenían varios rasgos en común: les iba mal en los estudios, tenían padres muy bien situados y muchas ganas de triunfar.

Eran «chicos a los que no les iba bien en la academia y tenían muchas ganas de destacar», explica Jan Kiecolt-Glaser. «Chavales ambiciosos, a los que les costaba seguir el ritmo de estudio y que tenían padres que destacaban por su éxito profesional». El estrés parecía estar desempeñando un papel clave en su respuesta inmunitaria.

—Ron me dijo: «Vamos a probar a hacer un experimento con estudiantes de medicina».

El virus del herpes era el objeto de estudio perfecto para un experimento así. No solo constituye una de las familias de virus más comunes del mundo —casi todos los estadounidenses mayores de edad han contraído varios de los ocho tipos que hay cuando alcanzan los cuarenta años—, sino que además tiene una relación muy sutil, y hasta profunda, con el sistema inmunitario humano. Esta relación pone de manifiesto cómo han evolucionado nuestras defensas para calcular cuándo deben atacar y cuándo replegarse. A veces, cuando se detecta un patógeno pero no parece estar extendiéndose ni da muestras de ser peligroso, nuestro elegante sistema defensivo se limita a vigilarlo. Actúa, por tanto, más como un pacificador que como un asesino. El herpes es un ejemplo maravilloso de esto.

Una de las características más notables de este virus es que, genéticamente, comparte algunos rasgos clave con los humanos. En ambos casos, el ADN es bicatenario: la famosa doble hélice. Por eso, entre otros motivos, el virus del herpes puede despistar un poco al sistema inmunitario, que está siempre alerta tratando de distinguir lo propio de lo ajeno. En este caso, el sistema inmunitario puede tenerlo difícil para identificar al intruso.

Además, en cuanto ha infectado a una persona, el virus hace otra cosa que complica la tarea del sistema inmunitario. Básicamente, se echa a dormir; permanece en estado de latencia. La variante oral del virus, por ejemplo, tiende a aletargarse en células de las raíces de los nervios de la parte inferior del cráneo (o en otras raíces nerviosas próximas a la columna vertebral). A mí, personalmente, esto me parece aterrador: un virus que yace aletargado como una vaina de la película *Alien*.

Entretanto, el sistema inmunitario, al notar que algo va mal pero que no está activo o no es claramente distinto del propio organismo, se presenta y se mantiene expectante y alerta. La presencia de las células inmunitarias mantiene al herpes a raya.

—Llega la policía y procura que la cosa no vaya a mayores —me explicó William Khoury-Hanold, un inmunólogo de la Universidad de Yale.

Las defensas controlan eficazmente el virus.

A veces, sin embargo, cuando el sistema inmunitario está ocupado en otra cosa, estresado o debilitado, el virus encuentra la ocasión de aflorar. Percibiendo su debilidad transitoria, el herpes se desplaza por las raíces de los nervios, sale a la boca y ataca. Arma un alboroto en la Fiesta de la Vida y el sistema inmunitario debe reaccionar con contundencia.

Esta situación constituye un punto de partida ideal para estudiar los efectos del estrés en el sistema inmunitario, porque permite a los investigadores ver qué ocurre cuando una persona está sometida a estrés. ¿Se distraen nuestras defensas hasta el punto de que el virus del herpes se atreve a salir de su escondite en los ganglios?

* * *

En el revolucionario estudio que hicieron los Glaser en 1982 participaron setenta y cinco estudiantes de medicina. El estudio medía la cantidad de células NK y anticuerpos de los participantes, a los que se hacían análisis antes de los exámenes, durante los exámenes finales y, por último, algún tiempo después, cuando volvían de las vacaciones.

—Cuando Ron vio los resultados, no se lo podía creer.

Después de los exámenes, «la cantidad de anticuerpos era tan alta que pensó que los datos eran erróneos».

Las cifras eran aún más elevadas en el caso de estudiantes con menos vida social.

—El estrés de los exámenes afectaba a todo el mundo, pero sobre todo a los estudiantes más solitarios —explica Kiecolt-Glaser.

Se daba, además, un fenómeno muy llamativo relacionado con las células NK. Recordemos que estas células forman parte de la primera línea defensiva del sistema inmunitario: son la artillería pesada. Durante los exámenes, se daba una brusca caída del número de células NK que circulaban fuera de la médula ósea.

El estrés de los exámenes estaba inhibiendo un elemento clave del sistema inmunitario. ¿Por qué sería?

Durante los exámenes, se daba una subida de adrenalina. Esta subida precede a la liberación de esteroides.

Ya sabemos que los esteroides debilitan el sistema inmunitario y que se utilizan para combatir la autoinmunidad. Esta relación entre adrenalina, esteroides y sistema inmunitario responde a una lógica muy profunda. Y es crucial para nuestra supervivencia.

* * *

Los esteroides cumplen diversas funciones esenciales que contribuyen a que podamos superar los momentos de estrés agudo. Ayudan, por ejemplo, a preservar la integridad de los vasos sanguíneos; en situaciones de estrés, cuando los vasos sanguíneos podrían estrecharse, los esteroides los conservan intactos y —dicho en pocas palabras— mantienen la circulación sanguínea y la presión arterial para que no te desmayes y mueras.

Estos esteroides recorren como una ola todo el cuerpo. Prácticamente todas las células tienen un receptor para ellos, llamado receptor para glucocorticoides. Cuando los esteroides se activan o crecen en número, pueden llegar a muchísimas células, «a todas las células del cuerpo», según el doctor Jonathan Ashwell, experto en biología celular de los NIH. Se trata de una idea muy interesante en sí misma, porque significa que esta hormona llega a cada rincón de la inmensa Fiesta de la Vida e influye en el comportamiento de muchos de sus asistentes. Al menos, en el de los que son «propios» del organismo.

Los receptores para esteroides están situados fuera del núcleo de la célula (es decir, de su parte más interna), pero cuando el esteroide los alcanza se desencadena una reacción que traslada el esteroide al interior del núcleo. Allí da comienzo un proceso mediante el cual el esteroide interactúa con el ADN celular para modificar las proteínas que fabrica la célula. Entre los principales efectos de estos esteroides está el de «reprimir la expresión de un gran número de genes esenciales para que se dé la respuesta inmunitaria», explica el doctor Ashwell.

Pero ¿en qué nos beneficia que estas hormonas repriman nuestras defensas?

La respuesta a esta pregunta hay que buscarla, de nuevo, en la evolución. Si nuestros antepasados se hallaban de pronto en una situación de estrés agudo —si temían, por ejemplo, el ataque de un oso o un león—, habría sido contraproducente que la inflamación generase cansancio o fiebre. Durante la mayor parte de la historia humana, el estrés respondía a la existencia de peligros inmediatos, de ahí que el cuerpo tuviera que estar siempre alerta, listo para ponerse en acción, e incluso dotado de un exceso de energía nerviosa. Aquí es donde interviene el cortisol, una hormona que segregan las glándulas suprarrenales.

En momentos de estrés, se libera cortisol un poco después de que el organismo libere norepinefrina o epinefrina, otras dos hormonas de gran importancia. Los esteroides y estas dos hormonas constituyen vías paralelas pero muy relacionadas entre sí dentro de la dinámica del estrés. La primera —la liberación de epinefrina y norepinefrina es una respuesta del sistema nervioso simpático. La segunda —la liberación de cortisol— tarda un poco más en activarse; va del cerebro a la pituitaria y a las glándulas suprarrenales y libera glucocorticoide, un inhibidor natural del sistema inmunitario.

En situaciones de estrés agudo, si hay un virus dentro de tu organismo, la lucha contra ese virus puede esperar. El peligro mayor tiene colmillos y recorre casi cuarenta metros en 3,5 segundos.

Las respuestas del sistema inmunitario tienen «un coste energético sustancial y pueden causar daños colaterales», en palabras del doctor Michael Irwin, titular de la cátedra Cousins de Psiquiatría y Ciencias del comportamiento de la Facultad de Medicina David Geffen de la UCLA y director del Centro Cousins de Psiconeuroinmunología. El doctor Irwin es también uno de los principales expertos mundiales en la relación entre el sistema inmunitario, el cerebro y la conducta, incluidos el estrés y el sueño. Esos daños colaterales son la fiebre, el cansancio y la hinchazón o inflamación, cosas todas ellas que pueden inducirte a aflojar el ritmo y descansar, lo que no es nada bueno cuando te enfrentas a un león.

En este vínculo entre la adrenalina y el sistema inmunitario interviene otro factor muy importante: el sueño, uno de sus principales reguladores.

35

Sueño

Ya dormirás cuando estés muerto, dice un refrán que harías bien en desterrar de tu vocabulario.

Entre un cuarto y un tercio de la vida se pasa durmiendo, y es lógico que así sea. El sueño sigue siendo un misterio en gran medida, pero las teorías actuales apuntan a que entre sus beneficios está el hecho de que el organismo aprovecha las horas de sueño para eliminar toxinas del cerebro. Se trata, por tanto, de una función inmunitaria básica que consiste en limpiar los desperdicios que se acumulan en la Fiesta de la Vida. El sueño tiene, además, muchos otros beneficios para la salud: mejora la memoria, las capacidades cognitivas y el humor, y reduce la inflamación, y ya sabemos lo importante que es eso. O, si prefieres ver la otra cara de la moneda, la salud de las personas que no duermen lo suficiente está expuesta a un riesgo enorme.

Los problemas para dormir predicen la muerte.

La gente que sufre insomnio prolongado tiene más probabilidades de fallecer prematuramente.

—Los efectos negativos del insomnio para la salud son comparables a otros factores de riesgo bien conocidos, como el sedentarismo, el sobrepeso o la depresión —explica el doctor Irwin.

La experimentación con animales ha revelado vínculos aún más claros entre sueño y salud. Las ratas privadas de sueño mueren.

En humanos, los problemas de sueño se dan en cantidad alarmante, según los datos de un artículo publicado recientemente por Irwin. En torno a un 25 por ciento de los estadounidenses tiene problemas para dormir, y «el insomnio es una de las quejas más generalizadas entre los pacientes de psiquiatría», afirma el estudio, lo que al menos demuestra que quienes sufren insomnio no están solos.

Un artículo que repasaba las conclusiones de dieciséis estudios en los que participaron un total de 1,3 millones de personas mostraba con nitidez el riesgo de muerte prematura que entraña el insomnio. Según las conclusiones de uno de esos estudios, el tiempo de sueño óptimo para garantizar la longevidad es de siete horas, con un riesgo de fallecimiento especialmente alto entre quienes duermen menos de 4,5 horas. (Esta conducta también es muy preocupante. Una encuesta publicada en 2008 reveló que el 44 por ciento de los adultos duermen menos del tiempo que dicen necesitar, en torno a siete horas, y que un 16 por ciento duerme menos de seis horas).

Curiosamente, el mismo estudio de 2010 descubrió que quieres decían dormir más de 8,5 horas también tenían un riesgo mayor de muerte prematura. Le pregunté al doctor Irwin por este dato y me dijo que la ciencia no tiene aún una respuesta clara.

—Es un tema que se debate desde hace mucho tiempo.

Una teoría apunta a la posibilidad de que el hecho de dormir más sea síntoma de que existe una enfermedad subyacente que, con el tiempo, conduce a una muerte prematura, pero según el doctor Irwin esa teoría no se sostiene, atendiendo a los estudios actuales. El propio Irwin está investigando esta cuestión actualmente, partiendo de su propia hipótesis: cree que la gente que dice dormir más es en realidad gente que pasa más tiempo en la cama, pero que no por eso duerme más horas. En su opinión, esas personas tienen de hecho un «problema de mantenimiento del sueño» que se asemeja al insomnio, y por eso pasan muchas horas en la cama, para intentar compensar la falta de sueño.

El principal problema es el insomnio.

Los estudios del doctor Irwin y de otros investigadores han demostrado que, en lo tocante a los peligros de la falta de sueño, todos los caminos pasan por el sistema inmunitario.

—El efecto del sueño sobre el sistema inmunitario es el vínculo esencial que activa ese riesgo.

* * *

He aludido antes a la respuesta del sistema nervioso simpático; es decir, al impulso instintivo de huir o luchar. Influye poderosamente en la frecuencia cardiaca, la presión sanguínea, la secreción de jugos gástricos y otras funciones involuntarias básicas. Cuando dormimos, nuestro organismo se ralentiza notablemente y la norepinefrina y la epinefrina se desactivan.

—Si no dormimos, ambas hormonas continúan activas en el mismo grado que durante el día —explica el doctor Irwin.

Los trabajos de Irwin han demostrado, además, que las personas que no duermen lo suficiente presentan un descenso en la actividad de las células NK «en la misma medida que las personas deprimidas o estresadas». De modo que el sueño desencadena e intensifica una inhibición del sistema inmunitario alimentado por la adrenalina.

Otras investigaciones ponen de manifiesto que el déficit de sueño se traduce en modificaciones concretas en al menos diez interleucinas, además de producir otros procesos inflamatorios, y que la eficacia de las vacunas disminuye en personas con insomnio crónico, lo que indica que el sistema inmunitario no aprende tan bien como de costumbre cuando estamos cansados. Las personas que no duermen lo suficiente son más propensas a contraer enfermedades cardiacas, cáncer y depresión. «Ahora tenemos pruebas concluyentes de que, además de producir deterioro cognitivo, la falta de sueño está asociada a un amplio espectro de trastornos de la salud, con gravísimas repercusiones sanitarias», afirmaba un artículo reciente. Me gusta la claridad con que explica otro artículo qué les ocurre a las ratas cuando se las priva del sueño: «Se produce un fallo de la eliminación de bacterias y toxinas invasoras».

Tal vez sea un poco sorprendente que un sistema inmunitario sano ayude a promover o a inducir el sueño. Diversos estudios demuestran que varias citoquinas clave —esos señaladores del sistema inmunitario— pueden favorecer el sueño. Esto sucede cuando estás sano, pero también cuando estás enfermo, o cuando estás incubando algo; en esos momentos, tu sistema inmunitario envía señales más fuertes que generan una sensación de cansancio y le dicen a tu cuerpo que necesita reposar, lo que se traduce en la producción de más recursos para combatir la infección. Todo esto significa que el vínculo entre sueño y sistema inmunitario es muy estrecho y que tiene carácter circular.

La falta de sueño, además, suele tener su origen en el estrés y produce, a su vez, más estrés.

Así que te estresas, no duermes, se activa la respuesta del sistema nervioso simpático, que inhibe tu sistema inmunitario y de este modo se perpetúa el ciclo, con más estrés y menos sueño. Este es un factor clave de por sí, pero el doctor Irwin introduce, además, un matiz fascinante.

Opina que este ciclo solo inhibe *parte* del sistema inmunitario. Según afirma, el estrés y la falta de sueño dificultan la lucha contra los virus, pero facilitan —o al menos hacen menos arduo— el combate contra las bacterias.

Su teoría tiene perfecto sentido desde un punto de vista histórico y evolutivo. Imagínate que un ancestro tuyo se enfrentara a un peligro inminente —al ataque de un león o un oso, por ejemplo, o de un humano armado con una lanza—, o simplemente que se hiciera daño al caerse o se arañara con las rocas o los matorrales. El peligro inmediato procedería de una herida o de una mordedura y de las bacterias que podrían penetrar en el organismo a través de esa lesión. De modo que es lógico que el sistema inmunitario procure concentrar sus recursos limitados en la respuesta antibacteriana, dándole precedencia sobre la respuesta antiviral.

La liberación de cortisol puede inhibir ambos tipos de respuesta inmunitaria —a fin de que nos mantengamos alerta frente a un peligro agudo—, pero el doctor Irwin opina que esta inhibición afecta en mayor medida a la respuesta frente a los virus.

En todo caso, estas respuestas primitivas, ya sea frente a virus o bacterias, pueden acabar teniendo un efecto perverso en el mundo moderno. A fin de cuentas, son mecanismos fisiológicos ancestrales que entran en acción constantemente, como si el cuerpo humano estuviera reaccionando al ataque de un león o un oso. Pero los peligros que corremos hoy en día son muy distintos, y a menudo menos cruentos.

—Esos mismos mecanismos de alarma y peligro pueden activarse en un entorno social. Si te ves envuelto en un conflicto interpersonal, en una discusión con tu jefe en el trabajo —apunta el doctor Irwin—, el sistema nervioso simpático entra en acción. Es como si estuviéramos expuestos a un peligro inminente en tiempos de los neandertales y resultáramos heridos.

A menudo, añade Irwin, la cultura también hace su aportación, empujándonos a seguir adelante en lugar de dejar que el organismo se calme y se asiente mediante la retirada o el sueño.

—Se suele tener a gala ser capaz de funcionar con muy poco sueño. Si puedes dormir menos y seguir rindiendo en el trabajo, eres mejor profesional. Mejor persona. Esa lógica enloquecida nos ha conducido a una sociedad privada de sueño, lo que tiene gravosas consecuencias para la salud.

* * *

En lo que respecta a la autoinmunidad, no hay ningún estudio de importancia que haya analizado concretamente la relación entre estrés, sueño e hiperactividad del sistema inmunitario, pero el doctor Irwin afirma que «es muy probable» que haya un vínculo entre insomnio y autoinmunidad. Como mínimo, existe una conexión indirecta muy reveladora: la falta de sueño conduce al estrés y viceversa, lo que genera un círculo vicioso que desregula el sistema inmunitario.

La doctora Lemon, la médica de Denver que atendió a Merredith y que cree firmemente en la hipótesis de la higiene, asegura que, cuando alguno de sus pacientes se muestra preocupado por su sistema inmunitario, le dice: «Lo que tienes que hacer no es mantener tu casa impoluta, sino dormir hasta que dejes de estar cansado. El sueño es la mejor medicina para regularse. Una sola noche modifica tu sistema inmunitario. Y en una sola noche puede irse todo al cuerno».

Afirma que esto no implica, en absoluto, que responsabilice a las personas que contraen enfermedades autoinmunes o cáncer del estrés y el insomnio que padecen.

A veces, las enfermedades aparecen sin más.

Fue lo que le pasó a Jason, el protagonista de nuestra última historia, la más reveladora de todas en cuanto a este momento extraordinario de la historia de la ciencia, en el que por fin estamos dando aplicación práctica a los conocimientos sobre el equilibrio del sistema inmunitario que hemos acumulado durante casi un siglo.

Quinta parte

Jason

36

Unas líneas sobre el cáncer

A finales del verano de 2010, a Jason le diagnosticaron linfoma de Hodgkin, un cáncer del sistema inmunitario.

La palabra *linfoma* alude al sistema linfático, la red de ganglios en los que se concentran nuestras defensas. En el caso del linfoma de Hodgkin —que debe su nombre al médico inglés que lo descubrió en el siglo XIX—, los linfocitos B mutan volviéndose malignos.

Las mutaciones celulares son constantes en nuestro organismo. Todos tenemos tumores cancerosos en algún momento. Es posible que tengas uno ahora mismo. La mayoría de esas mutaciones se eliminan sencillamente porque las células están demasiado modificadas para poder sobrevivir o porque el sistema inmunitario las identifica como ajenas y las destruye. En el caso del linfoma de Hodgkin, sin embargo, el cáncer se aprovecha del sistema inmunitario, lo engaña y se sirve de él para prosperar.

Las células tumorales «se disfrazan como si fuesen las propias», explica el doctor Alexander Lesokhin, oncólogo experto en cánceres hemáticos del centro Memorial Sloan Kettering de Nueva York, uno de los principales centros de investigación del mundo. El linfoma de Hodgkin y otros cánceres se disfrazan, en parte, engañando a los linfocitos, que normalmente son los encargados de eliminar la mutación. Lo que hace el cáncer es mandar una señal al linfocito T para que se autodestruya.

¿Y por qué haría eso el linfocito T?, cabe preguntarse. ¿Por qué tiene en su superficie un receptor capaz de recibir una orden de autodestrucción?

Porque el sistema inmunitario dispone de numerosos mecanismos cuya finalidad es refrenar o interrumpir su activación con el objetivo de no pasarse de la raya en sus funciones. Y los tumores cancerosos pueden aprovecharse de esos mecanismos de seguridad para sobrevivir.

* * *

El receptor del linfocito T que activa la autodestrucción se denominaba «ligando de muerte celular programada» o PD, por sus siglas inglesas.

En el cáncer, es una molécula llamada PD-L1, un ligando de muerte celular programada que se acopla al receptor PD del linfocito T.

Los linfocitos T malignos se habían multiplicado dentro del organismo de Jason y estaban utilizando los PD-L1 para desactivar la capacidad citocida (de eliminación de las células) de su sistema inmunitario. Al mismo tiempo, ya que el sistema inmunitario había recibido el mensaje de que el cáncer era propio y no ajeno, las defensas se habían organizado para protegerlo y apoyar su crecimiento.

En palabras del doctor Lesokhin, «el tumor se apropia del sistema inmunitario y le dice: "Soy inofensivo. Lo único que quiero es que me ayudes a crecer"».

Resulta tentador dotar de cualidades humanas al cáncer e imaginarlo como un enemigo astuto o como un estratega, cuando en realidad es fruto de los mismos procesos evolutivos que favorecen nuestra supervivencia o la de cualquier otra especie u organismo. Cuando se da una mutación, esa mutación prospera si ha desarrollado la capacidad de regatear a las defensas del cuerpo. A lo largo de nuestra vida, las células malignas intentan marcarnos muchos goles, y solo hace falta un puñado de ellas para que el sistema inmunitario eche el freno y el tumor empiece a crecer.

—Es básicamente la evolución funcionando en tiempo real, un mecanismo de supervivencia darwiniano —afirma el doctor Lesokhin.

Este mecanismo todavía se está investigando en el caso de las neoplasias hemáticas —los cánceres que afectan a la sangre—, pero Lesokhin parte de la hipótesis de que los tumores que consiguen prosperar son resultado de un proceso evolutivo que facilita la supervivencia de las mutaciones gracias a que han desarrollado una adaptación clave que les permite «servirse del sistema inmunitario o sortearlo».

Eso era lo que estaba creciendo dentro de Jason: un cáncer que había descubierto la manera de debilitar sus defensas y silenciarlas y, al mismo tiempo, de utilizar el sistema inmunitario para construir la infraestructura necesaria —las vías y edificaciones formadas por los tejidos y la sangre— para que el tumor prosperase.

Se había producido una sublevación en su sistema inmunitario. Las células malignas, dejadas a su aire, se reproducían sin freno, conquistando vorazmente nuevos territorios, invadiendo órganos y ralentizando o deteniendo por completo las funciones fisiológicas normales. A Jason solo le quedaban cuatro meses de vida. Por suerte, había una auténtica bomba nuclear que lanzar contra aquellas células rebeldes. O eso parecía.

* * *

La quimioterapia es brutal.

—Cuando tienes un cáncer, lo rocías con napalm y lo quemas todo hasta los cimientos —me explicó el doctor Mark Brunvand, el oncólogo de Jason.

Casi por pura carambola, los científicos habían dado con algo análogo al napalm para tratar el linfoma de Hodgkin, el tipo de cáncer que tenía Jason. Un tratamiento con un índice de supervivencia del 90 por ciento.

Los fármacos de quimioterapia tienen como diana las células que se dividen rápidamente, lo que constituye un marcador tumoral. Las células cancerosas se reproducen a gran velocidad, igual que las células sanas de una herida, alimentadas por la sangre y protegidas por el propio sistema inmunitario. Los tumores malignos se apoderan de este mecanismo y se arrogan el privilegio de dividirse rápidamente. Hay otras células en el organismo que también se dividen con rapidez, como las de los folículos pilosos o las del intestino y la boca.

Una manguera contra incendios estaba regando con veneno la Fiesta de la Vida de Jason. Un cóctel farmacológico atroz conocido como ABVD eliminaba eficazmente todas estas células, pero su lista de posibles efectos secundarios parecía la de un catálogo de sustancias tóxicas y abrasivas: hematomas, hemorragias, cansancio, estreñimiento, síntomas de gripe, caída del cabello, llagas en la boca, irritación ocular, mareos, etcétera. A todo esto hay que sumar el insomnio, producido más por los esteroides que por la quimioterapia. Los esteroides se utilizan, como ya sabemos, para reducir la inflamación y atajar una respuesta inmunitaria masiva. Pero ¿de qué sirve limitar la respuesta inmunitaria ante la presencia de un cáncer?

En este caso, conviene que las toxinas permanezcan en el cuerpo. El veneno es tu aliado y, si fluye por el organismo sin impedimentos, mayor es la probabilidad de que destruya las células que se dividen con rapidez. Pero, en parte, los esteroides inhiben el sistema inmunitario activando las glándulas suprarrenales (recordemos que el estrés y la adrenalina son inhibidores del sistema inmunitario).

En resumidas cuentas, la quimioterapia no tiene nada de bueno, excepto que puede salvarte la vida. Y a menudo merece la pena aceptar lo uno por lo otro.

Jason descubrió, además, que en Estados Unidos la quimioterapia es muy cara. En la primera clínica a la que acudió le dijeron que el dichoso cóctel de medicamentos conocido como ABVD se administraba en «doce ciclos, a razón de 8.500 dólares cada uno. Cuando se enteraron de que mi seguro médico no lo cubría, pasaron de mí».

En ese momento faltaban dos días para la fecha en la que supuestamente debía iniciar el tratamiento, y necesitaba una red de seguridad. La encontró en el Hospital General de Denver, el recurso de quienes no tienen seguro o tienen uno con escasas coberturas, el sitio donde acabas cuando te encuentran en la calle con una herida de bala o una sobredosis de opiáceos, o adonde vas cuando tienes cáncer y no te alcanzan los ahorros para pagar el tratamiento. Era octubre de 2010. Jason no se lo pensó dos veces. Pero durante su primer ciclo de quimioterapia le costaba trabajo llegar a tiempo a sus citas en el hospital. Estaba «siempre en la carretera, siempre liado», cuenta el doctor Michael McLaughlin, el primer oncólogo que tuvo.

—Yo pensaba: «Este hombre está siempre huyendo de algo».

A Jason, la quimioterapia no le funcionó. Formaba parte de ese desdichado 10 por ciento de enfermos cuyo cáncer consigue sobrevivir a las toxinas. A veces, ello se debe a que las células mutan ante el asalto de los fármacos y se vuelven resistentes al tratamiento. Además, para que haya más probabilidades de que el tratamiento dé resultado, hay que administrarlo en las dosis adecuadas y en momentos muy precisos. Así que Jason estaba tirando piedras contra su propio tejado al faltar a sus citas con el médico, lo que daba más tiempo al cáncer para adaptarse al tratamiento. Fuera cual fuese el motivo por el que fracasó la quimioterapia —y no hay forma de saber qué ocurrió exactamente—, la carrera contrarreloj para salvarle la vida a Jason había comenzado.

37

Risas y lágrimas

Jason era un cuentista nato. Casi no podía hablar sin contar un cuento porque, conforme a su fervorosa visión del mundo, para él cada día era una aventura. Narraba sus vivencias como un bardo mezclado con un locutor de radio y un cómico más bien obsceno, y jalonaba el relato con carcajadas ocasionales, riéndose a menudo de sí mismo. Su madre opinaba que tendría que haber sido cómico —«es la persona más graciosa que conozco», me decía con lógica subjetividad maternal—, pero, con frecuencia, lo más divertido de las anécdotas que contaba eran los actos y la audacia del propio Jason.

Cuando pienso en esa saga que fue su cáncer, suelo acordarme de una noche en concreto en la que me contó una historia por teléfono, a finales de la primavera de 2011. Aquella noche empezamos a recuperar de verdad el contacto, de una manera mucho más auténtica, después de que la vida nos llevara por derroteros muy distintos.

Yo vivía en un edificio de pisos revestido de estuco de color marrón claro, en un barrio residencial de San Francisco, casi en el extrarradio de la ciudad. Aquella noche, cuando llamó Jason, acababa de acostar a nuestros hijos, que entonces eran todavía muy pequeños (Milo tenía dos años y su hermana solo seis meses). Los niños dormían en una habitación de la parte de atrás del piso, y Meredith —mi mujer— y su madre estaban leyendo en el cuarto de al lado. Yo estaba en el salón, acomodado sobre la enorme pelota azul en la que solíamos sentar a los niños para acunarlos con su suave rebote cuando les costaba calmarse o dormir.

Jason me habló de su enfermedad. Hablaba de las sesiones de quimioterapia que se saltaba con el mismo humor juguetón con que contaba que se le había olvidado estudiar para un examen de francés cuando estábamos en bachillerato. No era nada por lo que hubiera que agobiarse, ni tampoco era algo de lo que presumir; sobre todo, habiendo tantas otras aventuras mucho más apetecibles que correr.

Se puso a contarme una historia acerca de un viaje en coche que había hecho atravesando el país para asistir a una feria de ventas. En aquel entonces tenía ya el Ford Windstar. Durante el trayecto, acabó cruzando Kansas porque oyó por la radio que se estaba celebrando un torneo de baloncesto juvenil interesante y decidió pasarse por allí para ver los partidos.

—Los moteles estaban llenos —me dijo—, así que dormí en el coche. Pero estaba tan lleno de cajas de cacharritos que casi no quedaba sitio para tumbarme. ¡Joder, casi no podía ni respirar!

Yo temía que sus risotadas despertaran a los niños. Estaba allí mismo con él, totalmente inmerso en aquel viaje.

Y entonces, ¡zas!, cambió de tema y se puso a contarme anécdotas picantes de conquistas pasadas y ligues frustrados, y me dio a entender que ya había dejado atrás esos tiempos.

—Tío, ¿te he hablado de Beth? Es la bomba.

* * *

Beth Schwartz, su novia, era un ángel de la cabeza a los pies. Y, además, Jason y ella estaban hechos el uno para el otro. A ella le encantaba el fútbol americano —había sido la editora de deportes del periódico de su instituto en Houston—, era muy deportista, jugaba al fútbol federación y corría; le encantaba reír y con Jason se partía de risa. Él la encontraba preciosa y quizá no entendía del todo lo amplia que era su capacidad para hacer caso omiso —o incluso para no enterarse— de sus quimeras y sus huidas hacia delante.

Se conocieron el puente del Día del Trabajo de 2006. Ella se había roto una pierna patinando y llevaba muletas cuando se presentó en una quedada de exalumnos de la Universidad de Virginia Occidental para ver un partido de los Mountaineers en las pantallas del Sierra Gold, un garito de estilo taberna, no muy grande. Estaba en la sala del fondo cuando oyó que alguien decía su nombre. Era un veterano del club de exalumnos, al que Jason le había preguntado quién era la chica de las muletas; «Beth», contestó.

Jason estaba en el bar por trabajo. Estaba instalando una pantalla de Fantasy Football, un invento que se le había ocurrido a él. (Beth contaba que era «una tontuna, una especie de Teledeporte muy chorra»).

Me dijo:

—Lo miré y pensé: «Uf, la que me va a caer».

¿Por qué, Beth?

—Porque no tenía muy buena pinta: calzaba unas Crocs, vestía pantalones de combate con múltiples bolsillos y una camiseta a la que le hacía falta un buen lavado.

Al poco rato estaban tomando algo en la barra. Mientras Jason intentaba camelársela, otro tipo intentó ligar con Beth. Hizo una broma sobre lo joven que parecía y le preguntó si había ido con su madre al bar. Fue un momento un tanto violento, pero Jason contestó tranquilamente:

—Deja que te dé un consejo amistoso. Nunca intentes ligar con una tía preguntándole por su madre.

—Y ahí fue cuando me conquistó —confesaba Beth.

Además de sus otras virtudes, Beth tenía un trabajo que encajaba perfectamente con la pasión por la aventura de Jason. Era editora de una prestigiosa revista de Las Vegas especializada en el sector del lujo, por lo que la invitaban a multitud de inauguraciones de restaurantes y conciertos. O sea, que siempre invitaba la casa, y en Las Vegas, nada menos.

—Como tenía esa labia tan italiana, si conseguía que se vistiera como dios manda, se convertía en el alma de la fiesta.

Pero no siempre estaban de juerga. Normalmente, cuando salían, iban a una librería o a una cafetería a leer. A Jason le apasionaban los libros de historia, y le encantaba que Beth también fuera una lectora empedernida. Había veces en que incluso podía parecer que llevaban una vida doméstica y aburrida.

Aquella noche, cuando hablamos por teléfono, Jason me hizo una pregunta.

—Rick —dijo (él solía llamarme así, abreviando mi apellido, Richtel)—, ¿tú crees que debería tener familia?

Yo oí claramente su pregunta, pero no supe si hablaba en serio o no.

—Tú, Noel, Meier... Todos habéis sentado la cabeza y parecéis encantados de la vida. He estado pensando si no se me estará agotando el tiempo.

Parecía entristecido.

—Tener hijos es fantástico, Greenie. Te va a encantar irte a la cama a las nueve. —Era una broma en parte, claro, pero también intentaba quitarle hierro al asunto para ver si hablaba en serio.

—Lo digo en serio. ¿Crees que debería?

—Una cosa te digo: es superliberador. Ahora paso mucho más tiempo pensando en cosas en las que me encanta pensar, escribiendo y jugando al tenis y hasta tocando música, en lugar de comerme la cabeza pensando en cómo voy y con quién puedo ligar. Y tener hijos y una mujer a los que querer... En fin, es imposible describir lo estupendo que es hasta que no lo vives.

—No sé, tío...

En realidad, Jason odiaba aquel tema de conversación; de eso me enteré después, con el paso del tiempo. Quería mucho a Beth, la adoraba, pero, cuando le preguntaba si pensaba casarse con ella, se cerraba en banda como si no me oyera. Me di cuenta de que no era por Beth, en absoluto, sino por el compromiso en sí; quizá porque había perdido a su padre, o porque lo que de verdad le gustaba era estar siempre en la carretera. Nunca llegué a saberlo con certeza.

Aquella noche, o poco después, me di cuenta de que mi relación con Jason también había evolucionado. Ahora éramos amigos de verdad, y en gran parte se debía a que yo también había estado enfermo. Le conté a Jason por lo que había pasado.

Sucedió cuando tenía veinticinco años.

294 • LA MEJOR DEFENSA

* * *

Puedo ver perfectamente el momento, aunque no sepa el día ni el año exacto. Creo que fue a finales de 1991 o ya en 1992. Salí a correr por Palo Alto, donde trabajaba para un periódico (mi primer trabajo en la prensa) y me noté mareado. Era algo que me pasaba últimamente, de vez en cuando. Fui al médico que me había asignado mi mutua de seguros. Era un tipo simpático, de setenta y tantos u ochenta años, calculo yo. Había ido a verlo un par de veces con aquellos mismos síntomas, y siempre me mandaba a casa después de recetarme unos antibióticos.

Hasta yo sabía que aquel no era el tratamiento adecuado. Lo que de verdad me estaba haciendo falta era pararme a reflexionar sobre mi vida.

Unos tres años antes, tras graduarme en la Universidad de Berkeley, hice un viaje por Europa con unos amigos. Estando en un albergue juvenil en Roma, escribí una postal que dio un vuelco a mi vida. Fue a mediados de verano. La postal iba dirigida a la Escuela de Periodismo de la Universidad de Columbia, en la que yo había solicitado el ingreso y que me había puesto en lista de espera. Les escribí en verso, con rima, explicándoles que, si no me sacaban de la lista de espera y me admitían en la escuela, me gastaría todo el dinero de la matrícula en emborracharme.

En realidad, no tenían ni por qué haberme puesto en la lista de espera. Yo nunca me había dedicado al periodismo, lo que solía ser un prerrequisito para entrar en la escuela. Si solicité el ingreso fue porque, en mi último curso en Berkeley, entendí de manera visceral que me encantaba escribir y hacer preguntas e investigar, y que tenía una especie de curiosidad exacerbada e instintiva. Y lo que ocurrió fue que, dos días después de que volviera de Europa, estando en Boulder sin saber qué narices iba a hacer con mi vida, sonó el teléfono.

—¿Está Matthew?

—Soy yo.

El tipo me dijo que era el ayudante del decano de la Escuela de Periodismo de Columbia.

—Las clases empezaron ayer y ha quedado una plaza libre. Voy a serte sincero, Matthew: estabas muy abajo en la lista de espera. Pero el decano vio tu postal y le hizo gracia. ¿Te gustaría venir a Columbia?

Me quedé callado un momento, para asegurarme de que no era un colega del instituto gastándome una broma.

Pues claro que me gustaría.

Joder.

* * *

En Columbia, hacía como que todo me traía sin cuidado. Aparentemente, seguía considerándome parte de ese club de pasotas que en el instituto Jason bautizó como la Liga de los Preocupados. En realidad, estaba muerto de miedo; era el alumno más joven y el que tenía menos experiencia de mi clase. Aquel miedo, sin embargo, tenía raíces más hondas. Cuando echo la vista atrás, me doy cuenta de que fue entonces cuando decidí inconscientemente que había llegado el momento de destacar y triunfar a lo grande, significara eso lo que significase. Mis ambiciones infantiles iban a hacerse por fin realidad. Sería el Jason de los periodistas. El caso es que ese sentimiento no obedecía, en buena medida, a un interés auténtico por el periodismo, porque entonces todavía no entendía del todo lo que significaba ser periodista o escritor. Solo sabía que quería triunfar. Ese terrible desfase explica, en parte, mi miedo; yo sabía, hasta cierto punto, que mis metas eran genéricas, nada más. Que ninguna de ellas me importaba íntimamente.

¿Por qué os cuento esto?

Porque explica por qué dejé de dormir. Y no me refiero a que hubiera noches en que casi no pegaba ojo, sino a que prácticamente no dormía. Pasaba semanas enteras dando vueltas en la cama, durmiendo solo un par de horas, tratando de descubrir cómo plantear artículos que no entendía o abordar asignaturas que no estaba seguro de que me interesaran. O cómo mantener una fachada de despreocupación que en realidad no existía.

296 · LA MEJOR DEFENSA

Cuando me di cuenta de que algo iba mal, pasé tres años intensos aprendiendo mucho de mí mismo y de aquella dolencia, porque eso era, en efecto: una enfermedad, un trastorno de la salud. En términos prácticos, sus efectos sobre mi comportamiento eran muy variados: a veces me pasaba días enteros sudando de puro agotamiento; otras veces me costaba concentrarme en los estudios o tomaba decisiones absurdas. Pero lo peor de todo es que el insomnio abonaba el terreno para la ansiedad aguda y la depresión, porque, a falta de descanso, se me disparaba la adrenalina; era la única manera de seguir funcionando. Cuando me planteé escribir este libro, hice recapitulación de aquellos años y descubrí que lo que me abrumaba tenía mucho que ver con el sistema inmunitario y su vínculo con el sueño y el estrés, aunque pareciera cuestión de «simple» psicología (y en parte lo fuera, claro).

Mientras me documentaba para escribir el libro, le conté mi situación de aquel momento al doctor William Malarkey, catedrático emérito de la Universidad Estatal de Ohio, especializado en la relación entre la función inmunitaria, los sistemas neurológicos y el estrés. Malarkey ha trabajado codo con codo con Janice Kiecolt-Glaser y Ron Glaser y es un experto en las causas y los efectos del estrés.

—Estabas pasando por una etapa en la que buscabas darle un propósito y un significado a tu vida —me dijo—. En cierto momento, hiciste una apuesta muy fuerte que no habías pensado bien. —O sea, solicitar el ingreso en Columbia—. Dio la casualidad de que sonó la flauta. Y entonces pensaste que tenías que darlo todo y destacar a toda costa, porque aquello eran palabras mayores.

A continuación, Malarkey pasó a hablar en términos biológicos. Me dijo que el instinto de luchar o huir había entrado en acción como si de pronto me hubiera encontrado «metido en la guarida de un león, o en medio de un grupo de osos».

Evidentemente, no era así, pero así era como lo percibía yo. Yo y muchos otros, porque se trata de un error muy común.

—Lo que pasa hoy en día es que hay mucha gente que vive rodeada de osos imaginarios a cada paso que da, creyendo que a la vuelta de la esquina puede pasarle algo malo, algo que ha visto en las noticias.

Lo que sufrí a continuación fue, según Malarkey, «una subida de norepinefrina».

Se trata de un mecanismo de supervivencia inmediato que, a largo plazo, es peligroso; incluso mortal.

Como he explicado anteriormente, la norepinefrina es una de las dos principales hormonas o neurotransmisores —es decir, señalizadores secretados por las terminaciones nerviosas o las glándulas suprarrenales— que se generan de manera inmediata al producirse una reacción de huida o lucha. La otra hormona es la epinefrina, también llamada adrenalina. Cuando creemos hallarnos ante una situación peligrosa o ante cualquier tipo de amenaza, segregamos estas hormonas, que comienzan a ejercer su efecto en otras células del cuerpo.

—Sientes que te han arrojado a la guarida del león o que estás rodeado de osos, y empiezas a estar alerta a todo lo que pasa a tu alrededor.

Las células inmunitarias también sufren el efecto de estas hormonas. De hecho, según el doctor Malarkey, la relación entre los sistemas inmunitario y suprarrenal puede ser tan estrecha que resulta difícil separar uno de otro.

Le comenté al doctor Malarkey que la norepinefrina y la epinefrina me recordaban mucho a las interleucinas en el sentido de que también mandaban señales que influían en las células inmunitarias. Él se rio.

—¡Exactamente! —dijo—. Llevo años diciéndolo. La diferencia está en que quienes las descubrieron pertenecían a campos distintos. Si las hubieran descubierto inmunólogos, ahora se llamarían IL-1, IL-6, o algo así.

Dejando a un lado la semántica y volviendo a la sustancia, Malarkey me dijo que la norepinefrina y la epinefrina pueden generar al principio, perversamente, una sensación de euforia.

—Te vuelves adicto a ella. La necesitas. De pronto se da todo el tiempo, generada por el propio cerebro. Y entonces empiezan a manifestarse todas las perturbaciones que produce el exceso. Se desregula el sistema inmunitario.

El doctor Irving, el experto en sueño de la UCLA, me explicó que a continuación se produce «un síndrome patológico, conductas enfermizas producidas por la inflamación». Sentimientos de depresión, aislamiento social, inhibición, cansancio.

Eso fue exactamente lo que me sucedió.

* * *

En aquel periodo, entre mediados y finales de los noventa, estuve luchando por conocerme y encontrarme a mí mismo. Sé que es una frase que se ha usado tanto que está muy trillada, pero aun así estoy dispuesto a defender el autoconocimiento como uno de los pilares de la salud. No pensaba parar hasta que comprendiera mejor qué era lo más coherente para mí. Hacía tiempo que había dejado atrás cuestiones como qué quería ser. Esa idea estúpida se disolvió muy pronto en otros interrogantes mucho más elementales. Por ejemplo, ¿con qué me sentía cómodo? ¿Qué actividades y circunstancias hacían que me sintiera más a gusto?

El insomnio amplificó enormemente la necesidad de dar respuesta a esas preguntas. La intensidad de la respuesta del sistema nervioso simpático que sufría a diario, y que me causaba problemas para dormir, estaba influyendo de forma evidente en mi salud, en mi bienestar y en mi nivel de ansiedad. Puedo afirmar sin temor a equivocarme que tenía una especie de adicción a esas sustancias, a la norepinefrina y la epinefrina. Era algo parecido a la euforia, pero mucho más traicionero.

Resolví el problema amparándome en la ciencia. Empecé a practicar la meditación. No recuerdo cómo ni por qué, pero sí que era una idea que estaba en el aire.

Recuerdo que una noche, tendido en la cama, respiré hondo y me puse a meditar. Estuve así más de una hora. Sentí que se me relajaba la mandíbula. Que mi cuerpo se aquietaba. Me quedé dormido. Por la mañana, cuando desperté, me sentía descansado. Descansado de verdad. Hacía mucho tiempo que no me sentía así. Seguí practicando ese ejercicio. Muchas noches tardaba una hora o más, puede que dos.

Ahora que conozco los fundamentos científicos, sé que lo que hacía era apagar mi sistema inmunitario simpático. Cortocircuitar ese ciclo peligroso que describe el doctor Irwin, en el que el sistema nervioso central inundaba mi cuerpo de adrenalina, intensificando así la respuesta de huida o lucha y produciendo la activación del sistema inmunitario y la inflamación, lo que a su vez generaba una nueva respuesta de las glándulas suprarrenales. No sé cómo afectó esa etapa a mi esperanza de vida, pero lo que aprendí gracias a aquello no lo cambio por nada.

Al mismo tiempo, agoté mis reservas psicológicas. Me sentaba en el sofá del psiquiatra y lloraba como un niño. Contraje una deuda impagable con mis padres, mi novia y un amigo, Bob Tedeschi, al que conocí en la escuela de periodismo de Columbia y que se convirtió en un hermano para mí. Menciono a estas personas no solo por darles las gracias, sino porque la ciencia ha demostrado que la capacidad de conectar con otras personas en momentos de enfermedad —e incluyo la ansiedad y la depresión en esa categoría— es fundamental para sanar. Ayuda al sistema inmunitario a encontrar el equilibrio, lo que es lógico desde el punto de vista evolutivo. Saber que formas parte de un grupo es un incentivo y una motivación poderosa para que la maquinaria del cuerpo busque la armonía. La soledad, en cambio, puede agravar el mal.

Durante aquella época, escudriñé cada rincón de mi cerebro y comencé a darme cuenta de lo sabio que es ese viejo proverbio que afirma que hay pocas cosas más temibles que el propio miedo. Cuando echo la vista atrás, veo un vínculo muy estrecho entre el final de mi sondeo introspectivo y el comienzo de mi etapa de meditación y relajación. En resumidas cuentas, me di a mí mismo permiso para relajarme. Empecé a sentirme cómodo y, al cabo de un tiempo, dejé de querer demostrar mi valía. Aprendí por las malas que debía, por encima de todo, escucharme a mí mismo y hacer oídos sordos a voces ajenas.

Creo que no exagero la importancia de este proceso, dado que fue fundamental para mi salud y sospecho que lo es también para la de muchas otras personas. Salí de aquello con una sensación de seguridad y confianza en mí mismo que, a su vez, me permitió tomar conciencia de qué era lo que más me ilusionaba y me motivaba en la vida, en qué ambientes y con qué amigos me sentía más a gusto y de qué cosas necesitaba desprenderme porque me parecían inauténticas. Me había encontrado a mí mismo.

* * *

El mejor ejemplo que puedo poner para ilustrar lo importante que es para la salud el escucharse a uno mismo y actuar conforme a lo que te dicta esa voz interior sin buscar a toda costa el refrendo de los demás me ocurrió a finales de la década de 1990. En aquella época, trabajaba como colaborador externo para el *New York Times*. Las cosas iban bastante bien. Los aspectos de la labor periodística que más me entusiasmaban eran los que imaginaba desde el principio: escribir, investigar y dar rienda suelta a mi curiosidad. Me encantaba, además, ser autónomo. Trabajar por mi cuenta, a mi aire. Ya no tenía que estar pendiente de las notas, ni del visto bueno del jefe. Trabajaba, me gustaba mi trabajo, me pagaban por él y ya no ambicionaba ascender en ningún escalafón.

Entonces, el periódico me ofreció un puesto en plantilla. Era una oportunidad de ensueño para un periodista todavía joven. La única pega era que tendría que dejar San Francisco, donde me había instalado al concluir la universidad, y mudarme a Nueva York.

Esa idea me aterraba. Sabía, en el fondo, que mi sitio no estaba en aquella ciudad en la que lo había pasado tan mal cuando estudiaba en Columbia, y en un entorno en el que temía perder de vista mis prioridades: un mundo hipercompetitivo en el que me sentiría vigilado, como si hubiera constantemente alguien mirando por encima de mi hombro. Me imaginé atrapado otra vez en la espiral de la adrenalina, pasando largas jornadas en la redacción, rodeado de personas mucho más capaces de aguantar ese ritmo que yo, o más dispuestas a hacerlo. Rechacé el empleo.

Curiosamente, el *Times* me hizo una contraoferta: si aceptaba, podía quedarme en San Francisco. Dos años más tarde cambiaron de opinión y me dijeron que tenía que instalarme en Nueva York.

—Es lo que hace todo el mundo —argumentó un editor—. La cuestión no es ser feliz. Es seguir el itinerario que sigue todo el mundo.

Yo había descubierto ya que esa idea era para mí anatema.

Me pusieron un plazo: si no estaba en Nueva York el 1 de octubre de 2001, podía darme por despedido. Yo ya estaba saliendo con Meredith (no con Merredith Branscombe, sino con Meredith Barad, que casualmente también era de Colorado), una chica estupenda que después se convertiría en mi esposa. El 1 de octubre, me levanté, me senté en mi escritorio y esperé a que sonara el teléfono. Seguí trabajando mientras esperaba. La siguiente llamada podía ser la que me anunciara que estaba despedido.

La llamada no llegó ese día, ni la semana siguiente, ni ese mes, ni varios meses después. Seguí escribiendo y viviendo a mi aire, cada vez más convencido de que debía confiar en mi propia voz, en mi musa. Me casé con Meredith y empecé a escribir libros; para mí, sobre todo: historias que me contaba a mí mismo y que salían a borbotones, canciones de todo tipo, usando una voz muy distinta a esa que durante mucho tiempo me había convertido en una especie de loro. Luego, un día, el *Times* dio su brazo a torcer. A ellos les parecía bien aquel arreglo y a mí también.

Insisto en que esto no es una digresión ni un aparte. Y, de nuevo, no creo que pueda exagerarse su importancia respecto al sistema inmunitario. Cuanto más a gusto me sentía conmigo mismo, más me deshacía de todo lo ajeno a mí y mejor me encontraba. Traigo también a colación esta historia porque hizo posible que Jason y yo entabláramos una amistad verdadera, con cimientos mucho más sólidos que cuando éramos niños.

Jason, entretanto, también había seguido a su musa, que le llevó a emprender un negocio tras otro. Se dedicaba a vender y a promocionar sus ideas tratando de sacarles todo el partido posible, convencido de que eran nuevas y diferentes, desde minutos de móvil a licuadoras eléctricas, y así una tras otra, hasta que por fin se decantó por la que sería su última iniciativa: los obsequios y figurillas de premio para casinos.

* * *

Aquella noche de la primavera de 2011, tomó forma una nueva relación entre nosotros. Estuvimos hablando de la vida y del cáncer.

—Tengo que vencer esto —me dijo Jason—. Y luego ya veré qué hago.

—¿Y qué tal va la cosa? —O sea, el cáncer.

—Pues para qué te voy a engañar, Rick: es una puta mierda.

Me habló de la quimioterapia y de lo hecho polvo que le dejaba físicamente, y me contó que tenía que tomar esteroides para mantener controlada la inflamación, y que eso le impedía dormir por las noches.

—Es como cuando te encuentras fatal, solo que multiplicado por mil. Me quedo ahí sentado, muriéndome de ganas de dormir. Me duele todo el cuerpo, y no puedo hacer nada, ni leer ni ver la tele, solo estar tumbado. Es brutal. No se lo deseo ni a mi peor enemigo.

Supongo que, en su caso, yo también habría querido saltarme un par de sesiones de quimioterapia.

Su primer tratamiento había fracasado. Había otras alternativas de quimioterapia y Jason había decidido probarlas.

Mientras tanto, sin embargo, estaba desarrollándose otro campo de la medicina surgido de todos esos años de investigación básica en inmunología. Se denominaba inmunoterapia. Y la ciencia en la que se sustenta es alucinante.

38

El ratón Lázaro

Uno de los ejes principales del sistema inmunitario es el modo en que se trasmite la información. Las moléculas envían y reciben señales instando a las células inmunitarias a atacar, a seguir vigilando, a retirarse, a autodestruirse, a mantenerse alerta o a contribuir a crear tejido nuevo. En general, esta información se transmite en dos formatos o por dos medios distintos.

Parte de estas comunicaciones se denominan solubles —es decir, fluidas— y en ellas intervienen las interleucinas. Estas moléculas, al liberarse, pueden viajar por todo el organismo dando instrucciones a otras células.

En el segundo tipo, al que ya he aludido y que a continuación explico con más detalle, intervienen moléculas o proteínas que están presentes en la superficie de las células y que conectan, o se acoplan, a una molécula o proteína de otra célula. Son como anticuerpos. Viajan por el organismo no en forma de fluido, sino acopladas a una célula, y luego se unen a otra célula en lugares muy específicos. Se asemejan a piezas de un rompecabezas que, para encajar, tienen que estar físicamente contiguas.

Esta idea es importante porque ayudó a salvarle la vida a Jason. Para explicar cómo, tengo que ahondar un poco más en sus fundamentos científicos.

Normalmente, a una de las piezas del puzle se la llama ligando y, a la otra, receptor. (Ligando viene del latín *ligare*, «ligar» en el sentido de atar, anudar). Un ligando se anuda a un receptor.

A lo largo de las décadas de 1980 y 1990, los inmunólogos buscaron sin parar moléculas en la superficie de las células inmunitarias —o sea, que hicieron labor de arqueología básica— y luego trataron de encontrar sus pares correspondientes, aquellas otras moléculas con las que encajaban. Entre otras cosas, buscaban estos pares con la esperanza de hallar una correspondencia que ayudara a explicar qué hacía, de entrada, cada molécula en la superficie de la célula. ¿Qué función cumplían las piezas del puzle por separado y qué ocurría cuando se juntaban?

—Cada pieza construye una historia. Es como ir intimando con un amigo. Lo mismo, mediante una serie de encuentros entre moléculas —explica Matthew (o Max) Krummel, un inmunólogo que estaba presente cuando se produjo uno de los mayores descubrimientos científicos del siglo xx: el momento en que los ligandos CD80 y el CD86 encontraron a sus respectivas parejas.

Sucedió así.

* * *

A finales de la década de 1980, los científicos habían identificado dos ligandos presentes en la superficie de dos de las principales células del sistema inmunitario —los linfocitos B y las células dendríticas— y habían descubierto que estos ligandos se acoplan a moléculas específicas de la superficie de los linfocitos T.

Al circular por la Fiesta de la Vida, estas células inmunitarias chocaban unas con otras. Si la superficie de un linfocito B tenía un ligando que se correspondiera con un receptor presente en la superficie de un linfocito T, las dos moléculas se acoplaban y esto desencadenaba una reacción.

Bueno, vale, ¿y qué? ¿Qué reacción era esa?

Un momentito, que estamos tratando de curar el cáncer. Ten un poco de paciencia.

Explicado de la manera más sencilla posible:

Los linfocitos T pueden atacar a invasores y organizar ofensivas. Los investigadores descubrieron moléculas en la superficie de estos linfocitos que conectaban con moléculas de otros elementos del sistema inmunitario; concretamente, de los linfocitos B y las células dendríticas. Dicho de otra manera, encontraron piezas de un rompecabezas que encajaban entre sí, pero sin saber qué aspecto tenía el rompecabezas en conjunto, ni qué significaba exactamente. Descubrieron que una de las moléculas clave presentes en la superficie de los linfocitos T era la llamada CTLA-4. Otra era la CD28.

Un dato más para completar este Trivial que no tiene nada de trivial: los receptores CTLA-4 y CD28 se correspondían ambos con los ligandos B7-1 y B7-2, también llamados CD80 y CD86.

Bueno, sí, ¿y luego qué?

* * *

En torno a 1989, dos investigadores que con el tiempo se convertirían en grandes estrellas de la inmunología estudiaban a la vez el receptor CTLA-4: James Allison, que entonces trabajaba en Berkeley, y Jeffrey Bluestone, que estaba en la Universidad de Chicago y posteriormente pasaría a la de California-San Francisco. Había por otro lado un tercer investigador, Peter Linsley, del laboratorio farmacéutico Briston-Myers Squibb, que también estudiaba temas relacionados con este receptor.

A Bluestone y Allison no les interesaba especialmente el cáncer o, mejor dicho, esa no era su prioridad. Les interesaba el funcionamiento del sistema inmunitario en general.

En Berkeley, un doctorando del equipo de Allison realizó un experimento que consistía en extraer un tumor de un ratón, meterlo en un tubo de ensayo y luego inyectarle genes ajenos. Lo que se pretendía conseguir inyectando esos genes era que las células tumorales presentaran la molécula llamada B7-1, el ligando que se une a los receptores CTLA-4 y CD28 de los linfocitos T. Los investigadores introdujeron a continuación linfocitos T en el tubo de ensayo y hete aquí que estos atacaron el tumor con saña, atraídos por el ligando B7-1, hasta eliminarlo por completo.

O sea, que los científicos descubrieron la manera de manipular una pieza del rompecabezas que atraía a otra de modo que se generaba una respuesta del sistema inmunitario capaz de eliminar un tumor.

Una buena noticia, ¿no?

Sí, era un paso enorme en la dirección adecuada, pero tampoco es que fuera el Santo Grial. La técnica era demasiado artificial; a fin de cuentas, era como crear un tumor hecho a medida introduciendo en él genes foráneos para que sirviera de diana. Además, todo aquello se había efectuado en un tubo de ensayo. No era una solución que permitiera manipular el sistema inmunitario humano, pero era un primer indicio muy esperanzador de que tal cosa era posible.

Fue entonces cuando Krummel comenzó a colaborar con Allison, que en 2018 ganó el Premio Nobel por lo que sucedió a continuación.

* * *

Allison y Krummel decidieron seguir experimentando con el receptor CTLA-4, la otra molécula que se correspondía con B7-1 y B7-2. Pronto advirtieron una cosa muy curiosa: cuando CTLA-4 se veía atraído por un ligando y se acoplaba a él, el sistema inmunitario no se revolucionaba, como ocurría en el experimento con ratones. Al contrario, parecía disminuir su actividad o no actuar en absoluto.

—Pensé que teníamos que averiguar qué función cumplía CTLA-4 —recuerda Allison.

Había algo en todo aquello que le inquietaba.

Krummel y Allison se formularon una pregunta: si CD28 hace que los linfocitos T se multipliquen pero CTLA-4 parece no surtir ningún efecto, ¿qué ocurrirá si combinamos esos agentes?

Lo que descubrieron supuso un punto de inflexión. Estimular el receptor CD28 se traducía en un incremento de los linfocitos T y exacerbaba la respuesta inmunitaria. Pero cuando se introducía CTLA-4 en la mezcla, la respuesta de los linfocitos T se atenuaba. Y no solo eso: cuantos más CTLA-4 se añadían, menos proliferaban los linfocitos T, lo que indicaba que CTLA-4, en lugar de hacer que se recrudeciera la respuesta inmunitaria, la atenuaba e incluso la desactivaba.

Krummel y Allison intuyeron que habían descubierto algo muy gordo.

* * *

Krummel ideó un procedimiento químico que permitía crear distintas gradaciones de CD28 y CTLA-4 de modo que podían ajustar la cantidad de linfocitos T que se generaban. Eso fue en el año 1994.

—Podíamos subir y bajar los linfocitos T como si subiéramos y bajáramos el volumen de un equipo de música —explica. O si se prefiere otra metáfora—: Descubrimos un grifo de agua caliente y uno de agua fría. Enseguida empezamos a debatir qué representaba aquello.

¿Qué significa y qué utilidad podían darle?

Empezaron a hacer experimentos probando toda clase de combinaciones, una tras otra.

—En un plazo de nueve meses, pasamos de controlar el volumen, o sea, el grifo de agua caliente y el de agua fría, a aplicar el experimento en todos los modelos animales a nuestro alcance, haciendo que los linfocitos T crecieran más deprisa o más despacio. Fue entonces cuando Jim [Allison] propuso probar con el modelo tumoral.

Allison, que era quien más sabía de aquel tema dentro del mundo científico, barajó distintas hipótesis tratando de dar sentido a todo aquello. ¿Qué podía deducirse de aquellas interacciones moleculares? Me contó medio en broma que las piezas encajaron por fin una noche de 1994 cuando dejó vagar su mente después de haberse «pasado con el vino». Pensó que aquello podía explicar cómo engañaba el cáncer al sistema inmunitario para sortear nuestras defensas. Y se le ocurrió cómo podía revertirse ese proceso.

* * *

Allison invitó a un investigador posdoctoral, Dana Leach, a sumarse a su equipo. Leach trajo los roedores con los tumores, que ya no estaban en el tubo de ensayo, sino dentro de los pobres animalitos. El veterinario inoculó a los ratones distintos tumores de crecimiento rápido. Los investigadores dejaron que el cáncer proliferara. Luego, inyectaron a los ratones una molécula —un anticuerpo— con el objetivo de interrumpir las conexiones que las células cancerosas estuvieran intentando hacer con el receptor CTLA-4.

La idea era ver si podían cortar la comunicación entre el tumor y las células inmunitarias a fin de impedir que el cáncer echara el freno al sistema inmunitario.

—Solo estábamos haciendo pruebas —cuenta Krummel.

Unos días después, Allison fue a ver qué tal iban las cosas.

—¡Hostias!, solté. Todos los ratones se habían curado.

* * *

En el experimento previo, habían aislado tejido tumoral en un tubo de ensayo y a continuación habían modificado su genética para estimular la respuesta de los linfocitos T. Pero esta técnica era, en definitiva, muy poco pragmática.

En el nuevo experimento, en cambio, los científicos no manipularon en modo alguno el tumor. Era solo un cáncer como el que podía estar desarrollándose en el organismo de cualquiera; de Jason, por ejemplo. Se hallaba en su estado natural.

En lugar de modificar el tumor, añadieron anticuerpos para atajar la estratagema del cáncer y estimular la respuesta del sistema inmunitario. Concretamente, insertaron un anticuerpo ligado al sistema inmunitario a fin de soltar el freno de las defensas fisiológicas.

—Lo sorprendente fue que no le habíamos dado al sistema inmunitario ninguna información nueva sobre el tumor —explica Krummel—.

Había un grupo de células preexistentes —los linfocitos T— y estaban deseosas de ponerse manos a la obra.

* * *

Al echar la vista atrás, Allison ve el sistema inmunitario de una manera radicalmente distinta a como se concibió durante muchísimo tiempo. No lo considera simplemente como una poderosa máquina de matar, en absoluto. Por el contrario, cree que ese poder letal va acompañado de una extraordinaria capacidad de autocontrol. Una de las principales labores del sistema inmunitario consiste en reprimir sus ataques, en pulsar el botón de apagado. En pisar a fondo el freno de los linfocitos T.

—Reciben una señal y se suicidan. Cuando este mecanismo no funciona, la gente contrae diabetes, esclerosis múltiple, lupus... —explica Allison—. Esta selección negativa es lo que llamamos tolerancia central; es decir, la capacidad de deshacerse de los linfocitos T. El 90 por ciento de los linfocitos que se generan muere.

Allison había descubierto para qué servía el receptor CTLA-4.

—Está ahí para impedir que tu sistema inmunitario acabe contigo.

¡Impresionante!

Pero ¿acaso no muere la gente de cáncer? ¿Por qué el organismo permite que el sistema inmunitario eche el freno ante un tumor mortífero?

La respuesta está relacionada con la curación de las heridas, que es una de las funciones más importantes tanto del organismo en general como, específicamente, del sistema inmunitario.

39

La curación de las heridas

Si te haces una herida —si, por ejemplo, te clavas una espina en la planta del pie o te haces un corte en la mano con el filo de una lata—, se produce instantáneamente una reacción en cadena para garantizar tu supervivencia. Los glóbulos rojos corren a presentarse en el lugar de los hechos y empiezan a coagular la sangre y a taponar la lesión. De ese modo detienen la hemorragia. Células llegadas de otra parte ocupan la brecha que ha producido la herida y empiezan a dividirse. Esto incluye a células del sistema inmunitario, neutrófilos y macrófagos.

Sabine Werner, experta en el mecanismo de curación de las heridas, lo compara con los equipos de intervención rápida que acuden a atender una emergencia.

—Los acontecimientos se suceden muy rápidamente para conseguir cerrar la herida mediante la coagulación de la sangre.

Las células inmunitarias están ahí para enfrentarse a las «bacterias, hongos y virus que pueda haber».

Los neutrófilos producen proteinasas, que el lector atento ya habrá adivinado que son enzimas. Estas enzimas son un poco como granadas de mano. Abren agujeros en ciertas bacterias, «matándolas activamente; los neutrófilos y los macrófagos se comen, además, las bacterias», explica Werner. Todo muy eficaz.

Además de los neutrófilos, intervienen otros asesinos implacables, con uno de esos nombres imposibles de recordar: las especies reactivas del oxígeno (ERO, o ROS por su siglas en inglés).

Que conste que es entonces cuando la cosa se pone fea de verdad. Una de esas especies reactivas del oxígeno es el peróxido de hidrógeno o agua oxigenada. Los macrófagos y neutrófilos pueden sintetizar estas sustancias químicas para matar en la zona de la herida. Los neutrófilos y otras células asesinas no solo eliminan bacterias u otras posibles infecciones. También matan parte del tejido sano circundante. De ahí que con frecuencia, cuando te haces una herida, aunque sea pequeña, el dolor y la inflamación empeoran durante los días posteriores. Tu sistema inmunitario ha hecho zafarrancho de limpieza utilizando productos químicos muy potentes.

Se ha limpiado la zona de todo lo «ajeno» dejando la tierra quemada. Entonces es cuando los macrófagos empiezan a comer en la zona muerta.

Casi con la misma rapidez intervienen los obreros de la construcción. A principios de la década de 1990, Werner, que investigaba este fenómeno, advirtió que al cabo de uno o dos días se multiplicaban por diez las señales que estimulaban el crecimiento de los tejidos en la zona de la herida. Comenzó a investigar exhaustivamente qué sucede en el organismo para que se produzca esta curación tan rápida. ¿De dónde proceden esas señales que permiten que las células se dividan rápidamente y restauren los tejidos?

Pensemos en lo brusca que es esta transición. Te haces un corte en el dedo con la lata de atún, aparece al instante un equipo de fuerzas especiales para taponar la herida y, pasadas unas pocas horas, se ha puesto en marcha todo un proceso de reconstrucción que ha reemplazado a la maquinaria de guerra. ¿Y qué consecuencias tiene esto para la salud en general?

—Me entusiasmó lo rápida que puede ser la reacción ante una herida —cuenta Werner.

Pero aún no conocía el lado oscuro de este mecanismo.

* * *

El proceso de reconstrucción tiene, cómo no, su propia terminología, que no es precisamente fácil. Uno de los principales tipos de células que estimulan la regeneración de los tejidos reciben el nombre de fibroblastos. Son células extremadamente versátiles y abundantes que proliferan y migran hacia el lugar de la lesión, atraídas por las señales que mandan los macrófagos. Esto es interesante porque pone de relieve otra función de los macrófagos. Estos «grandes comedores» también desempeñan un papel en la estimulación del crecimiento de nuevos tejidos.

Al juntarse, los fibroblastos forman tejido conjuntivo, un puente entre el tejido nuevo y el viejo. En el lugar de la herida, el tejido nuevo adquiere una textura granular, de ahí que se lo llame tejido de granulación. Es importante resaltar que estos tejidos se alimentan mediante vasos sanguíneos que surgen en torno al borde de la herida, creando una verdadera red de tuberías de alimentación para el tejido recién creado. Se forma así una especie de tenue tela de araña, una matriz fibrosa que, como contaban Werner y sus colaboradores en el artículo, protege contra patógenos invasores y «además es un reservorio de factores de crecimiento necesarios durante las últimas fases de la curación y proporciona un andamiaje para los distintos tipos de células que acuden al lugar de la lesión».

Se ha producido una explosión en un rincón concreto de la Fiesta de la Vida, y los desperfectos y los escombros se han limpiado rápidamente. Luego viene la construcción de cimientos y el montaje de andamios y a continuación empiezan las labores de reparación. Pero, como sucede con muchas obras, primero hay que obtener ciertos permisos. El organismo tiene que asegurarse de que lo que se está construyendo cuenta con el marchamo de aprobación de lo «propio». Todo lo que se considera ajeno hasta el punto de ser patogénico se destruye, y puede no haber reconstrucción en la zona de la herida.

Este mecanismo de curación tiene, por otro lado, una consecuencia peligrosa. Una vez dado el permiso para reconstruir, cuando el organismo empieza a nutrir a las células nuevas que considera «propias», el proceso de construcción puede ser muy rápido y eficaz. El problema es que las células nuevas no son siempre propias. A veces son cancerosas.

De modo que los factores que fomentan el crecimiento de tejido sano también pueden estimular el crecimiento de los tumores. Esta idea se formuló ya en 1863, cuando Rudolf Ludwig Carl Virchow, un científico alemán, observó que «la irritación crónica y las heridas antiguas preparan el terreno para la carcinogénesis».

En sus charlas, Werner suele citar otras dos frases igual de proféticas.

«La producción tumoral se debe posiblemente a la exacerbación del proceso curativo», comentaba en 1972 el médico escocés sir Alexander Haddow.

Y en 1986 Harold Dvorak, un patólogo de Massachusetts, afirmó que «los tumores son heridas que no curan».

Los experimentos de laboratorio han confirmado rotundamente el acierto de estas dos afirmaciones.

* * *

Un experimento muy revelador, y ya con varias décadas de antigüedad, se hizo utilizando pollitos. El experimento, realizado en Berkeley, consistía en inyectarles a los pollitos un virus que se sabía que les provocaría cáncer. El virus se les inyectaba bajo la piel o en los músculos. En ambos casos, la inyección causaba una pequeña herida.

Al cabo de una o dos semanas aparecía un tumor, normalmente en la zona de la punción. Los pollitos morían en menos de un mes.

Los investigadores llegaron a la conclusión de que la propia herida influía en el crecimiento del tumor e idearon un segundo experimento para demostrar esta hipótesis. Esta vez, inyectaban el virus a los pollitos en el ala derecha pero no en el ala izquierda. Al mismo tiempo, sin embargo, les hacían una punción en el ala izquierda. Y hete aquí que se formaba un tumor en la zona de la inyección y también en la zona de la punción del ala izquierda. El tumor del ala herida pero no infectada tardaba cerca de un 20 por ciento más de tiempo en aparecer.

Estaba claro que había algo en la herida que estimulaba la aparición del tumor.

En la década de 1990, Werner empezó a juntar las piezas de este rompecabezas. Lo que descubrieron ella y otros investigadores explica en parte por qué cosas como fumar, trabajar en una mina de carbón o tomar el sol son tan carcinógenas. Estas actividades dañan los tejidos y el ADN. Cuando el tejido está dañado, el sistema inmunitario interviene limpiando la zona y estimulando la creación de tejido nuevo. El problema es que, cuando el ADN está dañado, las células nuevas que proliferan pueden ser malignas: propias en parte pero lo bastante distintas como para comportarse como un cáncer. Estas células no cumplen las reglas normales del organismo y no permanecen dentro de sus límites. Si estos factores se dan a la vez, puede acabar habiendo células cancerosas que el sistema inmunitario no solo protege, sino que alimenta.

Esto explica también que las personas que sufren ciertos trastornos autoinmunes que producen lesiones crónicas de los tejidos tengan mayor riesgo de contraer cáncer.

* * *

Cuando se produce una herida —o una efracción, en términos científicos—, las células se dividen. Es lógico que así sea, puesto que se necesitan tejidos nuevos. Pero, cuando las células se dividen, siempre cabe la posibilidad de que algo salga mal. Cada división celular es una oportunidad para que se produzca el error, la mutación. Puede, por ejemplo, copiarse mal un fragmento de ADN. Sucede constantemente. Por suerte, en la mayoría de los casos esas mutaciones no tienen consecuencias porque la célula muere o es devorada de inmediato. Las mutaciones no suelen proliferar debido a que la célula mutada no puede sobrevivir, porque le falta el material genético necesario y los macrófagos se comen los desechos. Asunto terminado. Otras veces, el sistema inmunitario interpreta la mutación como ajena y, por tanto, potencialmente problemática, y la bombardea, la destruye y la devora. Fin de la historia.

Hay ocasiones, sin embargo, en que la mutación es extremadamente sutil. La célula cuenta con el material genético preciso para sobrevivir y es lo suficientemente semejante como para que el sistema inmunitario no la reconozca como ajena. En algunos casos, las defensas sondean el material y deciden que seguramente es más propio que ajeno y lo dejan en paz.

La célula mutada no es necesariamente cancerosa. Es muy improbable que una célula con una sola mutación lo sea. Werner me explicó que para que una célula se vuelva cancerosa tiene que sufrir, como mínimo, entre cinco y diez alteraciones genéticas. Y no solo eso: para que se convierta en una «célula maligna perfecta» mediante mutación genética aleatoria, tienen que darse cambios concretos en distintas regiones del ADN. Por ejemplo, una célula mutada con probabilidades de sobrevivir y ocasionar un cáncer debe tener la capacidad de mandar señales a las células inmunitarias ordenándoles: «No me ataquéis; protegedme y nutridme».

—Segregan factores que modifican la función de las células inmunitarias —me explicó Werner. Por ejemplo—: Los macrófagos dejan de ser inflamatorios y empiezan a proteger a las células cancerosas y estimular la formación de vasos sanguíneos.

Se trata de una coyuntura en la que el cáncer se aprovecha del sistema inmunitario. Crece y crece, defendido discretamente, alimentado por capilares sanguíneos e incluso protegido por redes fibrosas. El tumor «prospera tranquilamente, invisible y cada vez más grande», explica Allison, el descubridor de la función de los receptores CTLA-4.

Luego, no obstante, «en algún momento [los tumores] alcanzan cierto tamaño y ya no reciben ni oxígeno ni alimento suficientes». Se vuelven demasiado grandes para su entorno. «Empiezan a morir» e intervienen los macrófagos, se efectúa la fagocitosis, los desechos tumorales son eliminados y el sistema inmunitario comienza a generar infraestructuras de crecimiento, como sucedería en una herida que cicatriza, al tiempo que los receptores CTLA-4 refrenan a los perros de ataque.

Es un círculo vicioso perpetuado por el sistema inmunitario. Punto y final.

El sistema inmunitario empieza a alimentar el tumor y a protegerlo. Tu elegante sistema defensivo se ha vuelto contra ti.

En resumidas cuentas, la probabilidad de que una persona contraiga cáncer depende en gran medida de la cantidad de veces que sufra lesiones o determinados tipos de lesión. Es pura matemática. A más efracciones, más división celular y, por tanto, más oportunidades de que se produzcan mutaciones peligrosas.

Llegados a este punto, hay que tener en cuenta a uno de los agentes más mortíferos del mundo. Cuando alguien se fuma un cigarrillo, se producen heridas minúsculas en el delicado tejido rosa pulmonar. En los pulmones penetran varios miles de sustancias químicas, entre ellas algunas que no solo dañan el ADN sino que también dificultan su reparación. Entretanto, se presentan la policía y los bomberos del sistema inmunitario y comienza el proceso de curación de estas heridas. Se crean células nuevas. Una y otra vez, cigarrillo tras cigarrillo, un año tras otro. (Fumar es una actividad crónica, al contrario que otras formas menos directas de inhalar sustancias químicas, como cuando se está junto a una hoguera). En el caso del tabaco, las células malignas son alimentadas y defendidas por el mismo sistema que limpia la herida y se asegura de que no hay patógenos que puedan causar daños.

Algunas de esas células nuevas son defectuosas y el sistema inmunitario las reconoce como tal. Otras, en cambio, tienen la combinación justa de mutaciones aleatorias para sobrevivir y se parecen tanto a las células propias del organismo que el sistema inmunitario, creado para defendernos de patógenos, se convierte en promotor y defensor del tumor.

Repito que, en ciertos aspectos fundamentales, el cáncer no es más que un juego numérico. Cuantas más lesiones tienes, más mutaciones y accesos inflamatorios sufres y mayor es la probabilidad de que se produzca el cáncer. Por eso fumar es tan peligroso. Los riesgos aumentan con cada calada que das. Del mismo modo, la exposición excesiva al sol, sin protectores solares, constituye otra oportunidad de que se produzcan heridas y respuestas inflamatorias que, sumadas a las mutaciones inducidas directamente por la irradiación ultravioleta, aumentan el riesgo de padecer algún tipo de cáncer de piel, como el melanoma, que es especialmente peligroso. Otras toxinas que penetran en el cuerpo, como toxinas alimenticias o químicas, también pueden producir heridas, lesiones por efracción que, aunque sean pequeñas, necesitan de reparación, inflamación y reconstrucción. Cada pequeña agresión propicia la división celular y una respuesta inmunitaria que, aunque tenga como fin reparar y eliminar residuos, también puede conducir a un cáncer. La certeza de las matemáticas hace que los fumadores contraigan cáncer en algún momento casi con toda seguridad. Si fumas, es posible que ahora mismo tengas cáncer. De hecho, es *probable* que lo tengas. Pero también es muy posible que ese cáncer carezca de las modificaciones genéticas específicas que necesitaría para proliferar; en concreto, de la capacidad de apropiarse de las funciones del sistema inmunitario. Que haya un cáncer no significa que vaya a prosperar.

Los que no incurrimos en conductas de tan alto riesgo tenemos muchas menos probabilidades de sufrir un cáncer o, mejor dicho, de contraerlo prematuramente o con tanta rapidez. Pero, si vivimos lo suficiente, las leyes de la probabilidad también nos alcanzan.

* * *

El hecho de que todos tengamos probabilidades de desarrollar un cáncer con el paso del tiempo y de que el mismo arraigue pone de manifiesto el continuo tira y afloja al que está sometido nuestro sistema inmunitario. Su evolución ha permitido que sea posible e incluso probable que el cáncer arraigue. La razón es muy sencilla: el sistema inmunitario está dispuesto, a corto plazo, a arriesgarse a que se produzcan mutaciones a cambio de que puedan reconstruirse los tejidos de manera inmediata. A fin de cuentas, ¿cuál sería la alternativa? ¿Dejar agujeros en el tejido? ¿Permitir que el cuerpo se vaya desconchando corte a corte, arañazo a arañazo?

La división celular es imprescindible. La mutación, el cáncer, es resultado de ella. De ahí que la muerte esté predeterminada. Este mecanismo, sin embargo, también es la clave para combatir el cáncer. Eso es lo que descubrió Allison al investigar los receptores CTLA-4. Otro descubrimiento conceptual posterior, de enorme importancia, ha ayudado a manipular el sistema inmunitario de modo que la balanza se decante a favor de la vida.

40

Muerte programada

Recordemos que James Allison había descubierto que podía modularse el sistema inmunitario manipulando los receptores CTLA-4. O sea, las moléculas de los linfocitos T que contribuyen a atenuar o desactivar la respuesta del sistema inmunitario.

Lo que descubrieron Allison, Krummel y otros científicos de su laboratorio fue que los tumores parecían neutralizar la labor del sistema inmunitario aprovechándose de esta molécula crucial para la supervivencia. El tumor ponía en marcha el sistema de frenado que impide que las defensas se descontrolen y se excedan en su cometido provocando inflamación, fiebre, trastornos autoinmunes, etcétera. Los investigadores de Berkeley comprobaron que el cáncer en ratones mandaba la señal de activar los receptores CTLA-4, haciendo así que el sistema inmunitario quedara en suspenso. De este modo, el cáncer podía crecer sin que las defensas le pusieran coto.

Pero resulta que el CTLA-4 no es el único freno de este tipo. Hay otros, como la proteína PD-1 (siglas de *programmed death*, «muerte programada»), a la que ya he hecho referencia anteriormente; una molécula de los linfocitos T que hace que las células del sistema inmunitario se autodestruyan. Es decir, que se suiciden.

Aunque de entrada parezca increíble, se trata de un fenómeno muy común. Lo descubrió en Japón en 1992 el doctor Tasuku Honjo, de la

Facultad de Medicina de la Universidad de Kioto. Honjo no estaba tratando de hacer un descubrimiento tan revolucionario como el que hizo y por el que en 2018 le concedieron, junto a Allison, el Premio Nobel de Medicina. Su equipo y él estaban tratando de entender lo que el Instituto de Investigación Oncológica de Estados Unidos describe como «las tareas normales de mantenimiento celular». Mediante el análisis de material genético, los investigadores dieron con un gen que hacía que algunas células murieran cuando dejaban de ser útiles. Se llamó a esto muerte programada, una especie de suicidio que cometían las células inservibles. El doctor Honjo y su equipo profundizaron en el origen y la función de este mecanismo celular y descubrieron que, cuando manipulaban o desactivaban el gen PD-1 en ratones, la inmensa mayoría de los animales desarrollaba trastornos autoinmunes semejantes al lupus.

Dicho de otra manera, el gen de la muerte celular programada parecía intervenir en la inhibición del sistema inmunitario.

¿Por qué es lógico que una célula inmunitaria se suicide? Por la misma razón que nuestra red de defensas fisiológicas tiene tantos frenos. Se trata de un mecanismo más de seguridad, de otra forma de impedir que el sistema más potente y extenso de nuestro organismo se descontrole.

Al otro lado del océano Pacífico, en Silicon Valley, el descubrimiento de la muerte programada fue acogido con gran interés por Nils Lonberg, un científico y empresario que pensó que podía utilizarlo para curar el cáncer. Llevaba años planeando aquel momento, desde que empezó a ordeñar ratones.

* * *

Lonberg, nacido en 1956 en Berkeley, de padre químico y madre psicóloga, llegó indirectamente a la investigación oncológica, de la que se convertiría en pionero. Su sueño era crear ratones transgénicos; es decir, ejemplares de estos animales manipulados genéticamente para albergar genes humanos. Aunque pueda parecer lo contrario, este tema está estrechamente relacionado con el campo de la inmunología. Lo estaba ya antes de que Jacques Miller empezara a experimentar con ratones para descubrir el papel del timo y, sin exagerar, fue uno de los factores que hicieron posible que Jason se salvara.

A mediados de la década de 1980, los avances tecnológicos habían dejado muy atrás el cobertizo de Jacques Miller. Para entonces, la idea era utilizar técnicas genéticas sofisticadas a fin de crear ratones que tuvieran insertos en su código genético fragmentos de ADN humano. De ese modo, podrían verse los efectos que surtía una molécula concreta o un fármaco en el ADN humano sin poner en peligro la vida de las personas.

Pero insertar ADN humano en un ratón no es tarea fácil, o no lo era entonces. Era, en palabras del propio Lonberg, un procedimiento «primitivo y muy físico». En aquel momento, Lonberg trabajaba en el Memorial Sloan Kettering de Nueva York. Juntaba dos ratones para que se aparearan en torno a la medianoche. Luego, a primera hora de la mañana, extraía los embriones a la hembra, les inyectaba el ADN que quería insertar y a continuación se los trasplantaba a una «hembra seudogestante», o sea, a un ejemplar preparado expresamente en el laboratorio para albergar los embriones.

—Tres semanas después, tenías crías, ratoncitos con ADN humano —me explicó Lonberg.

Luego, mediante cruces sucesivos, se obtenía una forma más pura del ratón modificado genéticamente.

(Como anécdota, Lonberg estaba una noche en el laboratorio ordeñando a un ratón y en ese momento entró su mujer, que también es científica. «Cuando entró», cuenta, «yo tenía a un ratón enganchado a la bomba de succión; estaba sacándole la leche y ella ni se inmutó, no hizo más que mirarme»).

Lonberg se hacía el siguiente planteamiento: si se podía crear un ratón con ADN humano, ¿se podía crear también un ratón con anticuerpos humanos? Y, si era así, ¿qué podía hacerse con esos anticuerpos? ¿Podía convertirse a los ratones en fábricas vivientes para crear moléculas específicas del sistema inmunitario humano?

Si se podía, entonces quizá fuera posible inyectar esos anticuerpos en humanos para reforzar su sistema inmunitario sin correr el riesgo de que rechazaran la molécula como ajena.

* * *

Lonberg estaba ayudando a crear un nuevo tipo de tratamiento farmacológico: la terapia con anticuerpos monoclonales. Se trata de los fármacos más importantes de los últimos veinte años y es muy posible que, al paso que vamos, influyan en la vida de casi todos nosotros antes de que muramos. A Jason, Linda, Merredith y a muchas otras personas les cambiaron la vida. Las ventas de anticuerpos monoclonales alcanzaron los 87.000 millones de dólares en 2015 y se estima que rondarán los 246.000 millones al año en 2024.

Recordemos que los anticuerpos monoclonales son copias exactas de anticuerpos y que estos son piezas esenciales del sistema inmunitario. Detectan los antígenos de otras células —incluyendo los de las dañinas— y se acoplan a ellos. Si sabes la función que cumple un anticuerpo y creas copias de ese anticuerpo en gran cantidad, teóricamente puedes producir un medicamento que inunde el organismo con anticuerpos específicos y que desencadene, por tanto, una respuesta inmunitaria dirigida.

Puede que al lector esto le parezca lógico después de lo que ha leído hasta ahora, pero lo cierto es que sigue siendo increíblemente complicado y requiere un altísimo nivel de innovación tecnológica. Así que quizá no sea de extrañar que Lonberg se estableciera en Silicon Valley, donde el negocio de la biotecnología, que aúna medicina y desarrollo tecnológico, estaba en pleno auge.

Sus aportaciones fueron decisivas porque contribuyeron a resolver el espinoso problema de cómo fabricar anticuerpos humanos en gran cantidad. Lonberg tardó años —hasta mediados de la década de 1990— en perfeccionar su técnica, consistente en crear lo que denominó un *Frankenratón*, un ratón con una parte humana. Esa parte humana era el sistema inmunitario. Lonberg y su equipo podían inyectarle a dicho ratón una molécula concreta a fin de desencadenar una respuesta inmunitaria que produjese anticuerpos. Por expresarlo en términos más visuales, la molécula inyectada empezaba a circular por la Fiesta de la Vida del animal. Esto hacía reaccionar al sistema inmunitario. Como parte de esa respuesta inmunitaria, el ratón generaba anticuerpos específicos para la molécula que se le había inyectado. De esta forma, el animal se convertía en una fábrica productora de anticuerpos monoclonales, o sea, en un sistema inmunitario postizo o una red defensiva de creación artificial. Era, por tanto, una terapia orientada específicamente para cumplir dentro del organismo humano la función que este parecía incapaz de hacer por sí solo. Esto permitiría desarrollar medicamentos a partir del anticuerpo monoclonal extraído.

Hubo, no obstante, un giro en los acontecimientos que fue esencial para salvarle la vida a Jason. El anticuerpo que los investigadores consiguieron finalmente no tenía como diana el cáncer, sino el propio sistema inmunitario.

* * *

Durante siglos, la lucha contra el cáncer se había basado en la idea de atacar al tumor. Sin embargo, Lonberg y la empresa para la que trabajaba (debido a diversas adquisiciones, en aquel momento estaba empleado en la farmacéutica Bristol Myers Squibb) estaban desarrollando un anticuerpo cuya función no era esa, al menos directamente. El anticuerpo específico que intentaban crear tenía como objetivo acoplarse a células del sistema inmunitario de personas como Jason.

Por contradictorio que pueda parecer esto a simple vista, en realidad tiene toda la lógica del mundo. A fin de cuentas, uno de los principales motivos por los que el cáncer de Jason se había desmandado era que su sistema inmunitario permanecía inactivo. Había recibido del cáncer la señal de desactivarse. Los investigadores buscaban interrumpir esa señal de manera sistemática, es decir, bloquearla impidiendo que el receptor de los linfocitos T recibiera la orden de deponer las armas.

324 • LA MEJOR DEFENSA

Lonberg describe de manera muy visual este proceso. Se imagina un linfocito T que circula por el cuerpo, armado con poderosos cañones. Esta artillería tiene como fin eliminar organismos peligrosos. Pero la superficie del linfocito T también está provista de numerosas antenas. Estas antenas reciben señales de otras partes del sistema inmunitario que autorizan al linfocito T a disparar o que, por el contrario, le ordenan no abrir fuego. El cáncer había conseguido conectarse a una antena importante, o puede que a varias, y había dado orden de desactivar los cañones.

Lonberg y sus colaboradores se preguntaban si podrían utilizar un anticuerpo para bloquear esa antena e impedir que recibiera señales.

Su técnica se apoyaba en el trabajo de otros investigadores, como los descubrimientos de Allison y Krummel en Berkeley. Recordemos que estos científicos habían descubierto que los linfocitos T podían atacar o inhibirse dependiendo de la señal que recibían. Los científicos habían descubierto asimismo lugares concretos de los linfocitos T que intervenían en la recepción de esas señales y moléculas específicas responsables del envío de mensajes.

Para explicar estos descubrimientos, podemos imaginarnos una versión muy simple de la interacción del sistema inmunitario con una célula cancerosa.

Cuando la célula se desarrolla, es muy probable que entre en contacto con una célula dendrítica, es decir, con una célula del sistema inmunitario encargada de portar fragmentos de un organismo foráneos para que los linfocitos T los examinen. La célula dendrítica actúa como intermediaria entre un posible patógeno y un linfocito T. En muchos casos de cáncer, la célula dendrítica porta una señal que el linfocito T interpreta como una orden de «adelante» o «al ataque». Entonces, el linfocito T procede a atacar.

Pero algunos cánceres, como el de Jason, consiguen enviar a los linfocitos T una señal que les ordena inhibirse. Parece, además, que esos tipos de cáncer son capaces de mandar una señal tan potente que colapsa el sistema de comunicaciones, de modo que el linfocito T queda incapacitado para recibir ninguna señal de ataque.

Lonberg, entre otros, partió de la hipótesis de que era posible neutralizar la señal de desactivación mandando otra más potente, es decir, saturando las antenas de los linfocitos T de forma que recibieran la señal de atacar. Experimentando con ratones, mandaban moléculas que se apoderaban de las antenas de los linfocitos T, impedían que la señal maligna del cáncer las monopolizara y hacían posible que los linfocitos reaccionaran a la señal de ataque.

(Para aquellos a los que les interesen estos detalles, a finales de la década de 1990 Lonberg y sus colaboradores se dedicaron a descubrir cómo hacer que los linfocitos T recibieran señal en CD28, el lugar donde se recibe la señal de atacar, y no en CTLA-1, donde se recibe la señal de parar. Ambos receptores reciben la señal de la molécula B7-1. Si B7-1 se une a CTLA-1, el sistema inmunitario se detiene; si se une a CD28, procede a atacar. En algunos tipos de cáncer, «CTLA-4 monopoliza B7», explica Lonberg. De modo que el objetivo era «desalojar» a B7-1 de CTLA-4 de modo que pudiera acoplarse a CD28. Esto lo hicieron creando un anticuerpo superespecífico que se acoplara a CTLA-4. Cuando el anticuerpo se unía a CTLA-4, desalojaba a B7-1. De esta manera se soltaban los frenos. El sistema inmunitario podía atacar al tumor como si fuera ajeno y peligroso, no propio e inofensivo).

Si funcionaba, esta técnica liberaría al sistema inmunitario y le permitiría cumplir su función como estaba previsto. La teoría era una maravilla. Al cabo de unos días o unas semanas, las defensas del propio organismo podrían destruir un tumor que la quimioterapia tóxica no podía eliminar en meses o años. La artillería de los linfocitos T entraría en acción, los cañones lanzarían sus andanadas y el truco mágico del cáncer dejaría de surtir efecto.

* * *

Los resultados de los ensayos clínicos realizados en 2007 se publicaron en la revista *New England Journal of Medicine* en septiembre de 2010. Se administró el fármaco a 676 pacientes con melanoma metastásico en estadio III y IV, un tipo de cáncer con un índice muy alto de mortalidad. El tratamiento alargó la esperanza de vida media de los pacientes de 6,4 meses a 10 meses. Puede que no parezca gran cosa, ¡pero era un 40 por ciento más de vida!

Había una pega.

El estudio publicado en 2010 mencionaba también los efectos secundarios que sufrieron entre un 10 y un 15 por ciento de los pacientes. Efectos secundarios muy, muy graves. Siete pacientes fallecieron, varios de ellos debido a «efectos adversos asociados a trastornos inmunitarios».

El fármaco, llamado Yervoy (ipilimumab), quitaba los frenos a los linfocitos T, pero recordemos que hay muchos motivos para que esos frenos estén ahí. Al dar rienda suelta al sistema inmunitario, este podía descontrolarse y atacar no solo al cáncer.

No era la primera vez que los investigadores salían escaldados al tratar de manipular el sistema inmunitario.

* * *

En la primavera de 2006, en un hospital londinense, un grupo de pacientes «participó en un estudio que causó gran expectación en el mundo científico», comentaba un artículo publicado por mi entonces compañera de redacción en el *New York Times*, Elisabeth Rosenthal. Se trataba de un ensayo clínico de fase I de un anticuerpo monoclonal que también funcionaba en CD28. El objetivo de la fase I de un ensayo clínico es poner a prueba la seguridad del medicamento. Los voluntarios del hospital Northwick Park estaban todos sanos, pero fueron seleccionados porque tenían receptores CD28 similares a los que presentan los enfermos de artritis reumatoide y linfoma no Hodgkin de linfocitos B.

Permítaseme hacer un paréntesis para subrayar el hecho de que estos medicamentos están diseñados específicamente para tratar dos tipos de enfermedades que, a simple vista, no tienen nada que ver entre sí: el cáncer y la autoinmunidad. Naturalmente, ahora ya sabemos que hay una relación muy estrecha entre ambos tipos de dolencias. Una de ellas engaña al sistema inmunitario y lo ralentiza o le pone obstáculos, como en el caso de Jason. La otra lo recalienta, como en los casos de Linda y Merredith. ¿Es posible que el mismo tipo de fármaco actúe sobre las células inmunitarias a fin de restablecer el equilibrio?

No, en el caso de TeGenero, el medicamento del ensayo clínico del que hablaba más arriba.

En la fase I del ensayo participaron seis individuos sanos a los que se administró una infusión del fármaco en una dosis mínima: quinientas veces más pequeña que la dosis que había resultado segura en los ensayos con animales.

«Minutos después de la primera infusión», explicaban las conclusiones del estudio, «todos los pacientes empezaron a sufrir una reacción adversa severa debido a la liberación acelerada de citoquinas por parte de los linfocitos T activados».

Es hora de hablar de un término médico de evocaciones temibles que se ha hecho tristemente célebre debido a la pandemia de coronarivus: la tormenta de citoquinas.

Recordemos que las citoquinas son proteínas que mandan señales al sistema inmunitario, capaces de crear de manera prácticamente instantánea una potente red de comunicaciones que sería la envidia de la conexión de Internet más veloz que pueda imaginarse. Las órdenes que envían pueden producir diversas respuestas, como el crecimiento celular o la inflamación. Activan los interferones, que son esenciales para el funcionamiento del sistema inmunitario innato; las interleucinas, que cumplen funciones aún más amplias; y las quimiocinas, que pueden reclutar macrófagos y neutrófilos. La tormenta de citoquinas se produce cuando la red comienza a enviar una oleada de señales, un torrente incontrolado de mensajes. El término «tormenta de citoquinas» no describe adecuadamente, de hecho, lo peligroso que es este fenómeno. Sería más adecuado llamarlo «huracán» o «tifón». Porque es mortal.

A las ocho horas, los seis pacientes que participaron en el ensayo clínico de TeGenero estaban en la unidad de cuidados intensivos.

Cinco de ellos fallecieron.

Fue, por decirlo suavemente, un error de cálculo garrafal, un ensayo clínico muy mal diseñado que puso de manifiesto lo peligroso que es dar rienda suelta artificialmente a nuestras defensas. Trastear con el sistema inmunitario puede tener consecuencias gravísimas.

Pero, cuando enfermó Jason, la investigación farmacológica ya había progresado mucho en ese terreno.

41

El gran descubrimiento

Hace años, cuando el *New York Times* comenzó a publicar fotografías en color, yo le decía a la gente en broma que no había de qué preocuparse; que el estilo de redacción de la Dama Gris —como se conoce cariñosamente al rotativo— seguiría siendo igual de seco y circunspecto que siempre.

Lo decía con cariño, claro. La hipérbole y los adjetivos audaces y rimbombantes tienen su momento y su lugar, y en las páginas de un periódico que habla de cosas serias no hay sitio para ellos. Así que quizá sea lógico que el *Times* hablara con tanta cautela de lo que, con el tiempo, se consideraría el equivalente a las misiones Apolo en el campo de la investigación contra el cáncer. Uno de esos momentos estelares se produjo el 25 de marzo de 2011. Ese día, la FDA aprobó el uso de Yervoy —el medicamento de Bristol-Myers del que hablaba más arriba— en pacientes de melanoma, un cáncer de piel potencialmente mortífero.

La noticia apareció en la sección de economía del *Times*, en un artículo firmado por un compañero mío de cultura enciclopédica, ya jubilado: Andrew Pollack. El artículo explicaba que se había autorizado el uso de Yervoy para el tratamiento del melanoma metastásico, lo que suponía un avance de gran importancia en el tratamiento de esta enfermedad, y añadía que el 20 por ciento de los enfermos que habían participado en los ensayos clínicos habían sobrevivido dos años o más. Sí, el fármaco tenía efectos secundarios, pero no tratar este tipo de melanoma producía casi con toda seguridad la muerte.

Así que, para la gente que padecía esta enfermedad, el artículo de Andrew podía haberse resumido en el siguiente titular: «¡YA NO TIENES UN PIE EN LA TUMBA!»

Años después, resulta muy revelador cómo describió Andrew este fármaco: «un nuevo tipo de tratamiento contra el cáncer que funciona dando rienda suelta al sistema inmunitario del organismo para que combata los tumores malignos».

Ese era el resultado de los estudios de los inmunólogos desde tiempos de Méchnikov y Ehrlich, pasando por Jacques Miller, Max Cooper, Peter Doherty, Tonegawa y tantos otros. Paso a paso, descubrimiento tras descubrimiento, las técnicas habían ido avanzando y, a fuerza de un minucioso método de ensayo y error, se habían hecho avances paulatinos, todo ello gracias a los pacientes que se arriesgaban voluntariamente, que se ofrecían para que les hicieran trasplantes o para probar medicamentos nuevos (¡que imploraban algún tipo de tratamiento!), de modo que no solo pudiéramos comprender el funcionamiento del sistema inmunitario, sino darle «rienda suelta».

La ciencia y la empresa habían unido fuerzas para comercializar una cura aparentemente milagrosa. Una cura que llegaba justo a tiempo para Jason.

42

Jason y su carrera contra el tiempo

Después de que fracasara la primera ronda de quimioterapia, Jason continuó el tratamiento en el Blood Cancer Institute de Colorado bajo la supervisión de su oncólogo, el doctor Brunvand. El segundo régimen de quimioterapia se denomina «de rescate» y es más tóxico que el primero. Jason reaccionó bien, pero esta segunda fase incluye otro paso que es brutal para el paciente.

Se trata de un trasplante de médula ósea llamado «trasplante autólogo de células madre hematopoyéticas», un procedimiento que consiste en reemplazar células madre de la médula ósea del paciente que han resultado dañadas por la quimioterapia. Implica, en sentido casi literal, extraer el sistema inmunitario del paciente para reiniciarlo después.

Pero eso no es lo más horrible. Lo que hace que esta intervención sea tan demoledora es una fase intermedia conocida como BEAM, otro régimen de quimioterapia, espantoso y cruel como un invierno nuclear, que se utiliza para eliminar las últimas células cancerosas que han quedado tras el tratamiento de rescate. Normalmente, la quimioterapia de rescate deja en torno a un millón de células malignas. El BEAM es tan tóxico que, además de eliminar las células cancerosas recalcitrantes, mata también las células madre del paciente.

—Se sacrifican todas esa células madre a fin de eliminar las últimas células cancerígenas —explica el doctor Brunvand.

El BEAM, unido al calvario emocional que supone el propio trasplante, es tan intenso que el procedimiento no se inicia hasta que se evalúa al paciente en tres aspectos clave, para saber si está respondiendo a la quimioterapia y si está preparado tanto física como anímicamente para superar esta experiencia.

Era hora de que Jason se sometiera a una evaluación psicológica.

* * *

El 16 de noviembre de 2011, Jason entró en una salita de reuniones cuadrada, de dos metros y medio de lado, con una mesa redonda en el centro. Allí le esperaba Andrea Maikovich-Fong, una psicóloga especializada en el tratamiento de personas con cáncer. Cuando entró, Jason no tenía pinta de estar enfermo, ni se comportaba como si lo estuviera. Llevaba gafas de sol y al poco rato de conocer a Maikovich-Fong se puso a cantar un tema de rock y a hacer como que tocaba la guitarra eléctrica.

—Estaba lleno de vida —recuerda la psicóloga—. Creo que no me habría dado cuenta de que tenía cáncer.

Estaba listo para coger el toro por los cuernos.

Para prepararle para el trasplante, le administraron medicamentos que estimulaban el crecimiento de las células madre y hacían que estas abandonaran la médula ósea y pasaran al torrente sanguíneo. De ese modo, podían recolectarlas. Luego, llegó el momento del BEAM.

* * *

Jason comenzó la quimioterapia intensiva para eliminar los restos del cáncer y las células madre dañadas el 21 de noviembre de 2011. Ocho días después, tras un «día de descanso», le implantaron las nuevas células madre.

En aquel momento, su sistema inmunitario estaba en las últimas, igual que prácticamente todos sus tejidos: tenía el intestino agujereado, la piel no se le curaba, el pelo se le caía a puñados y su sonrisa había desaparecido. Había perdido su optimismo.

—Llevaba puesta una sudadera de cremallera con capucha y estaba completamente encorvado, sentado en una silla —cuenta Maikovich-Fong—. La habitación estaba a oscuras y él parecía una sombra allí sentado. Alzó los ojos sin levantar la cabeza y me dijo: «Esto es horrible». Parecía otra persona totalmente distinta a cuando le conocí. Era una imagen muy impactante, si entrabas en aquella habitación.

* * *

Salió del hospital un mes después. En enero de 2012, le dijeron que el trasplante y el BEAM parecían haber funcionado. Tenía de pronto el sistema inmunitario de un recién nacido. El doctor Brunvand explica que los pacientes con células madre nuevas son «como los niños cuando empiezan a ir a la guardería y se traen a casa todos los virus». El sistema inmunitario de Jason necesitaba tiempo para volver a aprender. Le administraban medicación antiviral «para que un simple resfriado no se convirtiera en una neumonía», en palabras de Brunvand, y reforzaban su microbioma con una dieta rica en yogur, «para intentar proteger la flora intestinal y que las bacterias beneficiosas volvieran a poblar su tubo digestivo».

Normalmente, se deja que el paciente se recupere y luego se le reinmuniza, como haría un pediatra con un niño. Pero el caso de Jason no era normal porque había sufrido una recaída muy rápida al principio y en la misma zona donde había aparecido el cáncer.

—Jason tenía un riesgo altísimo de recaída, el mayor que se pueda imaginar —explica el doctor Brunvand.

Así pues, a fin de apuntalar su recuperación, Brunvand habló con él para intentar convencerlo de que participara en un ensayo clínico con brentuximab vedotin, un fármaco muy interesante por cómo aprovecha varios de los descubrimientos esenciales hechos por los pioneros de la inmunología.

El brentuximab es un anticuerpo monoclonal cuya creación debe mucho a un descubrimiento revolucionario efectuado en la década de 1970: la capacidad de aislar y reproducir proteínas individuales. En este caso, los investigadores descubrieron que los linfocitos B con linfoma de Hodgkin expresan un antígeno llamado CD30. El brentuximab estaba provisto de un anticuerpo que buscaba y destruía ese antígeno. Se trataba, por tanto, de una terapia dirigida.

(Un dato interesante, ya que hablamos de farmacología, es que, cuando veas un medicamento cuyo nombre acaba en *mab*, puedes estar seguro de que se trata de un anticuerpo monoclonal).

Sin embargo, el hecho de que un fármaco esté dirigido y sea más preciso que la quimioterapia no significa que no tenga efectos secundarios. En el caso del brentuximab, estos pueden ser cansancio extremo, diarrea, sangre en la orina y llagas en la boca, entre muchos otros.

Jason lo habló con Beth y decidió arriesgarse. El tratamiento, le dijeron, eliminaría los posibles restos de linfoma que intentaran aflorar otra vez.

Uno de los motivos por los que decidió arriesgarse es que tenía muchísima fe en el doctor Brunvand. Congeniaba a la perfección con su oncólogo, que, como él, tenía un gran sentido del humor y era un amante de la aventura y el riesgo. Pelear no le daba ningún miedo.

43

Pastorear la muerte

El 8 de junio de 1990, un día soleado, una nube lenticular se posó sobre la cima del Denali, en Alaska, conocido entonces oficialmente como Monte McKinley. El doctor Brunvand acampaba en su tienda a 4.358 metros sobre el nivel del mar y estaba preparándose para ascender al pico más alto de Norteamérica.

La cumbre del Denali, de 6.193 metros de altitud, se caracteriza por la volubilidad de sus condiciones atmosféricas y por los retos inigualables que plantea al escalador. Unos meses antes de aquella ascensión, las temperaturas habían alcanzado los 57 grados bajo cero, lo que había reafirmado la fama del Denali de ser la montaña más fría del mundo. El desnivel desde el campamento base, situado a 5.486 metros, es de hecho mayor que el del Everest, a 3.657 metros.

Por delante del grupo de Brunvand, formado por ocho escaladores, iba un equipo japonés de siete personas. Estaban en la ruta West Rib y se hallaban en graves apuros. Uno de los alpinistas japoneses sufría edema pulmonar y cerebral. Se encontraba al borde de la muerte. El 10 de junio, el Servicio de Parques Nacionales envió un mensaje al grupo del doctor Brunvand pidiéndoles que socorrieran a los montañeros japoneses, que estaban atascados a 5.974 metros.

El doctor Brunvand y tres de sus compañeros ascendieron en condiciones de baja visibilidad. Justo antes del Denali Pass, a 5.486 metros de altitud, alcanzaron a tres miembros del equipo japonés, que se habían desorientado. Los cuatro montañeros siguieron adelante y encontraron a otros dos japoneses en torno a los 5.790 metros, a unos 400 metros de desnivel de la cumbre. Uno de ellos era médico. El otro era el montañero que había sufrido un edema cerebral. Ya estaba muerto. El doctor Brunvand y dos de sus compañeros colocaron el cadáver en una lona a modo de trineo y lo arrastraron hasta el Denali Pass, donde lo dejaron hasta que un grupo más numeroso pudiera llevarlo abajo.

Así pues, el doctor Brunvand trató de rescatar a una persona que corría grave riesgo de morir, llegó demasiado tarde y acabó haciendo las veces de pastor de la muerte. Lo que, en definitiva, se parece mucho a la labor de un oncólogo.

* * *

El doctor Brunvand nació en Denver. Su padre, un emprendedor de amplias miras, se parecía un poco a Jason. En 1968, por ejemplo, regentaba un lavadero de coches en el que la mitad de los empleados eran veteranos de Vietnam y la otra mitad veteranos del «verano del amor». El joven Mark Brunvand también trabajaba allí y a veces se encargaba de dirigir el negocio, aunque no por vocación. Lo suyo era la medicina.

En 1985 concluyó su etapa como médico residente y, gracias a una beca, comenzó a trabajar como investigador en inmunología a las órdenes del doctor Anthony Fauci en los NIH. Pasó tres años en el laboratorio de regulación inmunitaria que dirigía Fauci (¡qué pequeño es el mundo!). Luego se marchó a Seattle, donde empezó a tratar a enfermos de cáncer. Tuvo que optar entonces entre la investigación y la práctica clínica. Esta puede ser una decisión difícil para muchos médicos, que al principio se sienten atraídos por la investigación, una labor que puede considerarse especialmente noble y que, por tanto, puede ser muy gratificante para el ego. A veces se dice que las mentes preclaras de la medicina se dedican a ambas cosas: a la investigación y a tratar a los enfermos. Pero eso es solo lo que dice la gente y es sencillamente falso. Los médicos, como los abogados, los escritores o los empresarios, se sienten atraídos por labores concretas que se les dan especialmente bien.

Al reflexionar sobre por qué prefería el trato con los pacientes a pesar del intenso sufrimiento que llevaba aparejado, Brunvand llegó a una conclusión muy sencilla: porque podía identificarse con ellos.

Sentía que entendía lo que era lidiar con la angustia y la muerte. El doctor Brunvand se había encontrado a sí mismo: había encontrado su voz en el mundo. Era un ejercicio de fidelidad a sí mismo, a la persona con la que quería conectar y sentirse conectado, y una vocación auténticamente heroica. Le encantaba el reto de batallar por la vida de los enfermos, pero, sobre todo, le gustaba «entrenar» a los pacientes para que se enfrentaran a esa enfermedad atroz conforme a sus propios términos.

En una pared de su casa tiene colgados un dibujo y una carta de una niña. Copio aquí la carta, con faltas de ortografía y todo:

Querido Papá Noel:
Este año e sido muy buena. Hai muchas cosas que qiero pedirte este año
Algunas son: un perrito robot Poo-chi, un peluche Wuv Luv, una muñeca Kelly de las blanditas, un perrito Super Poo-chi, un CD de Baha Men, un perrito Tekno.
Besos,
Katie

Katie escribió otra carta que también está colgada en la pared del doctor Brunvand. Decía:

Querido Papá Noel:
Borro lo de antes, lo único que quiero por Navidad es que mamá se ponga bien, nada más.
Besos,
Katie

* * *

La madre de Katie no se puso bien.
—Falleció —me contó el doctor Brunvand.

* * *

El doctor Brunvand es al mismo tiempo un oncólogo extremadamente cerebral y un hombre consciente de sus propias inseguridades. Ha perfeccionado los mecanismos que le permiten sobrellevar las situaciones a las que se enfrenta, como el sentido del humor y otro rasgo consustancial a su temperamento: la tenacidad. Cuando formaba parte del equipo de esquí de su instituto, se obligaba a correr hasta que vomitaba o se desmayaba, para demostrarse a sí mismo que se había esforzado todo lo posible. Se toma muy a pecho la lucha contra el cáncer.

«Cuando se toma la decisión de luchar», escribe, «hay que poner a prueba todos los métodos válidos desde un punto de vista ético y médico para ganar. Si se descubriera que he "estafado" al cáncer, no iría a la cárcel, sino a Estocolmo».

Pero, como suele ocurrirles a los oncólogos, el doctor Brunvand salía derrotado a menudo, a pesar de su empeño. A veces se preguntaba si su trabajo consistía en eso: en luchar, luchar y luchar, y asumir el papel de mártir. Cuanto más desesperada era la causa, más se esforzaba él.

Estaba empeñado en salvar a Jason, al que consideraba en parte un hermano, en parte un hijo: un auténtico compañero de viaje.

44

Ensayos personales y clínicos

En mayo de 2012, Jason añadió otro fármaco a su régimen de medicamentos: un antidepresivo llamado citalopram o Celexa.

—Si tienes linfoma de Hodgkin multirrecurrente y no estás deprimido, es que no eres muy consciente de lo que te pasa.

Jason se había deshecho, de momento, de los linfocitos B malignos, pero una batalla como esa acaba haciendo mella incluso en un luchador nato como él. La lista de medicamentos que tenía que tomar para contrarrestar o compensar los efectos del tratamiento parecía crecer cada mes. Me dijo que sentía que este régimen era una especie de atadura que ponía freno a su libertad, pero lo cierto es que seguramente estaba angustiado y deprimido por los motivos que ya conocemos: buscaba el equilibrio al mismo tiempo que tenía problemas para dormir, dudas y temores, y ansiaba desesperadamente volver a ser el de antes, estar en forma y sentirse seguro de sí mismo como cuando era un adolescente, antes de que el miedo constante a la muerte cambiara su percepción de lo posible.

* * *

Ese año, 2012, la ciencia de la inmunoterapia siguió avanzando paso a paso y, a veces, a saltos. Estos avances fueron la culminación de un siglo de aprendizaje sobre el sistema inmunitario y el germen del milagro protagonizado por Jason. Sin embargo, los progresos que se habían hecho en este terreno eran desconocidos para el gran público o tenían escaso predicamento más allá de un puñado de científicos y oncólogos, y de algunos inversores.

Por ejemplo, el 26 de septiembre de 2012 dio comienzo un estudio para evaluar la efectividad de Yervoy (ipilimumab), combinado con un nuevo tratamiento de inmunoterapia denominado nivolumab en pacientes con cáncer hepático avanzado. El objetivo del estudio era determinar la seguridad y la eficacia del tratamiento, comparando sus efectos en pacientes oncológicos que padecían hepatitis B y C.

En abril de ese mismo año comenzó un ensayo clínico de fase II en el hospital MD Anderson de Texas para estudiar la eficacia y la seguridad de la combinación de estos dos fármacos en el tratamiento del melanoma uveal, un cáncer ocular.

En mayo, la farmacéutica Bristol-Myers Squibb lanzó un ensayo clínico en fase I para estudiar los efectos del nivolumab en pacientes con cáncer hematológico, linfoma de Hodgkin y no Hodgkin. En la fase I de un ensayo clínico se evalúa fundamentalmente la seguridad de un medicamento. Estaba previsto que el estudio concluyera en 2020. Pero Jason no tenía tanto tiempo.

Estos son solo algunos ejemplos del número creciente de ensayos clínicos de tratamientos de inmunoterapia que se estaban llevando a cabo en ese momento.

Algunos artículos en torno a esos ensayos son alucinantes, como el que escribió ese mismo año mi compañera Denise Grady, una periodista extremadamente sagaz con la que Andrew Pollack y yo formamos equipo tiempo después para escribir sobre inmunoterapia para el *Times*. El reportaje de Denise trataba de una niña, Emily Whitehead, que en mayo de 2012 tenía seis años y sufría leucemia en fase avanzada. Tras el fracaso de dos tratamientos de quimioterapia, escribía Denise, Emily «se había quedado sin opciones». Estaba desahuciada.

* * *

Como es lógico, ante una muerte segura, Emily y sus padres aceptaron que la niña se sometiera a un tratamiento experimental basado no solo en la investigación contra el cáncer, sino contra el VIH. Se le extrajeron millones de linfocitos T. Luego, se insertó un nuevo gen en los linfocitos. El gen insertado procedía del virus del sida desactivado. ¿Por qué? Porque al VIH se le da de maravilla atacar a los linfocitos B. Por eso es tan peligroso.

Pero los linfocitos B de Emily se habían vuelto malignos. Esa pieza esencial de su sistema inmunitario se había convertido en una fuerza destructora que estaba devorando su organismo desde dentro. Había que eliminarla sirviéndose de la parte de su sistema inmunitario que aún permanecía sana.

Los médicos volvieron a inyectarle a Emily los linfocitos T manipulados genéticamente, que empezaron a actuar de inmediato. Concretamente —contaba Denise en su artículo—, los nuevos linfocitos T utilizaban el mecanismo del VIH que en el virus activo puede resultar mortal para buscar una proteína llamada CD19 en la superficie de los linfocitos B. Estos linfocitos eran como misiles guiados y programados para encontrar y destruir un punto muy concreto de los linfocitos B malignos. Lo malo es que los linfocitos T no diferenciaban entre linfocitos B sanos y cancerosos. Los mataban a todos.

Este ataque masivo a sus linfocitos B hizo que su sistema defensivo se volviera loco, por utilizar un término poco clínico.

Se produjo entonces una tormenta de citoquinas. En su conmovedor artículo, Denise contaba que la niña sufrió una brusca subida de fiebre, de más de 40 grados, y que «acabó conectada a un respirador, inconsciente y tan hinchada que estaba casi irreconocible, rodeada por amigos y familiares que habían ido a despedirse».

Los esteroides —que, como ya sabemos, se utilizan para atenuar una respuesta inmunitaria— fallaron. El médico que supervisaba el tratamiento experimental, una leyenda de la inmunología que se halla al mismo

342 • LA MEJOR DEFENSA

nivel que pioneros como Jim Allison, tuvo una última idea. Se administró a la niña un fármaco que normalmente se empleaba para el tratamiento de la artritis reumatoide.

«Pasadas unas horas», escribía Denise, «Emily comenzó a estabilizarse. Se despertó una semana después, el 2 de mayo, el día que cumplía siete años. El personal de la UCI le cantó *Cumpleaños feliz*».

El tratamiento experimental funcionó. La niña superó los efectos secundarios y su caso pasó a formar parte del acervo cada vez mayor de la inmunoterapia.

Desde una perspectiva amplia, la historia de Emily no versa únicamente sobre el cáncer. Su protagonista es el sistema inmunitario: su poder para salvar y para destruir. Aunque a simple vista parezca que se trata del cáncer, en realidad este relato ilustra cómo se entretejen las relaciones entre el cáncer, la autoinmunidad y las funciones inmunitarias básicas, como la fiebre y la inflamación, cuando nuestras defensas se desregulan.

* * *

En julio de 2012, Jason, en pleno tratamiento con brentuximab, estaba pasando por un infierno.

—Esto es peor de lo que te imaginas —me decía—. Ojalá no tengas que pasar nunca por algo así.

Cada veintiún días iba a Denver para una nueva dosis del tratamiento, procuraba recuperarse lo antes posible y volvía a Las Vegas o se echaba a la carretera en pos de sus sueños. El negocio de venta de obsequios para casinos le iba bastante bien. Los obsequios —adornos o animalitos de cristal, como un cerdo— llevaban dentro una tarjeta que podía canjearse en determinado casino por dinero en efectivo. El casino repartía estos regalos promocionales para atraer nuevos clientes. A Jason le encantaba idear nuevos obsequios, como un vagón de tren para un casino de Colorado, e ir a los casinos para intentar vendérselos a los encargados de compras. Aunque vivía en Las Vegas, no tenía ningún cliente allí y solía trabajar con casinos más pequeños de Misisipi y Colorado.

En 2012 se le ocurrió una idea nueva empresarial, a raíz de un comentario de Beth. Su novia recibía montones de paquetes de Amazon que los repartidores le dejaban en la puerta de casa y se preguntaba si habría alguna forma de guardarlos y protegerlos cuando no estaba en casa para recibirlos. Jason se quedó maravillado. ¡Claro, eso era! ¡Qué gran idea! ¡Una taquilla bonita y funcional en el porche, pensada especialmente para suplir las necesidades de la nueva economía!

Al diablo con la quimioterapia. Se puso a buscar prototipos por todas partes: en grandes superficies de bricolaje y en ferreterías de barrio. Colocó un prototipo —una caja con cerradura— en la puerta de su madre en Denver. Entró en remisión. Estaba tocado, pero no hundido.

* * *

El 3 de octubre se celebró una reunión entre funcionarios de la Administración de Alimentos y Medicamentos (FDA) de Estados Unidos y directivos de Bristol-Myers Squibb, el gigante farmacéutico que, mediante diversas maniobras empresariales, había acabado comprando la empresa en la que trabajaba Nils Lonberg y, junto con ella, sus creaciones. El objeto de la reunión era la posible aprobación por la vía rápida del nivolumab, el nuevo fármaco inmunoterapéutico contra el cáncer.

La aprobación urgente de medicamentos se emplea cada vez más en el caso de enfermedades mortales para las que hay muy pocas alternativas, si es que hay alguna. El nivolumab se encontraba en la última fase de los ensayos clínicos para el tratamiento del melanoma, uno de los tumores más mortíferos cuando no se coge a tiempo y se extirpa quirúrgicamente. En aquel momento, la tasa de supervivencia en casos en los que el cáncer se detectaba cuando ya se había extendido —es decir, cuando ya había metástasis— era del 16 por ciento.

El quid de la cuestión era el sistema inmunitario, que el cáncer dejaba paralizado. En este proceso podían intervenir dos sistemas de frenado esenciales de los que ya he hablado: CTLA-4 y PD-1. El primero, al activarse, atenúa la respuesta del sistema inmunitario. El segundo, la muerte programada, hacía que las células inmunitarias se autodestruyeran, lo que, a su vez, inhibía la respuesta inmunitaria.

Los estudios clínicos preliminares demostraban que el nivolumab ayudaba a soltar esos frenos desactivando la respuesta de muerte programada. Hacía solo setenta años que Jacques Miller había descubierto que el timo, lejos de ser un órgano vestigial, era el epicentro de la producción de linfocitos T, y los científicos se hallaban ya en condiciones de manipular estas células a nivel molecular. Y con notable éxito, además. Un ensayo que dio comienzo el 21 de diciembre de 2012 y se prolongó durante casi todo 2013, con la participación de 631 pacientes de melanoma de catorce países, obtuvo una tasa de respuesta del 32 por ciento.

La FDA no podía tomar una decisión precipitada, aun así. Debía tener en cuenta la cuestión clave de los efectos secundarios que se producen al desactivar el sistema de frenado de nuestras defensas: erupciones cutáneas, tos, infección pulmonar, daños en el colon, el hígado y el riñón y edema cerebral, o sea, inflamación del cerebro. «El perfil de toxicidad del nivolumab incluye diversos riesgos de toxicidad mediada por autoinmunidad que puede ser mortal y requiere tratamiento con corticosteroides en altas dosis», concluyó la FDA en el informe que resumía algunas de estas cuestiones.

Como hemos visto, quitar los frenos hace que el sistema inmunitario se acelere en exceso, lo que puede remediarse mediante esteroides que, a su vez, inhiben las defensas hasta el punto de hacerlas vulnerables a la infección.

Una vez más, amañar el sistema inmunitario puede ser muy peligroso. Pero, evidentemente, es mejor eso que morirse. Además, se trataba de estudios preliminares. Aún quedaba mucho trabajo por hacer.

Jason desconocía todo esto, como casi todo el mundo. La inmunoterapia era un tema que interesaba sobre todo a los inversores. Estos veían el potencial de una serie de medicamentos que de momento funcionaba con algunos tipos de cáncer, pero que con el tiempo podía tener mucho mayor alcance y aplicarse, por ejemplo, a ese 10 por ciento de pacientes con linfoma de Hodgkin que, como Jason, no respondía a los tratamientos convencionales de radio y quimioterapia.

Jason y la inmunoterapia estaban destinados a encontrarse.

45

En el último momento

El 11 de diciembre de 2013, Jason llegó al pequeño despacho del doctor Brunvand en el Blood Cancer Institute de Colorado para una reunión de casi hora y media marcada por el optimismo. Llevaba más de veintidós meses sin ninguna recaída tras tomar brentuximab durante 2012 y había pasado todo 2013 en remisión. A los dos años, habría alcanzado un estadio de remisión que se consideraba significativo y auguraba una recuperación total.

—¿Cómo te encuentras, Jason?

—Bien. Unos días mejor que otros. Algunos días, estupendamente. Hago un montón de cosas y luego, de pronto, estoy agotado.

Era lógico, le dijo el doctor Brunvand. Su cuerpo había pasado por un calvario de tres años. Ahora, sin embargo, Jason ya solo tomaba aciclovir, un fármaco para prevenir el herpes labial y otras infecciones peores.

—Estás a punto de conseguirlo, Jason.

Seis semanas más y el calvario habría pasado.

* * *

Una semana después, en Las Vegas, Jason fue a darse un masaje. Al día siguiente se despertó con una hinchazón en el brazo izquierdo, en la zona de la axila. Le duró un mes. Volvió a Denver para que se lo miraran. Ya solo quedaban un par de semanas para que saliera oficialmente de peligro. Le hicieron un escáner de la zona inflamada.

* * *

El 2 de febrero, estaba muy animado. Se encontraba bien y pensaba celebrarlo con su mejor amigo, Bob Nesbit (otro miembro de la pandilla del instituto), viendo el partido de la Super Bowl entre los Broncos de Denver, nuestro amado equipo, y los Seahawks de Seattle. Lo malo fue que nos dieron una paliza: los Broncos perdieron por 43 a 8. Por suerte, fue visto y no visto; prácticamente al terminar el primer cuarto ya estaba todo decidido. Jason se lo pasó en grande con Bob y se encontraba estupendamente, a pesar del resultado del partido.

Al día siguiente, estaba haciendo la compra en Boulder con su madre cuando sonó su móvil. Era Poppy Beethe, su enfermera del hospital.

—¡Hola, Poppy! ¿Qué hay?

—Jason, tengo malas noticias.

—¿Cuáles? Dime.

—Ya tenemos los resultados de las pruebas. Pásate por aquí y hablamos.

* * *

El 11 de febrero, a las cuatro y media de la tarde, Jason llegó a la consulta del doctor Brunvand para conocer su destino.

—Se acabó, ¿verdad?

—Mira, Jason, todavía tenemos opciones.

Hacía tiempo que no se andaban con rodeos.

—Tenemos opciones —repitió el doctor Brunvand—, pero llegados a este punto no hay tratamiento estándar.

—Vale, ¿y eso qué significa?

—Has estado un año libre de cáncer después de tomar brentuximab, así que podemos intentarlo otra vez.

Jason le escuchó, completamente derrotado. No soportaba la idea de volver a someterse al suplicio de la quimioterapia solo para que el cáncer volviera a aparecer.

El doctor Brunvand le explicó que había otros dos fármacos que podían funcionar. Uno de ellos tenía como objetivo hacer que el cáncer sobreexpresara una molécula llamada CD30 de modo que fuera más fácil que el brentuximab la detectara y actuara sobre ella.

—Tienen sus riesgos, Jason. De hecho, pueden producir otros tumores. Pero esos riesgos no son peores que el cáncer que tienes.

—¿Y si no quiero? ¿Y si no puedo pasar por eso otra vez?

—La esperanza de vida media es de menos de seis meses.

El doctor Brunvand le propuso que empezaran el tratamiento seis días después. Tuvo la impresión de que Jason seguiría adelante.

* * *

—Rick, no puedo.

Me llamó y me dijo que estaba harto. Que no podía más. Él, que siempre había sido un competidor nato, estaba dispuesto tirar la toalla. Ya no se trataba de luchar, sino de no sufrir. De estar en paz.

—No quiero pasar mis últimos meses de vida hecho una mierda.

—Te entiendo, Greenie. Es normal.

—Qué mala pata. Estaba tan cerca... Y me encuentro bien. Estoy genial.

Dijo que le apetecía hablar un poco más del tema.

Intercambié unos cuantos mensajes con Noel y Tom, dos de los mejores amigos de Jason, y decidimos que era hora de que la Liga de los Preocupados volviera a reunirse. Fijamos una fecha. Tom vendría de Minnesota y yo de San Francisco, y Noel haría de anfitrión en Boulder. Solo seríamos unos pocos, los mejores amigos de Jason. A él se lo contamos sin andarnos por las ramas: íbamos a juntarnos para decirle adiós.

Bob Nesbit fue a buscarme al aeropuerto y llegamos a casa de Noel a primera hora de la tarde. Tom ya estaba allí, con Ariel Solomon, un tipo maravilloso que, aunque iba un curso por debajo del nuestro en el instituto, era de la pandilla desde siempre. Ariel había jugado en los Steelers de Pittsburgh como defensa y tenía un anillo de la Super Bowl que lo demostraba; después se había hecho triatleta y seguía siendo un gigantón en plena forma. De hecho, estábamos todos estupendos, solo que un poco más viejos.

Algunas cosas habían cambiado, no obstante. Las borracheras que jalonaron nuestra adolescencia eran cosa del pasado. Dos miembros del grupo habían tenido problemas con la bebida y ahora solo le daban al agua mineral. Hablamos de estos temas sin tapujos y enseguida nos dimos cuenta de que teníamos muchas cosas que celebrar. Todos parecíamos sentirnos mucho más a gusto en nuestra madurez que en aquella época empapada en alcohol, cuando íbamos al instituto y a la universidad. Estuvimos hablando largo y tendido de la familia y de la vida mientras esperábamos a que llegara el invitado de honor.

Esperamos y esperamos, y en algún momento Jason llamó o mandó un mensaje diciendo que estaba de camino. Venía en coche desde Las Vegas, de donde había salido al amanecer.

Llegó sobre las nueve de la noche; un torbellino, como siempre, con sus chanclas, sus vaqueros y su camisa de franela, su olor a rancio, su sonrisa ancha y su risa aguda, y lo primero que hizo fue contarnos una anécdota.

—No os lo vais a creer —dijo—. Anoche estuve con Beth en terapia de duelo, a ver si así la convencía de que cortara conmigo.

—Venga ya.

—Que sí, en serio. No paro de decirle que no tiene por qué comerse este marrón y nada, ni caso. Así que pensé que a lo mejor el psicólogo se ponía de mi parte.

—Eres un lince, Greenstein. Solo a ti se te ocurre ir a terapia de duelo para cortar con tu novia.

—Sí, ya. Pero no ha funcionado.

Fue maravilloso. No por la táctica de Jason, sino porque era él en estado puro: sonriendo, riendo (a chillidos), sin tomarse demasiado en serio, viviendo a su aire y llegando tarde a una fiesta de la que era el invitado de honor. Tenía una pinta realmente estupenda.

Nos contó otra anécdota. Al parecer, la policía de Las Vegas lo había detenido. Con el paso de los años, había acumulado un montón de multas de aparcamiento que no se había molestado en pagar porque, total, ¿para qué? Luego, una noche que no podía dormir, salió a dar una vuelta. Hacía calor y sudaba a chorros. Acabó en un barrio un tanto chungo e iba andando por la calle sin rumbo fijo cuando se dio cuenta de que un policía se había fijado en él. Jason iba empapado en sudor. Una cosa llevó a otra y el policía acabó comprobando su documentación y descubrió que tenía un montón de multas atrasadas. Lo llevó a comisaría, donde, agotado y presa de los sudores del cáncer, esperó sentado en una celda a que le ficharan, rodeado de machotes de veintitantos años que, apretujados en aquel espacio reducido, estaban todo el tiempo a punto de liarse a puñetazos.

—¡Y yo entretanto me estaba cagando, pero solo había una tacita de plata allí en medio, a la vista de todos! —concluyó a voz en grito, partiéndose de risa, como siempre, por aquel aprieto en el que él mismo se había metido.

Los demás no sabíamos si nos reíamos de él o con él, pero, por mi parte, puedo decir que pensé que parecía tan lleno de vida como cualquiera de los presentes. Nadie habría dicho que le quedaban seis meses de vida o menos.

Poco a poco la conversación fue girando hacia temas más serios. Jason nos puso al tanto de las novedades y contó lo que ya nos había dicho a algunos: que no se sentía con fuerzas para volver a la quimio.

—Pero quiero disfrutar de una última eliminatoria de la NBA —dijo—. ¿Qué creéis vosotros que debería hacer?

Era una pregunta retórica en el sentido de que no estoy seguro de que nuestros consejos importaran, o de que tuvieran que importar. El primero en contestar fue Ariel.

—Yo que tú haría todo lo posible por seguir luchando —dijo—. Si tienes una oportunidad, debes aprovecharla.

Ariel no estaba muy al corriente de lo que había ocurrido durante los años anteriores ni conocía las dudas que tenía Jason desde hacía poco sobre el tratamiento, de manera que era totalmente comprensible que pensara así. Los demás dijeron que entendían la postura de Jason. La conversación no fue muy larga. Jason parecía apesadumbrado por el comentario de Ariel. No le gustaba nada verse a sí mismo como alguien que tira la toalla.

Estuvimos levantados hasta muy tarde jugando al billar y quedamos en desayunar juntos al día siguiente. La pandilla había vuelto a encontrarse, nuestra amistad había madurado con el tiempo y aún no estábamos listos para decirle adiós al fundador del grupo.

* * *

Almorzamos en un restaurante con el bochornoso nombre de Eggscetera. Previamente, Bob, Noel y yo habíamos acordado decirle a Jason que nos parecía lógico que no quisiera seguir con el tratamiento. Y no porque fuera lo lógico para nosotros —eso era irrelevante—, sino porque nos parecía comprensible que hubiera llegado a esa conclusión.

Asintió y aceptó nuestro consejo.

—Ariel me hizo dudar un poco —dijo. Pero seguía inclinándose por dejar el tratamiento.

En el aparcamiento, quiso un regalo de despedida. Se empeñó en que él y yo nos hiciéramos una foto de perfil, uno al lado del otro, para ver cuál de los dos tenía la nariz más grande.

Para mí, fue el broche de oro de aquel encuentro. Un broche de oro duradero.

Nos abrazamos y me fui al aeropuerto. Dudaba de que volviera a ver a Jason con vida.

Sexta parte

Vuelta a casa

46

Bob

Bob Hoff, uno de los seropositivos más longevos de los que se tiene noticia, se había enamorado perdidamente de otro seropositivo que, por el contrario, era sintomático. Se llamaba Brian Baker y era el *disc jockey* y empleado de una tienda de discos del que ya he hablado anteriormente. Le diagnosticaron el sida en 1992 y había sobrevivido por los pelos a la pandemia gracias al descubrimiento del cóctel de medicamentos contra el sida. En 2014, Bob y Brian vivían juntos y estaban pensando en casarse.

Lo suyo había sido amor a primera vista, al menos para Bob.

Se conocieron en 2001, en el desfile del orgullo gay en Washington. Bob vio a Brian andando por la calle y pensó: «¡Joder, qué bueno está ese tío!» Le hizo una foto y ahí pareció acabarse la cosa. Pero al año siguiente Bob estaba en Chicago, en el concurso International Mr. Leather, y volvió a ver a Brian. Sus amigos le dijeron que no fuera tímido y se presentara.

Bob se le acercó, le dijo que le había hecho una foto y luego le explicó que le gustaba pintar retratos. «El año pasado te hice una foto en el orgullo. ¿Te importaría que te pintara?»

—Fue la frase más hortera que me han dicho nunca para ligar —asegura Brian.

Pero le encantó.

Llevaban juntos desde entonces. En 2010, Bob le propuso a Brian que se casaran y acordaron contraer matrimonio en algún momento, cuando fuera más práctico hacerlo. Se casaron el 23 de noviembre de 2015 en un juzgado de Washington.

Poco después, Bob fue a los NIH para hacerse su chequeo rutinario. Estaba en la sala de espera cuando vio pasar al doctor Migueles. Se levantó de un salto para saludarle y le enseñó su anillo de casado.

—¡Por fin convencí a Brian de que era hora de oficializar lo nuestro!

Se abrazaron. Luego, con lágrimas en los ojos, Bob le contó cómo había sido su boda.

—Me alegré muchísimo por él —cuenta el doctor Migueles.

Bob Hoff había sentado felizmente la cabeza y seguía con vida.

* * *

El doctor Migueles y su equipo llevaban ya cerca de veinte años trabajando exhaustivamente en los NIH, poco a poco y análisis tras análisis, para identificar la característica del sistema inmunitario que permitía sobrevivir a Bob y a otros controladores de élite. De hecho, cuando le contrataron, Migueles hizo aquel inventario de posibles mecanismos —cepa del virus, cantidad de linfocitos T, perfil genético, etcétera— y desde entonces habían ido siguiendo punto por punto la lista y eliminando los factores que no eran lo bastante significativos como para explicar esa peculiaridad.

Una pista que parecía esencial era el gen HLA-B57, que está presente en un 10 por ciento de la población norteamericana y en un 70 por ciento de los controladores de élite. Los genes HLA, con sus variantes genéticas, son muy numerosos y la abundancia de uno de ellos en este grupo en particular resultaba muy llamativa. Los antígenos HLA, o antígenos leucocitarios humanos, están cifrados por genes del sistema HLA y determinan el modo en que la red de vigilancia de nuestro cuerpo distingue lo propio de lo ajeno. Resulta que los HLA intervienen en el modo en que las moléculas inmunitarias presentan el virus del sida a los linfocitos T CD8, es decir, a los soldados, los combatientes, los asesinos de nuestro sistema defensivo. Es mucho más probable que, comparado con otros antígenos de este grupo, el HLA-B57 presente el virus de tal manera que provoque una respuesta inmunitaria eficaz, susceptible de salvar la vida del paciente infectado. Pero el B57 no era la respuesta definitiva, puesto que un 30 por ciento de los controladores de élite carece de ese gen y en cambio un 10 por ciento de los enfermos de sida lo tiene.

El doctor Migueles explica que se dieron cuenta de que, aunque era muy útil, la genética no bastaba por sí sola. La meta que perseguía era mucho más ambiciosa: su equipo de los NIH y otros científicos de distintos países del mundo querían crear una vacuna para el VIH. Para ello, necesitaban saber por qué medios conseguía el HLA-B57 mantener a raya el virus. Si no, no podrían reproducir ese resultado. Si no entendían el mecanismo, «el B57 no servía para nada».

Uno a uno, fueron tachando de la lista los mecanismos que, conforme habían teorizado veinte años antes, podían explicar el control del virus y replicarse en el laboratorio para la creación de una vacuna.

* * *

Para entender lo que podemos aprender de Bob, el doctor Migueles compara su caso con lo que sabemos ahora sobre cómo responde normalmente el cuerpo humano al VIH. El organismo de la mayoría de las personas reconoce el virus y se enfrenta a él, como le ocurre a Bob. Puede que incluso reconozca los mismos elementos del virus y organice una ofensiva dirigida específicamente contra ellos. La diferencia clave entre la respuesta inmunitaria al VIH de pacientes como Bob y la de la inmensa mayoría de la gente parece radicar en la calidad y la contundencia de esa respuesta. Los linfocitos T CD8 de Bob proliferan, o se reproducen, en gran cantidad cuando se encuentran con el VIH. Al hacerlo, refuerzan su maquinaria ofensiva y cargan la artillería para aumentar su potencia mortífera. Estos asesinos en serie destruyen eficazmente, de manera dirigida, cualquier célula infectada por el virus del sida con la que se encuentran. Los linfocitos T CD8 de la mayoría de las personas con VIH, en cambio, organizan una respuesta mucho más débil y tienen menor capacidad de eliminación del virus. El HLA-B57 y otros HLA «protectores» parecen predisponer al sistema inmunitario para que reaccione con contundencia impresionante ante el virus, de un modo que todavía no entendemos, pero no es necesario tener antígenos HLA-B57 para que una persona desarrolle esta ofensiva inmunitaria tan eficiente.

Llegados a este punto, el sistema inmunitario hace un cálculo que ahora sabemos que es esencial para el funcionamiento de nuestra red de defensas: decide si merece la pena montar una ofensiva tan potente. ¿Es sensato atacar con todos los recursos disponibles para destruir el VIH, aun a riesgo de producir daños graves al propio organismo? ¿Debe el sistema inmunitario recurrir al armamento nuclear?

No, no debe. Al menos, esa suele ser la conclusión, explica el doctor Migueles. El sistema inmunitario resuelve que una ofensiva de ese calibre tendría consecuencias catastróficas para el organismo; sería una especie de «lluvia radioactiva»: inflamación, autoinmunidad, deterioro masivo de los órganos internos, quizás incluso la muerte.

Así que el sistema inmunitario echa el freno.

—Se cohíbe —explica Migueles—. Este asombroso mecanismo de tolerancia es la manera que tiene el huésped de decidir: «Esta batalla es demasiado grande y va a matarme». Así que opta por una respuesta menos contundente. Cohabita con el virus pensando: «Así por lo menos me matará poco a poco». Pero lo que me ha enseñado la investigación —continúa Migueles— es que hay un gran número de similitudes entre el cáncer y las enfermedades autoinmunes.

El sistema inmunitario está haciendo sacrificios para mantener la paz, para preservar la homeostasis y permitir que el individuo viva tanto tiempo como sea práctico. Es simple cuestión de cálculo.

Teniendo en cuenta lo que habían aprendido, el doctor Migueles y el doctor Connors empezaron a buscar el mejor modo de plantear la creación de una vacuna. Una posibilidad era conseguir que los linfocitos T CD8 «ignoraran la señal inhibidora». ¿Podían soltar los frenos del sistema inmunitario igual que los investigadores de la lucha contra el cáncer trataban de hacerlo para que las defensas del organismo atacaran a las células malignas?

En teoría, sí. Pero, al menos de momento, no han descubierto qué molécula o mecanismo molecular controla el sistema de frenado que inhibe al sistema inmunitario en su lucha contra el VIH.

Había, sin embargo, otra forma de abordar la cuestión, aunque fuera una posibilidad más remota.

* * *

En 2014, el equipo de los NIH ayudó a otros investigadores a extraer los linfocitos de un controlador de élite para trasplantárselos a un enfermo de sida en la última fase de desarrollo de la enfermedad. Era una idea muy arriesgada, debido a que el sistema inmunitario del receptor podía perfectamente rechazar las células como ajenas, como ocurre en cualquier trasplante fallido. No fue fácil tomar la decisión de llevar a cabo este experimento, pero, por otro lado, el receptor de las células tenía una infección resistente a los medicamentos y muy pocas opciones. Era el tipo de persona que, a lo largo de la historia, se ha prestado, aunque fuera a regañadientes, a participar en un experimento inmunológico porque la alternativa —morir de todos modos, casi con toda probabilidad— no era mucho mejor.

Extrajeron las células del controlador de élite (que no era Bob) y se las inyectaron al paciente.

El doctor Migueles se llevó una grata sorpresa. Los linfocitos CD8 combinados con B27 se mantuvieron activos ocho días, aproximadamente. Además, la concentración de VIH del sujeto de estudio disminuyó a la mitad antes de volver a su nivel de partida.

—El procedimiento era seguro y parecía surtir un efecto inmunitario transitorio sobre el virus —explica Migueles.

Aquello estaba aún muy lejos de ser una cura, sin embargo, y las células del donante acabaron desapareciendo. Además, tenía efectos secundarios importantes o podía tenerlos. Pero al menos reforzaba la idea de que era posible crear un tratamiento contra el sida más eficaz que el cóctel farmacológico.

Del caso de Bob Hoff puede extraerse otra moraleja que, en este caso, tiene que ver con la salud de la sociedad en su conjunto.

* * *

De no ser por gente como él, la especie humana habría sido barrida de la faz de la Tierra hace miles de años por el simple hecho de que las especies no pueden sobrevivir sin diversidad. A fin de cuentas, fue la peculiaridad de su sistema inmunitario lo que permitió que Bob sobreviviera.

Pensemos en anteriores pandemias, hace siglos, cuando la medicina moderna no existía. En esos tiempos, en esas épocas, la supervivencia de nuestra especie se debió en gran medida a la diversidad del sistema inmunitario humano. Algunas personas no morían de la gripe de 1918 o de la Peste Negra. Tenían cierta predisposición genética que, unida a una serie de circunstancias, les permitían sobrevivir a la infección.

* * *

Desde un punto de vista puramente científico, lo que hemos aprendido de Bob no ha resultado ser el Santo Grial, como soñaban el doctor Fauci y el doctor Migueles. Si en los glóbulos blancos de Bob —es decir, en su sistema inmunitario— está la clave para encontrar una forma más natural de combatir el sida, los investigadores no han dado con ella aún.

Pero las enseñanzas que cabe extraer del caso de Bob atestiguan lo poderoso que es el sistema inmunitario, y nuestra capacidad de supervivencia como especie.

Esto es especialmente importante porque la diferencia de Bob, como homosexual, hizo que durante la mayor parte de su vida se sintiera marginado, apartado, como tantas otras personas que han tenido la desgracia de sufrir el rechazo de una sociedad ignorante únicamente por ser como son. Ahora comprendemos, sin embargo, que la diferencia de Bob no es simplemente una pieza más del mosaico humano; es esencial para nuestra supervivencia. Cuanta más diversidad hay —física, espiritual e intelectual—, mayor es nuestro equilibrio como especie. Igual que en el sistema inmunitario y el microbioma. A mayor diversidad, más herramientas.

El caso de Bob es especialmente significativo porque sufrió el rechazo de la sociedad.

—Es una ironía o una paradoja muy llamativa —comenta el doctor Migueles—. Bob tiene un sistema inmunitario único que ha reportado grandes beneficios a la humanidad. Y sin embargo se contagió de esta enfermedad por formar parte de una subcultura que ha sido marginada y rechazada injustamente.

En este contexto, la diversidad tiene dos vertientes —una fisiológica y otra cultural— y ambas son fundamentales para la supervivencia.

Desde el punto de vista fisiológico, cuanto más amplio sea el patrimonio genético más posibilidades hay de que aparezca alguien como Bob, capaz de sobrevivir a una pandemia y salvar a la especie. De este modo también se amplía el microbioma, con todos los beneficios que eso conlleva. Si dudas de que así sea, pregúntate por qué no se permite el incesto, una conducta que merma la diversidad genética y produce el desplome de la tasa de supervivencia.

La diversidad de ideas y puntos de vista, por otro lado, también nos es muy necesaria. Para convencerse de ello, no hay más que pensar en los descubrimientos médicos de los que hablo en este libro. Fueron obra de científicos de diversas partes del mundo que aportaban planteamientos y teorías muy distintos. Sin ellos y muchos otros, probablemente la esperanza de vida humana no se habría duplicado en los últimos siglos, como así ha sido. Eso también hay que agradecérselo a la diversidad.

La xenofobia, el nacionalismo y el racismo ciegos son trastornos autoinmunes. Una cultura que se cierra sobre sí misma para defenderse se vuelve tan agresiva que se pone en grave peligro. Los mecanismos biológicos, refinados como una piedra pulida por el agua, nos enseñan que la integración de la diversidad es un elemento clave para lograr la armonía y la supervivencia de nuestra especie.

47

Linda

El viernes 9 de enero de 2018, Linda se acercó al primer *tee* del Olympic Club, un campo de golf exclusivo del sur de San Francisco. Según el parte meteorológico iba a hacer frío, como era de esperar en esa época del año, pero brillaba el sol y Linda se encontraba a gusto con sus pantalones capri de lana y un jersey negro de cuello alto. Sacó su *driver*.

Se había marcado un propósito de Año Nuevo: volver a divertirse en el campo de golf.

Hacía treinta y seis años y medio que había ganado el Open del Úlster. Volvía a tener la agilidad y la elegancia de movimientos de antaño, después de sufrir durante años dolores articulares incapacitantes. En apariencia, no había ni rastro de la artritis reumatoide, pero sus manos mostraban las crueles aristas de la artrosis, otra enfermedad degenerativa, no autoinmune, debida al desgaste de las articulaciones. La hinchazón y la deformidad de la última falange de los dedos corazón e índice de su mano derecha también eran síntomas de la artritis reumatoide.

Linda es diestra, de modo que, al menos para jugar al golf, era una suerte que la enfermedad hubiera afectado sobre todo a su mano derecha. Los golfistas diestros empuñan el palo con la mano izquierda y utilizan esta como apoyo para la derecha. Linda empuñó su *driver*. El terreno estaba mojado, lo que tenía sus pros y sus contras.

Por un lado, la bola sería más fácil de embocar en el *putting green*, pero no rodaría tan lejos en un *drive*, lo que dificultaría alcanzar el *green*.

Linda jugaba más desde que se había prejubilado, en marzo de 2016. Pero para llegar a ese punto había recorrido un camino muy largo.

Se había divorciado de su marido hacía muchos años, después de sucesivas crisis matrimoniales causadas, entre otras cosas, por la enfermedad de Linda, por el ritmo de vida que llevaban ambos y por el suicidio de la madre de él.

En 2009, Linda aceptó el puesto de vicepresidenta y directora de planificación estratégica de Diamond Foods, pensando que sería menos estresante que el de consultora. Se equivocaba. En 2011, por ejemplo, cuando la empresa anunció sus planes de adquisición de la marca de patatas fritas Pringles, Linda y el equipo directivo recorrieron el mundo en nueve días a fin de supervisar el acuerdo, visitando fábricas de Pringles, con escalas de trabajo en Tennessee, Bruselas, Ginebra, Singapur y Malasia.

Linda no pensó que aquel ritmo de vida pudiera tener consecuencias para su salud.

—Me encontraba bien otra vez y pensé que lo tenía todo controlado.

En cierto sentido, estaba jugando con fuego, pero al mismo tiempo no quería renunciar a sus aspiraciones. Se había esforzado mucho toda su vida y tenía ambiciones económicas. Quería «forrarse» para poder jubilarse cómodamente y sin temores. Como muchas mujeres divorciadas —y a pesar de tener pareja—, quería ganar dinero suficiente para sentirse completamente segura en lo económico.

Su resistencia parecía encarnar el sueño de los científicos y los farmacéuticos que habían creado medicamentos específicos, como Enbrel, para inhibir el sistema inmunitario.

—El suyo es un caso muy notable —opinaba su reumatóloga, la doctora Lambert.

* * *

La doctora Lambert hizo ese comentario la misma semana en que Linda fue a jugar al Olympic Club, cuando se vieron para su decimonoveno chequeo anual. El hecho de que Linda fuera a consulta solamente una vez al año era de por sí extraordinario. Muchas personas con artritis reumatoide van al médico a menudo, aquejadas de dolores crónicos y síntomas debilitantes.

Aquel día, a Linda le dieron los resultados de sus análisis. Estos solo tenían interés por lo normales que eran. No había nada que reseñar. Doctora y paciente hablaron de los tres fármacos que tomaba Linda: Enbrel, otro antiinflamatorio y un medicamento para impedir que los otros dos le dañaran el estómago. Linda pidió a la doctora que volviera a recetarle Ambien para poder dormir cuando viajaba. En total, un cuarto de los medicamentos que tomaba en el momento álgido de la enfermedad.

La doctora Lambert estaba maravillada con su paciente.

—Aquello era lo que yo había imaginado para Linda —cuenta.

Aún se acordaba de cuando Linda había acudido a su consulta por primera vez, con treinta y seis años, en una silla de ruedas porque no podía caminar.

—Le hacía falta un milagro.

La doctora Lambert cuenta que Linda fue una de las primeras cinco pacientes de su consulta en tomar Enbrel.

—Es la única que sigue tomándolo.

Las otras cuatro tuvieron que dejarlo porque ya no era eficaz. Linda se llevó una sorpresa al saberlo. Ignoraba que el medicamento pudiera ir perdiendo eficacia con el paso del tiempo.

La doctora Lambert le explicó que hay dos teorías acerca de por qué ese remedio prodigioso puede dejar de funcionar: o bien el sistema inmunitario encuentra la manera de sortear los efectos del fármaco, o bien desarrolla anticuerpos que atacan al medicamento.

El sistema inmunitario también evoluciona, igual que un patógeno invisible.

Durante la consulta, Linda hizo un repaso de las molestias que tenía ahora, todas ellas muy modestas: los dedos de las manos deformados por la artrosis; un poco de dolor en la muñeca por la artritis reumatoide; y, a veces, accesos de dolor en el dedo gordo del pie, donde había empezado todo.

—Voy andando tranquilamente y de pronto se me queda rígida la articulación y me da un dolor horroroso.

—¿Cuánto dura? —preguntó la doctora Lambert.

—Diez minutos. Luego desaparece de repente.

—¿Horas no?

—No.

A la doctora Lambert no le pareció que fuera un problema importante, en términos generales.

Linda le preguntó si cabía la posibilidad de que dejara de tomar Enbrel, si seguía estando tan bien.

—No sabemos si estás en remisión total o no —contestó la doctora, y añadió que el Colegio de Reumatología de Estados Unidos recomienda seguir en tratamiento.

La sola pregunta demostraba cuánto había mejorado Linda.

—Su mayor problema —bromea la doctora Lambert— es que no está conforme con su hándicap.

* * *

Linda hizo un buen *drive* de salida aquella mañana de junio. Debido a que el terreno estaba mojado, no pasó de los 192 metros, una distancia respetable, y en línea recta. Eligió un hierro cuatro híbrido para que su siguiente golpe se quedara al borde del búnker que protegía el *green*, pero no golpeó la bola como quería y aún necesitó un hierro siete para llegar al *green*.

Veintidós años antes, tenía el cuerpo tan agarrotado por la misión suicida en la que se había embarcado su sistema inmunitario que ni siquiera hubiera soñado con poder jugar al golf, y mucho menos con acercarse andando a la bola o con ir al médico por su propio pie. Aquella mañana, fue andando tranquilamente hasta la pelota, como hizo en el Úlster en 1982.

Golpeó elegantemente la bola. La pelota Callaway Chrome Soft saltó al aire, directa al *green*. Cayó a sesenta centímetros del *cup* y allí se quedó. Linda bordó el *putt*.

—Un *birdie* —cuenta—. No está mal, para empezar.

48

Jan y Ron

¡Qué lejos hemos llegado! Cuando Jacques Miller comenzó a investigar la función del timo, las principales causas de muerte eran la neumonía y la gripe, seguidas por la tuberculosis. Mucho más abajo en la lista estaban las enfermedades coronarias y el cáncer. Gracias a la ciencia, fuimos ganándoles la batalla a estas enfermedades que habían diezmado a generaciones enteras, hasta convertirlas en achaques sin importancia.

La clave había sido entender y reforzar el sistema inmunitario con antibióticos, vacunas y otras medicinas, y con procedimientos quirúrgicos que nuestras defensas eran incapaces de efectuar.

Pero algunas cosas, igual que la muerte y los impuestos, no pueden evitarse indefinidamente. Una de ellas es el deterioro cerebral.

Mientras la ciencia nos ayudaba a eludir los peligros mortales más inminentes de épocas pasadas, en la lista de las principales causas de muerte iba surgiendo un nuevo enemigo de extraordinaria potencia: la degeneración neuronal. El Alzheimer, el Parkinson y, con menos frecuencia, la esclerosis lateral amiotrófica, que destruye la función motora del cerebro.

En 2017 había 47 millones de personas con Alzheimer en el mundo según la Asociación de Alzheimer de Estados Unidos, y se esperaba que esta cifra creciera hasta los 74 millones en 2030. Solo en Estados Unidos hay más de 5 millones de enfermos de Alzheimer, un porcentaje desproporcionado, de casi el doble respecto a la media mundial. Ello se debe probablemente a que ahora somos más longevos. La esperanza de vida es actualmente de casi setenta y nueve años, mientras que a finales de la década de 1980 rondaba los setenta y cinco (la crisis de los opiáceos ha tenido un impacto muy negativo en este sentido, y la obesidad también está contribuyendo a empeorar las cifras). El Alzheimer era la sexta causa de muerte en Estados Unidos. También forma parte de la historia de la inmunología.

Es lo que sucede cuando se vive más: con el tiempo, el cerebro falla, aunque el resto del cuerpo siga funcionando bien.

Visto de cerca, es aterrador, porque cada vez lo sufre más gente. No voy a poner a Jason ni a Bob, Linda o Merredith como ejemplo para asomarnos a la intimidad de los enfermos, sino a dos de los científicos de los que he hablado en páginas anteriores: Jan Kiecolt-Glaser y Ron Glaser, los investigadores de la Universidad de Ohio que consagraron su vida a estudiar la relación entre la salud y el estrés. Una relación que desde junio de 2011 tuvieron que vivir en carne propia.

* * *

Durante los meses anteriores, Ron se mostraba cada vez más nervioso cuando tenía que dar una charla. Procuraba que todas las ideas de las que quería hablar figuraran en las diapositivas de su presentación. De ese modo no olvidaba de qué iba a hablar.

Jan cuenta que su marido llevaba años pensando que le estaba fallando la memoria.

Había nacido en 1939. Tenía setenta y dos años. Medía un metro ochenta y parecía estar en buena forma, con su pelo canoso y su ligera barriga. Sus compañeros de trabajo y amigos no notaron nada raro. Su madre había tenido Alzheimer, de modo que Ron era consciente de que podía tener predisposición genética a la enfermedad.

Jan y él pidieron cita con un neurólogo.

—Cuando Ron aceptó que pidiéramos cita —cuenta ella—, me asusté muchísimo.

* * *

Se sentaron delante del neurólogo, que era el jefe de la Clínica de Trastornos de la Memoria de la Universidad Estatal de Ohio. Antes de ir a consulta, Ron se había sometido a una batería de pruebas, entre ellas un test de dibujo en el que le mostraban imágenes que él tenía que copiar. Debería haber sido muy sencillo, sobre todo teniendo en cuenta que Ron había estudiado bellas artes en la universidad.

Cuando la pareja se reunió con el neurólogo, este les enseñó los dibujos de Ron.

—Eran increíblemente malos —afirma Jan. Uno de ellos era un intento de reproducir una caja en tres dimensiones—. Estaba claro que era incapaz de copiar la imagen.

El neurólogo les enumeró «todas las cosas que habían descartado», como un tumor cerebral.

—En general está usted bien —dijo—, aunque hay algunos problemas.

El diagnóstico que les dio fue de deficiencia cognitiva leve, pero Jan pudo leer del revés, desde el otro lado de la mesa, lo que el neurólogo había escrito en realidad en su informe: probable principio de Alzheimer.

Al llegar a casa, comenzó a documentarse sobre la deficiencia cognitiva leve. Ahora era ella la paciente, o la esposa del paciente, y los artículos científicos que leía —semejantes a los que podría haber escrito ella misma— le tocaban muy de cerca. Lo que descubrió no le gustó nada. De media, el 12 por ciento de las personas como Ron acababan contrayendo Alzheimer.

Ron no parecía seguir esa evolución. Durante los años siguientes, siguió desenvolviéndose perfectamente.

—La gente seguía viéndole igual que siempre —cuenta Jan—. Luego, en 2014, cayó en picado.

Había ido con regularidad al neurólogo y se había hecho pruebas que demostraban que empeoraba un 3 por ciento al año en la escala de medición cognitiva que utilizaban. En 2014, sin embargo, pasó de una puntuación de 24 a 5 en el plazo aproximado de un año. Probablemente lo que pasó es que había tenido un nivel de competencia tan alto a lo largo de su vida que durante mucho tiempo fue capaz de desenvolverse mecánicamente, lo que había enmascarado, de hecho, su deterioro cognitivo.

Cuando cayó la máscara, el resultado fue espantoso. No se podía confiar en que contestara bien al teléfono, utilizara el microondas o se lavara los dientes. Una vez le puso pasta dentífrica a un peine.

—Fue rapidísimo —cuenta Jan— y horroroso.

Esta es una experiencia que sufre cada vez más gente. Pero ¿qué tiene que ver con el sistema inmunitario?

* * *

Hasta ahora, al usar la metáfora del sistema inmunitario como guardián y protector de la Fiesta de la Vida, he agrupado el cuerpo humano como un todo.

En realidad, en lo tocante al sistema inmunitario, hay una parte de nuestro organismo que se encuentra en gran medida aparte. Me refiero al cerebro, un órgano cuyas funciones inmunitarias han demostrado ser mucho más difíciles de descifrar que cualquier otra parte de nuestra elegante red defensiva. Entre otras cosas, porque no es nada fácil cortar un pedazo de cerebro o escudriñarlo internamente en vivo.

El sistema inmunitario y el cerebro se encuentran, cada uno por su lado, entre los sistemas orgánicos más complejos del mundo, y para analizar su interrelación es necesario entender no solo cómo se compaginan, sino cómo funcionan por separado.

Hubo una época en la que ni siquiera estaba claro que el cerebro dispusiera de sistema inmunitario, como el resto del cuerpo. El problema era, en parte, un cuello de botella conocido como «barrera hematoencefálica», un denso entramado de vasos sanguíneos que controla estrechamente el flujo sanguíneo entre el cerebro y el resto del cuerpo e impide que muchas de las reacciones químicas y otras funciones fisiológicas del organismo afecten al órgano. Su función principal e indispensable es evitar que las infecciones lleguen al cerebro. Las moléculas lo tienen muy difícil para entrar y salir atravesando esta barrera. (Hay que tener en cuenta que el cerebro se comunica con el resto del cuerpo mediante nervios que transportan las señales eléctricas que controlan las funciones motoras).

Pero las células del sistema inmunitario, que vagan libremente por el cuerpo, tampoco cruzan *por lo general* esta barrera.

—Se creía que el cerebro gozaba de una especie de privilegio inmunitario —me explicó el doctor Ben Barres, investigador pionero en el campo del Alzheimer y de la relación de esta enfermedad con las funciones inmunitarias del encéfalo—. El cerebro dispone de una barrera especial. El sistema inmunitario no llega hasta él.

El cerebro cuenta con sus propias defensas.

* * *

Un dato elemental sobre el cerebro es que hay unas células llamadas neuronas que se comunican mediante sinapsis. Estas conexiones tienen un poder casi mágico para crear redes que permiten que la mente y el cuerpo trabajen a la par. El resultado es una auténtica sinfonía neuronal de reacciones químicas ejecutadas con perfecta sincronización. Pensemos, por ejemplo, en todas las cosas que tienen que salir bien para que alguien camine o hable, y no digamos ya para que realice una tarea más complicada, como hacer un saque de tenis, tocar el piano o resolver un problema de matemáticas y escribir el resultado en un papel.

Otro dato algo más avanzado: el cerebro no está formado solo por neuronas. Gran parte del volumen encefálico está compuesto por un conjunto de células llamadas células gliales o neuroglías, que constituyen el 80 por ciento del cerebro, según me explicó el doctor Barres. Resumiendo mucho, las neuroglías son células no neuronales. Las hay de tres tipos: astrocitos, oligodendrocitos y microglías.

Teniendo en cuenta que cada vez vivimos más, estas células son esenciales para entender la demencia senil y cómo tratarla. A continuación explico algunas cosas básicas sobre ellas y sobre su papel en la función inmunitaria del cerebro y su relación con el envejecimiento.

Los astrocitos son células grandes con forma de estrella. Son fundamentales para la comunicación de las sinapsis porque les sirven de envoltorio: un solo astrocito puede abarcar millones de sinapsis.

—Los astrocitos son células orquestadoras —me explicó la doctora Vivianne Tawfik, de la Universidad de Stanford.

Coordinan, organizan, atan y empaquetan. Cumplen además otra función crucial: recubrir los vasos sanguíneos influyendo en el flujo de la sangre. Esto determina dónde y cómo se concentra la sangre en el cerebro, de modo que las regiones que están más activas en determinado momento reciben un mayor aporte sanguíneo, igual que los músculos según el esfuerzo que realizan.

Los oligodendrocitos contribuyen a acelerar la transmisión neuronal. Pueden considerarse amplificadores de velocidad de la red de comunicaciones interna de nuestro encéfalo, como un intensificador de wifi que aumenta la velocidad de conexión.

Y luego están las microglías, que son «las células inmunitarias del sistema nervioso central», en palabras de la doctora Tawfik.

Al igual que el sistema inmunitario del resto del cuerpo, que se genera en gran medida en el timo, el sistema inmunitario del cerebro también surge de un órgano que durante mucho tiempo se pensó que era vestigial.

* * *

Cuando se concibe un bebé, uno de los primeros órganos que se forman es el saco vitelino, que con el paso del tiempo se vuelve redondo y crece hasta alcanzar, de media, unos seis milímetros. Actúa como una especie de filtro para los alimentos: los nutrientes procedentes de la madre pasan a través de él para llegar a la minúscula vida que se está formando.

Pero el saco vitelino cumple además otra función de enorme importancia. Los científicos han descubierto que es en él donde se generan los precursores de las microglías, que posteriormente pasan a poblar el cerebro. Una vez instaladas en el cerebro en desarrollo, las microglías desempeñan un papel clave: se encargan de eliminar los residuos, a medida que el cerebro se desarrolla y que las neuronas maduran y mueren. ¿Te suena esto? Debería sonarte, porque es la misma labor que realizan los monocitos. Se denomina fagocitosis. Las microglías se comen las neuronas que es necesario podar, y seguramente también las sinapsis.

El conocimiento científico sobre la función de las microglías y los astrocitos estaba en pañales a mediados de la década de 1990, cuando el doctor Barres comenzó a estudiar cómo influía este sistema tan poco conocido en la degeneración neuronal. ¿Estarían las defensas del cerebro implicadas de algún modo en la aparición del Alzheimer?

* * *

Ben Barres nació el 13 de septiembre de 1954. Le pusieron de nombre Barbara. Nació siendo una niña y desde su más temprana infancia sintió que esa no era su identidad.

—Yo sentía que era un niño desde mis primeros años de vida —contaba.

No había mucho que hacer al respecto en aquella época, cuando todavía ni siquiera existía el vocabulario necesario para hablar de esos temas, así que Barbara Barres se guardó sus sentimientos, jugueteó con la idea del suicidio —«lo típico que suele pasarnos a las personas transgénero»— y se volcó en su carrera científica y médica, en la que alcanzó cotas estratosféricas. Pasó del MIT a Dartmouth y de allí a Harvard y Stanford, especializándose en el estudio del cerebro.

A mediados de la década de 1990, leyó en el *San Francisco Chronicle* un artículo sobre un activista transgénero de la zona. Empezó a sentir que no estaba solo, que podía haber una solución.

Después, se descubrió un bulto en el pecho izquierdo. Era cáncer. Tenían que hacerle una mastectomía. Acudió a un cirujano de Stanford y, cuando el médico le explicó lo que iba a hacer, Barbara le dijo: «Ya que va a quitarme el pecho izquierdo, quíteme también el derecho».

Barbara se convirtió en Ben, pero no perdió por ello su maravilloso sentido del humor, que le hacía prorrumpir en carcajadas cuando contaba estas cosas. El cirujano, contaba el doctor Barres, fue la primera persona a la que le dijo que era un hombre.

El médico le explicó que no había ningún motivo de salud para extirparle el pecho derecho.

—¡Sí, pero, ya que estoy, aprovecho y me libro de los dos! —contaba el doctor Barres que le contestó.

Inició entonces su transición y tiempo después se convirtió en una especie de icono del activismo transgénero e incluso intervino en programas de televisión para hablar de su experiencia. Con renovadas ganas de vivir, tras vencer el primer asalto contra el cáncer y hacer las paces con su identidad de género, Barres se consagró al estudio del sistema inmunitario del cerebro. Y se convirtió en una autoridad mundial en ese campo.

* * *

Con el paso del tiempo, el doctor Barres fue descubriendo dentro del cerebro una red defensiva análoga a la del resto del cuerpo, pero también muy distinta. Las defensas del cerebro, como las del resto de nuestro organismo, pueden causar problemas graves. En un artículo concreto, Barres indagaba en la relación entre ambos sistemas centrándose en cómo se manifiesta en ratones el glaucoma, una dolencia que en personas mayores causa molestias oculares y puede conducir a la ceguera.

El artículo en cuestión hablaba acerca de una molécula llamada C1q que forma parte del sistema inmunitario encefálico. Dentro del cerebro, C1q se acopla a cosas que parecen ajenas. Si se vincula a un organismo foráneo, puede producir una respuesta inmunitaria y, por tanto, la destrucción del elemento invasor.

En el caso de los ratones con glaucoma, el doctor Barres y sus colaboradores descubrieron que existía una relación muy llamativa entre estas funciones inmunitarias y la enfermedad. Al aparecer el glaucoma, las microglías empezaban a comer sinapsis, incluidas sinapsis sanas. Era como si el sistema inmunitario del ratón se volviese contra sí mismo.

Le hice al doctor Barres una pregunta obvia: ¿por qué?

—Si lo supiera, me darían el Premio Nobel —contestó riendo.

Con el tiempo, no obstante, desarrolló varias teorías bien fundamentadas que intentaban dar respuesta a la cuestión de por qué el cerebro de las personas mayores parece tan propenso a la degeneración, no solo en lo relativo al glaucoma, sino también al Alzheimer y a otras dolencias. Una hipótesis, me explicó, es que con el paso de los años nuestro cerebro acumula gran cantidad de detritos —es decir, de basura— que es necesario eliminar, lo que estimula a las microglías a devorar sinapsis. El conserje se pone a hacer su trabajo, pero luego se vuelve loco y empieza a comerse todo lo que pilla. En la Fiesta de la Vida, los encargados de la limpieza no solo recogen los desperdicios, sino que les quitan los vasos y los platos de las manos a los invitados y expulsan a las células mientras las luces están aún encendidas.

El doctor Barres me explicó que, en su opinión, la evolución ha permitido que este proceso se perpetúe porque las personas mayores son menos valiosas para la especie.

—Desde un punto de vista evolutivo, en la vejez no hay nada que sea seleccionable porque contribuya a mejorar la salud cerebral. A esa edad, ya hemos pasado la fase reproductiva.

Ya hemos transmitido nuestros genes, así que, ¿para qué queremos un cerebro sano?

Esto son especulaciones. De momento, nuestro conocimiento del sistema inmunitario cerebral sigue siendo embrionario; está mucho menos desarrollado que el estudio de las defensas del resto del organismo.

Así que, por ahora, el estudio del Alzheimer se centra mucho más en los cuidados paliativos que en la curación de la enfermedad.

* * *

Durante casi dos años, desde finales de 2015, Ron vivió en una residencia para enfermos de Alzheimer. Pasó de pesar algo más de ochenta kilos a pesar en torno a sesenta. Jan iba a verle cada pocos días. Le llevaba chucherías —gominolas, normalmente—, se sentaba a su lado y le rodeaba con el brazo. Él no la reconocía. Por lo general, ni siquiera la miraba. A veces les hablaba a cosas inexistentes. Tenía alucinaciones y tomaba antipsicóticos.

—Comparado con otros enfermos, era muy tranquilo, muy pacífico —contaba Jan. Pero le servía de poco consuelo—. Era como si hubiera desaparecido casi por completo. Quedaba un cascarón que se parecía un poco a él, nada más.

Debido a las circunstancias, Jan tuvo que sufrir en carne propia las consecuencias del estrés, al que había dedicado toda una vida de investigación.

—Tenía rachas —me contó—. Estaba bien y de pronto Ron daba otro bajón y yo me entristecía y volvía a deprimirme.

Sabía, por sus investigaciones y por los estudios científicos que seguía con atención, que debía procurar controlar su nivel de estrés y no aislarse, porque todo ello influía en su estado de ánimo y su salud. Por eso meditaba a diario, normalmente veinte minutos, en su despacho, y procuraba comer bien, sobre todo verduras y legumbres, porque estaba convencida de que la comida basura deteriora el microbioma, lo que a su vez aumenta el nivel de estrés.

—El eje intestino-cerebro y el sistema inmunitario están muy relacionados —afirmaba en el tono de una paciente que busca respuestas, más que en el de una científica eminente.

Basaba su afirmación en un informe reciente de la Academia Nacional de Medicina de Estados Unidos que vinculaba la salud física con las relaciones sociales sólidas, la alimentación saludable y otros factores que pueden controlarse. En definitiva, con esas cosas en las que siempre insistían tu madre o tu abuela («tienes que comer mejor, tienes que moverte»), pero que son muy difíciles de hacer cuando se está estresado.

—Cuando estamos estresados, no nos apetecen las verduras y las legumbres. Lo que nos apetece es un dónut de chocolate. Puede que a corto plazo sea satisfactorio comérselo, pero a largo plazo es muy perjudicial. Llorar también ayuda, aseguraba Jan. Necesitamos liberar el estrés. De lo contrario, produce inflamación, mal humor, cansancio y un recrudecimiento de la inflamación, lo que a su vez tiene multitud de efectos secundarios. Y afecta al estado de ánimo.

—Llorar es beneficioso —afirmaba Jan.

Es una forma de reconocer cómo estamos y en qué situación, de dar salida a nuestros sentimientos en un momento dado y, por tanto, de ayudar al sistema inmunitario evitando que tenga que enfrentarse a los efectos de la ansiedad reprimida. Llorar «no es divertido; es doloroso, pero después, en muchos casos, te sientes mejor, al contrario de lo que ocurre cuando te comes un dónut de chocolate».

Estas ideas son, como veremos enseguida, lecciones que todos deberíamos tener en cuenta en nuestra vida cotidiana.

49

Jason en el túnel blanco

El 17 de marzo de 2014, a las siete de la tarde, sonó mi móvil. Era martes y yo estaba en el Yancy's, un pub deportivo del barrio de Inner Sunset, en San Francisco, tomando algo con un compañero de trabajo mientras veíamos el torneo de baloncesto de la NCAA. La pantalla del móvil me informó de que era Jason Greenstein quien llamaba.

—Enseguida vuelvo —le dije a Erik—. ¿Qué pasa, J? —pregunté a Jason.

—¿Quién crees que va a ganar el partido de Syracuse.

—Ni idea. Te apuesto cinco pavos a que gana el contrario al que tú creas.

—Hecho.

Cerramos la apuesta.

—¿Cómo te encuentras?

—Genial. Estoy en un bar, rodeado de teles. Si no supiera que tengo cáncer, ni me enteraría de que lo tengo.

* * *

Así siguieron las cosas. Jason me llamaba cada pocas semanas o lo llamaba yo a él para ver qué tal estaba, y siempre me decía lo mismo: «Me encuentro bien y no quiero volver a la quimioterapia ni sufrir más».

—¿Y tú qué tal estás, Rick? —me preguntaba.

Yo no me extendía mucho contestando.

—De momento todo funciona.

—¿Qué tal Prodigio Segundo?

Prodigio Segundo era el mote que le había puesto Jason a mi hijo Milo, que entonces tenía siete años, porque se le daban muy bien los deportes. Sobre todo, el baloncesto. A veces, la gente se paraba a verle lanzar a canasta cuando estábamos jugando en el parque. En los equipos de béisbol en los que jugaba, solía ir un año por delante y a menudo lo elegían para ocupar las mejores posiciones: paracortos, lanzador y receptor. Una vez, una chica más mayor le vio batear una pelota y gritó: «¡Vas a ser una estrella!» y Milo se puso rojo como un tomate. Era todavía muy pronto para saber si Milo tendría las mismas dotes deportivas que había tenido él, pero aun así a Jason le encantaba ver vídeos de mi hijo y oírme contar anécdotas sobre sus hazañas. En aquella época, hablar con Jason era un poco como hablar con un abuelo muy mayor que quería saber cómo estaban sus nietos, pero, sobre todo, necesitaba alguien que le escuchara.

—¿Qué dice el médico, J?

El doctor Brunvand le había dejado claro que, cuanto más esperara, menos probabilidades habría de coger a tiempo el tumor, pero Jason prefería guiarse por su instinto y por lo que le pedía el cuerpo. Si no se encontraba mal, no pensaba sufrir más. Estaba harto de todo eso.

Además, seguía sintiéndose tan invencible como siempre.

—La verdad es que nunca pensé que fuera a morir —me diría después.

De eso no había duda.

* * *

Cuando por fin decidió retomar el tratamiento, estaba empezando el verano de 2014. Volvió casi a rastras a la consulta del doctor Brunvand, con el cuerpo consumido por el cáncer, hinchado y exhausto.

«El cáncer se ha extendido mucho», anotó el doctor Brunvand en su informe cuando se vieron aquel día. Jason tenía un bulto de diez centímetros en el cuello y otro de entre diez y quince centímetros en la axila, y el linfoma comenzaba a tejer una colcha de ganchillo en el lazo izquierdo de su pecho.

El doctor Brunvand le advirtió de que esta vez no podía andarse con tonterías. Le dijo que lo mejor era probar con un régimen de tres fármacos, incluido el brentuximab, para intentar que el cáncer remitiera, y seguir luego con otro tratamiento llamado trasplante alogénico de células madre. En teoría, las células madre, procedentes de su hermana, permitirían reiniciar su sistema inmunitario de tal modo que reconociera las sutiles diferencias de las células cancerosas y las atacara, dado que obviamente sus defensas no estaban por la labor. Se necesitaban células inmunitarias más fuertes, que no estuvieran afectadas por la virulenta cepa de linfoma que padecía Jason, y aun así no podrían hacerle el trasplante a menos que entrara en fase de remisión.

* * *

Durante esta época, Jason solía llevarse a su cuñado Paul a las citas médicas o cuando iba a tratamiento. Paul era doctor en biología molecular y abogado especializado en patentes, y su formación científica le convertía en un oyente de excepción. Un día estaban sentados en la sala de espera y Jason le dijo:

—¿Quieres saber cómo es estar enfermo de cáncer?

—Cuéntamelo.

—Es como si todo el mundo viviera en una aldeíta tahitiana, con una playa paradisíaca, y yo viviera en una canoa, y la canoa estuviera amarrada al muelle con una cuerda. Desde donde estoy veo la aldea y algunas veces se me permite pasar un rato en ella. Pero siempre tengo que volver a la canoa. Un día no me encuentro muy bien y me doy cuenta de que la cuerda es más larga y estoy más lejos del muelle. Y entonces, los médicos de la aldea tiran de la cuerda y me acercan al muelle.

»Con el tiempo, voy alejándome más y más de la aldea. Pasada una temporada, me parece que la cuerda ya no está. A mi alrededor hay mucha gente, pero no va en canoa, sino en ataúdes. Y entonces me doy cuenta de que mi canoa también se ha convertido en un ataúd.

Cuando acabó de contar esta historia, había hablado veinte minutos y Paul estaba llorando.

—Fue la historia sobre la soledad más reveladora que he oído nunca.

Sin embargo, durante estas visitas a la consulta del doctor Brunvand, Paul notaba que ocurría una cosa curiosísima: Jason parecía aferrarse a la cuerda con optimismo. Y cuando el doctor Brunvand acababa de evaluar la situación, Paul pensaba: «Dios mío, ¡qué mal pinta esto!»

—En cambio, Jason siempre se fijaba en las cosas positivas, que eran el uno, el diez o el veinte por ciento de lo que había dicho el doctor, y lo convertía en el noventa por ciento. Y yo le decía que tenía toda la razón.

En parte, Paul quería creerlo, e incluso lo creía.

—El cáncer es una cosa muy cambiante. Me recuerda a un partido de baloncesto, y a veces alguien como Jason marca una canasta decisiva en el último segundo.

* * *

En agosto, Jason terminó su tercer ciclo de quimioterapia. El cáncer había disminuido en algunas zonas, pero en otras había aumentado. Por seguir con la comparación del baloncesto, iba perdiendo por más de diez puntos en los minutos finales del partido.

El 4 de septiembre, se fue a Las Vegas a ocuparse de su negocio lo mejor que pudo. Volvió el día 20 para seguir con la quimio.

El 10 de diciembre, un año después de que creyera estar fuera de peligro y poder dejar el tratamiento, se reunió con el doctor Brunvand. Tomaba en aquel momento quince medicamentos, una auténtica sopa de letras farmacológica compuesta, entre otras cosas, por aciclovir, brentuximab, fentanilo y oxicodona para el dolor y Zofran para las náuseas.

382 • LA MEJOR DEFENSA

El equilibrio de su sistema inmunitario estaba ya más dañado que el cáncer. Para reforzar el ataque ineficaz de sus defensas contra los tumores, se sometía a quimioterapia y a terapias dirigidas que repercutían en todo su organismo. Para paliar el desequilibrio de su ecosistema, tomaba medicamentos que mitigaban los efectos de la inflamación, el dolor, el estrés y la depresión, y que a su vez afectaban a su sistema inmunitario. La quimioterapia citotóxica repetida había dañado su capacidad de generar células hemáticas normales. Sufría neutropenia, un déficit grave del nivel de neutrófilos, los glóbulos blancos que forman la primera línea defensiva del sistema inmunitario. Sin neutrófilos, cualquier infección podía matarlo, porque el número de bacterias se duplicaba cada veinte minutos. Imaginémonos qué panorama: vencer al cáncer solo para morirse de una vulgar infección.

La metáfora de Jason acerca de la aldea tahitiana tiene para mí todo el sentido del mundo. Pero lo que estaba pasando dentro de su cuerpo y su sistema inmunitario podía compararse también con la guerra de Vietnam. La quimioterapia era el napalm, que dejaba la tierra quemada. Pero el verdadero problema no era ese. Lo crucial era que la idea de usar napalm en aquella guerra surgió de una serie de circunstancias desesperadas y complejas que parecían imposibles de desenmarañar de otro modo. Naturalmente, había una solución muy sencilla: abandonar la guerra.

Jason estaba cada vez más tentado de tomar ese camino. Pensaba a menudo en el suicidio.

—Cuando dices eso, Jason, ¿te refieres a que tienes un plan? —le preguntó el doctor Brunvand.

—No. Es solo que... a veces se me pasa por la cabeza. No quiero morir sufriendo. Eso no puedo aceptarlo.

Hablaron de si debían poner fin a la terapia. Jason dijo que quería continuar. Pero tendrían que adoptar una nueva táctica. El brentuximab y el resto de los fármacos que tomaba no estaban funcionando. El nuevo tratamiento no podía ser principalmente citotóxico. O sea, no podía matar las células de reproducción rápida, porque ello agravaría el déficit de glóbulos blancos. El doctor Brunvand le propuso un tratamiento que tenía un perfil un poco menos tóxico.

«Me preocupa que su médula esté tan estresada que no pueda recuperarse de la quimioterapia estándar».

Jason seguía convencido, pese a todo, de que conseguiría «ganarle la partida» al cáncer.

Una cosa que había asimilado por fin era su relación sentimental con Beth. Las anotaciones del doctor Brunvand reflejan lo que era una realidad desde hacía años: «Tiene una relación monógama de larga duración con su pareja».

Jason conservaba además su sentido del humor, incluso en los momentos más negros, cuando creía hallarse con un pie en la tumba.

* * *

El 17 de enero de 2015, Jason estaba en Las Vegas, hecho una mierda. Le dolía todo el cuerpo, estaba agotado y se le nublaba la vista. Pensó que seguramente debería ir al médico. Así que ¿qué crees que hizo? Se subió al coche y pasó toda la noche conduciendo para ir al Blood Cancer Institute de Colorado. Se mantuvo despierto mascando tabaco, con la convicción absoluta de que llegaría vivo a Denver, esa misma convicción que de joven, cuando jugaba al baloncesto, le había granjeado el respeto y la admiración de sus entrenadores y rivales. Cruzó dos puertos de montaña de más 3.500 metros de altitud con un 25 por ciento del nivel de hemoglobina normal necesario para transportar el oxígeno.

De algún modo se las arregló para llegar con su monovolumen hasta el aparcamiento del hospital, donde se desmayó.

Cuando recuperó el conocimiento, aturdido todavía, sacó su móvil y llamó al hospital. Salieron a buscarlo con una silla de ruedas, lo llevaron dentro y descubrieron que tenía la presión sanguínea y el pulso tan bajos que las máquinas no conseguían medirlos. Tuvieron que tomarle el pulso manualmente. Cuando llegaron a los ascensores, Jason ya podía articular unas palabras. Fue entonces cuando apareció el doctor Brunvand.

—Hola, doctor.

—Jason, cuéntame, ¿qué te pasa?

—Que me he gastado todo el dinero que tenía en putas, en Las Vegas. —Sonrió y soltó una de sus risotadas características. Estaba bromeando, claro.

El doctor Brunvand se rio y dijo:

—Ahora mismo tenemos cosas más urgentes de las que preocuparnos. En cuanto haya una cama libre, te ingresamos.

El doctor Brunvand me dijo después que «es difícil no cogerle cariño a un tipo con un ojo puesto en lo divino y el otro en el lado más cutre de la vida».

Jason tenía en ese momento tan pocos glóbulos rojos —un 20 por ciento del nivel normal— que podría haberse muerto por el camino. El Toro de Acero, como lo llamaba el doctor Brunvand, ingresó en el hospital para recibir tratamiento.

Unos días después de su ingreso recibió la visita de Melissa Sommers, la trabajadora social del equipo médico. Jason seguía entonces en la UCI y, al entrar, Melissa procuró mostrarse seria y compungida y le preguntó qué tal estaba. Él empezó a quejarse. Tras decir unas pocas frases, se quitó las sábanas de encima y rompió a reír.

—¿Creías que estaba desnudo aquí debajo, ¿eh?

Melissa no pudo evitar reírse.

—Perdona —le dijo Jason—. Necesitaba quitarle un poco de hierro al asunto.

* * *

—Ojalá creyera en Dios —me dijo.

—¿Es que no crees?

—Envidio a la gente que tiene fe. Yo no la encuentro. Lo he intentado, pero no sirvo para eso. Creo que sería muy reconfortante. Veo cuánto consuela a la gente. Lo que no veo son pruebas de su existencia.

—Yo soy agnóstico, J. No tengo ni idea de si existe o no.

—A veces pienso que mi padre está en algún sitio, ahí arriba. Veo algo raro, como una luz cerca de la carretera, y pienso que es una señal suya.

—¿Una señal? ¿De qué?

—De que a lo mejor debería apostar por los Broncos —contestó con una risa aguda, y añadió—: Te quiero, tío.

Había empezado a decirles a sus amigos que los quería, algo muy poco habitual entre un grupo de chavales de Colorado empapados de cultura deportiva.

El fin estaba cerca.

* * *

El 4 de marzo, Jason fue a su chequeo de rutina. El doctor Brunvand lo examinó junto con Poppy Beethe, la enfermera de oncología que solía atenderlo. La cara de Poppy —a la que se le saltan las lágrimas cada vez que ve un anuncio cursilón— destilaba empatía. Apreciaba mucho a Jason.

Él se quejaba de un nuevo síntoma: dolor e inflamación en el lado izquierdo del pecho y la espalda.

El doctor Brunvand, que imaginaba lo que eso significaba, también empezó a emocionarse. Examinó a Jason con detenimiento y descubrió que tenía la mano izquierda tan hinchada que no podía moverla. El crecimiento del tumor había afectado a los músculos y los nervios de la mano. Jason estaba amarillento. Costaba oír su respiración del lado izquierdo, y le silbaba el pecho cuando inhalaba. Tenía la piel descolorida y correosa en todo el costado izquierdo, desde la pelvis al hombro.

—Jason, ¿me disculpas un momento?

El doctor Brunvand abrió la puerta de la consulta, la cerró a su espalda y se quedó un momento parado en el pasillo, con los brazos cruzados. Aquello iba a ser muy difícil. Respiró hondo varias veces. Volvió a la consulta y acercó un taburete a Jason, que estaba sentado en el enorme sillón que se usaba para la quimioterapia.

—Jason, te vas a morir.

Él empezó a llorar, y Poppy también.

—Como amigo tuyo que soy, tengo que procurar que sufras lo menos posible.

Jason tenía clara una cosa: el doctor Brunvand no tiraba la toalla fácilmente. Estaba hecho para ser el oncólogo de Jason. Juntos, eran capaces de sudar sangre por conseguir lo que querían, de escalar, correr y luchar sin darse nunca por vencidos ni cejar en su empeño. Brunvand no le habría dicho que iba a morirse si no hubiera llegado de verdad al final de su vida.

—No podemos tratarte con nada más. La quimioterapia te está haciendo más mal que bien.

Jason siguió llorando.

—Jason, ¿entiendes lo que te digo?

Él asintió con un gesto.

—Quiero que tu familia venga lo antes posible para que hablemos de los próximos pasos.

—¿Qué hay de ese medicamento?

* * *

El medicamento al que se refería Jason era el nivolumab, la novedosa inmunoterapia que la FDA había aprobado en 2014 para tratar el melanoma avanzado. El fármaco actuaba liberando de ataduras al sistema inmunitario. Se trata de un anticuerpo monoclonal basado en los avances de la inmunología que funciona, como hemos visto ya, impidiendo que el cáncer engañe a nuestras defensas hasta dejarlas paralizadas. En aquel momento, no estaba autorizado su uso en casos de linfoma de Hodgkin, el cáncer que sufría Jason.

Aun así, un artículo publicado en 2014 en la revista *New England Journal of Medicine* presentaba algunas pruebas sólidas de que el nivolumab podía aumentar la esperanza de vida de los enfermos de este tipo de linfoma. El artículo hablaba solamente de veintitrés casos en los que el tratamiento había prolongado la supervivencia de los enfermos con linfoma de Hogdkin avanzado que habían participado en un ensayo clínico de este fármaco, pero los resultados permitían abrigar cierta esperanza allí donde antes no había ninguna.

Paul, el cuñado de Jason, y el doctor Brunvand ya habían hablado anteriormente de este tratamiento, conocido como inhibidor de PD-1. El doctor Brunvand le dijo a Jason que llevaría información sobre el «tratamiento experimental» a la reunión con sus familiares, prevista para el viernes siguiente. A todos los efectos, la reunión tenía como fin informar a la familia de Jason de que debía prepararse para decirle adiós.

Jason volvió renqueando a su coche.

En sus notas, el doctor Brunvand esbozó lo que iba a decirle a la familia. «Llegados a este punto, lo más razonable, por duro que sea desde el punto de vista emocional, es recomendar que el señor Greenstein ingrese en una residencia para enfermos terminales», escribió. «Los cuidados paliativos domiciliarios serían otra opción; podría recibir soporte transfusional, pero no reanimación ni más quimioterapia».

* * *

Durante los días siguientes, el doctor Brunvand preparó una charla de «despedida». Habló también con la administración del hospital para averiguar si había algún resquicio legal que permitiera a Jason tomar nivolumab. El laboratorio Merck autorizó que Jason tomara un medicamento genérico, es decir, permitió una excepción en circunstancias extraordinarias. El hospital no «especificaría la marca» del fármaco y, tras la primera dosis, la empresa les proporcionaría dosis genéricas gratuitas cuando Jason las precisara.

Aun así, alguien tendría que pagar la dosis inicial. Además, Jason estaba en tan mal estado que ni siquiera era un candidato ideal para el tratamiento, como el doctor Brunvand se disponía a explicarle a la familia.

* * *

El clan Greenstein al completo se reunió en una sala de reuniones del hospital, pintada de color vainilla. Reinaba un ambiente de tristeza. El doctor Brunvand les explicó el estado de Jason. Hablaron del desenlace más probable. Lo que se preguntaba todo el mundo era cuánto tiempo le quedaba a Jason. Nadie lo dijo expresamente, pero lo cierto era que solo le quedaban unas semanas de vida. Un par de meses, como mucho.

En la reunión, el doctor Brunvand habló también del nivolumab, el tratamiento que podía ser la última esperanza de Jason. Les dijo que el estudio publicado en el *New England Journal of Medicine* no aportaba datos suficientes para que la FDA aprobara el uso del fármaco en enfermos de linfoma y que era necesario el consentimiento informado del paciente para comenzar el tratamiento. Se trataba, en el mejor de los casos, de un tratamiento experimental, pero cuya toxicidad era mínima comparada con la de las terapias a las que se había sometido Jason hasta entonces. Antes de recibir este tipo de tratamiento, Jason tenía que ser plenamente consciente del riesgo que corría.

—Jason, no tienes suficientes plaquetas para recibir ningún tratamiento y el fármaco no está autorizado.

Las plaquetas ayudan a la coagulación de la sangre y contribuyen a la inflamación. Para iniciar el tratamiento, convenía que Jason tuviera 75.000 plaquetas por mililitro de sangre, aunque quizá pudiera bastar con 50.000. Él tenía 8.000, lo que indicaba que su médula ósea estaba muy dañada por los años de quimioterapia. Si conseguían que aumentara su nivel de plaquetas, podrían intentarlo. Cathy dijo que, por supuesto, ella pagaría la primera dosis. El doctor Brunvand no tuvo que esforzarse mucho para convencer a Jason, pero aun así le dio una charla motivacional, recordándole una anécdota de los Broncos de Denver. En 1987, el equipo se enfrentó a los Browns de Cleveland en el Campeonato de la AFC. Los Broncos tenían que recorrer 98 yardas en dos minutos para salvar el partido y se cuenta que uno de los jugadores dijo en el pelotón: «Chicos, los tenemos justo donde queríamos». Y los Broncos ganaron el campeonato.

¿Alguien se apuntaba a un milagro?

50

Jason vuelve a la vida

El 13 de marzo, viernes, Beth llevó a Jason al hospital para iniciar el tratamiento con nivolumab.

Él se sentó en el mismo sillón de quimio de siempre, pero esta vez el líquido transparente que fluía por la vía central no era napalm, sino un fármaco llamado nivolumab, fruto de décadas de investigación científica marcada por el azar y del conocimiento acumulado sobre el sistema inmunitario.

Esa noche, Jason asistió al partido de baloncesto de su sobrino con un excompañero de equipo que dudaba de que el Toro de Acero fuera a pasar de esa noche. Lo hizo. Sobrevivió a esa noche, y también a la siguiente. Beth, su compañera hasta el final, se quedó con él. Había llegado la fase de los cuidados paliativos, aunque Jason estuviera tomando un medicamento que las autoridades sanitarias no habían aprobado aún para el linfoma de Hogdkin. Nadie sabía qué iba a pasar. Jason superó otra noche, y luego otra.

Unos diez días después, al despertarse, Beth le miró la espalda, que antes tenía un bulto tan grande que ella le llamaba cariñosamente Quasimodo.

—¡Jason, despierta!

—¿Qué?

—¡Jason, no te lo vas a creer!

Él se restregó los ojos soñolientos.

El tumor estaba desapareciendo.

* * *

Las notas del doctor Brunvand consignaban que «se le administraron a Jason tres dosis de nivolumab» y que las pruebas de imagen (TAC y PET) que se le hicieron el 27 de abril «revelaron la remisión completa del cáncer».

Eso, dicho en jerga médica. En términos corrientes, cuando Jason acudió de nuevo a consulta, todo el mundo reaccionó soltando exclamaciones de asombro y alguna que otra expresión subida de tono.

—¡¿Qué c*** le ha pasado a mi cáncer?! ¡Ha desaparecido! —le dijo Jason al doctor Brunvand.

Beth le preguntó a la enfermera por qué había perdido Jason tanto peso.

—Porque ha desaparecido el tumor —le dijeron.

—Ah, claro. Es verdad que pesaba casi siete kilos.

—Había una parte de mi ser, muy pequeñita y nada científica, que pensaba que, si aquel milagro podía pasarle a alguien, le pasaría a Jason —cuenta su psicóloga, Andrea Maikovich-Fong.

Jason tenía «ese espíritu».

—En toda mi vida he visto una cosa igual —asegura Poppy Beethe.

El doctor Brunvand explicaba así su reacción:

—Vi el aterrizaje en la luna en 1969 y tuve casi la misma sensación de asombro —cuenta—. La misma impresión de que habíamos cruzado un umbral. Estaba viendo con mis propios ojos el poder del sistema inmunitario.

Fue entonces cuando yo empuñé la pluma. ¿Esto estaba sucediendo de verdad? ¿Podía alguien resucitar de entre los muertos? Y no cualquiera, sino un amigo íntimo, alguien a quien quería y a quien me sentía muy unido, una persona a la que había visto luchar y consumirse, y que ahora parecía haberse elevado a la esfera de lo milagroso. Me sentía como si hubiera visto al Neil Armstrong del cáncer dando un paso gigantesco para la humanidad.

51
Apolo 11

Si aterrizas en la luna, todavía te queda volver a casa.

52

El hogar

No hubo mucho tiempo para celebraciones. Había que ponerse manos a la obra para asegurarse de que Jason se recuperara y devolverle la salud.

Poco después de que entrara en remisión, le hicieron un trasplante de células madre procedentes de su hermana Jackie. La idea era proporcionarle un sistema inmunitario nuevo, el de su hermana, que en teoría estaría mejor equipado para combatir el cáncer, si este volvía a presentarse. A fin de cuentas, su sistema inmunitario se había mostrado incapaz de luchar contra la cepa de linfoma de Hodgkin que padecía Jason, y posiblemente le iría mejor con unas defensas ligeramente distintas.

Se trata de un tratamiento de alto riesgo. Pensémoslo: se le retiraron a Jason sus células inmunitarias y en su lugar se implantaron las de otra persona, una presencia foránea que bullía dentro de él y asumía el papel de ejército defensivo. Su fiesta de la vida había sido aplastada por un sistema inmunitario ajeno.

De modo que no era de extrañar que su informe médico posterior dijera: «Ha tenido complicaciones».

Lo que siguió fue un episodio grave de enfermedad de injerto contra huésped. El organismo de Jason trataba de reconciliarse con esa presencia extraña que podía salvarle la vida antes de que su reacción ante ella lo matara.

En julio, sufrió una recaída localizada del cáncer: un quiste cutáneo de un centímetro de ancho en el lado derecho del pecho. Se le irradió y, de nuevo, el linfoma respondió al tratamiento y no volvieron a aparecer síntomas de enfermedad. Esto no quería decir que la inmunoterapia hubiera fracasado, sino más bien que los médicos estaban ayudando a Jason a enhebrar una aguja casi invisible. Tenían que inhibir la respuesta inmunitaria lo suficiente para impedir que la enfermedad de injerto contra huésped lo matara, y al mismo tiempo procurar que siguiera luchando contra el cáncer si volvía a aparecer. Jason tenía la impresión de estar en el patíbulo.

Hablábamos cada pocos días. Yo ya tenía pensado contar su historia en el *New York Times* a modo de testimonio personal sobre el nuevo fenómeno de la inmunoterapia. Lo hablé con él y le encantó la idea. Para él era otra aventura y una forma de sacar algo bueno de aquella historia.

—Puede que a alguien le ayude leer sobre mi experiencia —dijo.

Se sentía culpable porque su enfermedad hubiera sido tan agotadora en tiempo, emociones y recursos para su madre y el resto de la familia, y porque Beth le hubiera dado tanto. Me dio acceso sin restricciones a su historial y me autorizó a hablar con sus médicos. Sin tapujos de ningún tipo.

—Quiero devolverle algo a la gente.

* * *

El 13 de agosto de 2015, yo estaba en Denver con mi familia visitando a mis suegros y Jason se pasó a verme. Llevaba unos pantalones cortos anchos de color naranja, camiseta y gafas de sol Ray-Ban. Mi suegro me preguntó después si tenía sida.

—Siento llegar tarde —dijo—. He tenido una bronca de las gordas con mi madre, nos hemos gritado y todo.

Nos sentamos en el jardín y Jason se echó a llorar.

—Hacía tiempo que no lloraba y estos tres últimos días no he podido parar. Desde que me enteré de que otra vez tengo cáncer. Es como la quinta vez. Da igual cuántas veces te digan que tienes cáncer, sigue siendo una putada.

Meredith, mi mujer, que es médica, le preguntó qué medicamentos estaba tomando y él se lo dijo... Tardó un rato en encontrar la palabra pero por fin contestó: *esteroides*.

—Los esteroides pueden alterar las emociones —dijo Meredith con dulzura.

Jason se frotó el lado izquierdo del pecho y nos habló de lo duro que le resultaba que alguien cuidara de él. Se refería a su madre.

—Odio reconocerlo, pero la verdad es que necesito ayuda. Los días son muy duros. ODIO mi vida.

Nos contó lo frustrante que era no poder pensar en el futuro. Una de sus grandes alegrías era tener ideas nuevas y crear cosas.

—Pero ahora lo tengo prohibido. Me paso el día sentado en el sofá viendo la tele y de vez en cuando doy un paseo. ¿Qué pasaría si a vosotros os lo quitaran todo?

Cambiamos de tema y nos pusimos a hablar de otra vez que habíamos estado sentados en el jardín de su casa de Boulder, justo antes de la final del campeonato estatal de baloncesto, cuando estábamos en el instituto. Aquel día Jason también estaba lesionado: se había hecho un esguince en el tobillo al saltar para bloquear un tiro.

—Entonces podía saltar —dijo.

Volvió a entristecerse.

—Creo que sería más fácil para todos que me hubiera muerto. ¡Pero no quiero morir! Quiero vivir treinta años más. —Y, además, aquella cosa, aquel tratamiento, podía dar resultado—. Lo sabremos dentro de dos semanas. Puede que entonces sepamos quién ha ganado.

El tratamiento dio resultado.

* * *

El 5 de octubre, Jason había vuelto. Había vuelto DE VERDAD.

—Estoy supermotivado, tío —me dijo por teléfono.

Su nivel de azúcar era normal, se encontraba bien y el cáncer estaba en remisión. Jason Greenstein, que hacía solo unos meses tenía un pie en la tumba, ahora giraba como una peonza, lleno de vida.

—Se me han ocurrido un montón de negocios. Tengo unas ideas estupendas —me contó—. El negocio de los obsequios para casinos va muy bien, pero no requiere mucho tiempo.

Comenzó a centrarse en una idea concreta: montar una empresa de inmunoterapia con uno de los médicos del equipo del doctor Brunvand. Quizá pudiera introducirse en el negocio farmacéutico.

—Tío, el doctor Brunvand dice que tenía una posibilidad entre veinte millones de no morirme —me dijo, eufórico—. No es que haya ganado la apuesta. ¡Es que he hecho saltar la banca!

* * *

Para la celebración de la festividad de Acción de Gracias, Cathy preparó un festín: pavo relleno acompañado de salsa *gravy* y salsa de arándanos, pastel de boniato, judías verdes, zanahorias y champiñones, y tartas de calabaza, manzana y nueces pecanas. Guy, el hermano de Jason, hizo otro pavo. Cathy le pidió a todo el mundo que llegara temprano. Iba a ser una celebración en toda regla.

—Estoy tan agradecida... Jason está vivo y bien. ¡Es un milagro! —exclamó con su característica voz aguda—. Ojalá estuviera Joel aquí para verlo.

Fue como en los viejos tiempos, incluidas las discusiones. Todos los Greenstein que se juntaron aquel Día de Acción de Gracias estaban cortados por el mismo patrón. Cathy y Jason, por ejemplo, discutieron porque él no había llevado el móvil a la tienda de revelado para que le imprimieran las fotografías de su evolución médica.

—Son tus archivos de lo que ha pasado. Si pierdes el teléfono, adiós.

—Vale ya, mamá. ¡Ya te he dicho que voy a hacerlo!

—Me encantaría que se concentrara en algo —me dijo su madre, y luego, de pronto, reculó—. Bueno, la verdad es que algunos días todavía está hecho polvo.

Pasaron las fiestas y Jason tenía días buenos y días malos. El cáncer había desaparecido, pero después de tantos años tomando cantidades ingentes de medicamentos con graves efectos secundarios, su organismo estaba agotado. En febrero sufrió una neumonía leve y tuvo que tomar antibióticos. Seguía tomando anticoagulantes y le sangraba la nariz. Una noche estaba en un restaurante, el Chop House, y fue al baño a intentar parar la hemorragia. Se le cayó un papel manchado de sangre y, al agacharse para recogerlo del suelo, se le agarrotó la espalda. Sintió un dolor agudo en los omóplatos y la parte superior de la espalda y calambres en las costillas y los músculos del abdomen.

Un simple contratiempo, se dijo. Ya había redactado un plan de márketing y ventas para montar una empresa de inmunoterapia con un médico con el que se había asociado.

—Lo tengo todo estructurado y escrito —me contó—. He creado la marca.

* * *

Un día de mediados de marzo, la nieve azotaba Denver. Jason fue a quitar la nieve que rodeaba su coche para ir a una cita en el hospital, pero, como unos días antes había roto la pala en un ataque de rabia, tuvo que usar una silla plegable para abrir un camino que le permitiera salir del garaje. Llegó al hospital mojado, helado y dos horas tarde. La espalda le estaba matando. Le hicieron radiografías para ver si le había empeorado la neumonía o si tenía alguna lesión que explicara el dolor de espalda. No descubrieron nada y pensaron que seguramente se debía a una contractura muscular por haber estado quitando la nieve con la silla plegable. Al acabar la consulta, el doctor Brunvand lo llevó a casa.

—Estaba seguro de que tenía las ruedas muy desgastadas, y su coche solo tenía tracción trasera.

Al llegar a casa, Jason le regaló un joyerito en forma de rosa.

—A las mujeres les encanta este estuche. Lléveselo a su mujer para que le perdone por llegar tarde —le dijo al oncólogo.

Durante las semanas siguientes, el dolor de espalda empeoró. Aun así, siguió usando la silla plegable para quitar la nieve de la entrada de la casa de su madre en Denver, donde solía quedarse a dormir con Beth. Finalmente, el dolor de espalda se volvió tan agudo que lo dejó inmovilizado. Tenía la gripe, y la neumonía no acababa de curársele. Fue al médico y le hicieron un escáner de la columna. La causa del dolor no estaba clara. El doctor Brunvand sospechaba que podía deberse a la reaparición del cáncer. Le encontraron lo que parecía ser una lesión en el arranque de la columna. No estaban seguros, pero parecía que el linfoma intentaba aflorar otra vez.

Yo me enteré cuando llamé al doctor Brunvand el 7 de abril para ver qué tal iban las cosas.

—Ha recaído —me dijo.

Él era partidario de seguir con el tratamiento de nivolumab, que había salvado al expresidente Carter de un melanoma recurrente que se había extendido al líquido cefalorraquídeo. Eso demostraba que el fármaco podía traspasar la barrera hematoencefálica, de modo que quizá pudiera servir para restaurar la médula de Jason. Pero administrarle más nivolumab también suponía revolucionar el sistema inmunitario, con el consiguiente riesgo de que sufriera de nuevo la enfermedad de injerto contra huésped. El terreno de juego estaba lleno de minas; las había casi a cada paso.

—Estamos en territorio inexplorado —me dijo el doctor Brunvand—. Puede que parezca un capullo sin corazón, pero aquí no podemos permitirnos el lujo de acobardarnos y caer en el victimismo.

Me dijo que luchar contra el cáncer era como un combate a cuchillo, en el que la enfermedad se levanta sin cesar y sigue contraatacando.

—Si pierdes la concentración, las ganas y el ímpetu, vas listo.

Jason, dijo, tenía que seguir luchando. No todo el mundo estaría de acuerdo, claro. Algunas personas rechazarían rotundamente ese planteamiento porque daba a entender que la supervivencia de Jason dependía de su aguante y su tesón, cuando en realidad el cáncer, como un combate a cuchillo, es también en gran medida una cuestión de suerte. Unos lo superan y otros no, y tu voluntad de salir airoso no influye en absoluto en que vivas o mueras.

Yo, sin embargo, entendía el punto de vista del doctor Brunvand. Era un luchador y, además, se identificaba por completo con el luchador que Jason llevaba dentro y que estaba de nuevo en pie, con el cuchillo listo.

Cuando colgué, me pasó algo que no me había pasado mientras duró aquel calvario. Me eché a llorar.

* * *

El 19 de abril, fui a Denver a pasar unos días con Jason. Vivía entonces con su madre, en una casita modesta de un solo piso, con la fachada de color beis y el tejado verde. Jason estaba en el cuarto de estar, sentado en una butaca vieja y tapado con una toalla y una sábana. La habitación olía al humo de los cigarrillos sin filtro que fumaba su madre. Llevaba unos calcetines grises antideslizantes, muy abrigados, y con sus pantalones cortos y su mata de pelo, parecía un viejo marinero.

—Hola, Rick —me dijo con voz apagada.

—Greenie, estás hecho una mierda.

—Dímelo a mí. Creo que me he roto la espalda.

Jason no sabía qué le pasaba, y tuve la sensación de que los médicos tampoco lo sabían con certeza en aquel momento. ¿Cómo iban a saberlo? Había combatido contra tantos enemigos: el cáncer, las infecciones, la medicación, la enfermedad de injerto contra huésped… No podía ni ir al baño por su propio pie. Dependía de su madre para todo. Parecían entenderse tan bien como siempre: tan pronto se lanzaban pullas como se reconfortaban el uno al otro, como cuando Cathy entró después de fumar un cigarrillo fuera.

—¿Ya te has fumado un piti, mamá? Porque es la hora de ponerme la insulina.

—Está así desde que me levanto por la mañana. Haz esto, haz lo otro.

—Tengo que ponerme la insulina, mamá, o me muero —dijo él, y se levantó la camiseta para enseñar la tripa, cubierta de pequeños moratones.

Se debían a las inyecciones de anticoagulante e insulina que tenía que ponerse para combatir los efectos secundarios de las muchas pastillas que seguía tomando.

—Cuántas complicaciones —comentó.

Tomaba pastillas para los efectos secundarios y para el dolor, y para los efectos secundarios de los analgésicos, y así sucesivamente.

—Nunca había estado tan hecho polvo.

—Le están matando con tantos tratamientos —exclamó Cathy volviéndose hacia mí.

Para él es más difícil que para la mayoría de la gente, añadió, porque no soporta que le digan lo que tiene que hacer, aunque sea tomarse tal o cual pastilla a una hora fija.

—A mí lo que me gusta es improvisar, buscarme la vida —comentó Jason, pero reconocía que tendría que haberse tomado más en serio el tratamiento en años anteriores—. Fui un tonto.

Al día siguiente teníamos que llevarlo al hospital para una nueva dosis de nivolumab y para que le examinaran la lesión de la espalda, a ver cómo iba evolucionando. Mientras nos preparábamos para salir, madre e hijo mantuvieron una conversación que no tiene desperdicio:

—Jason —dijo Cathy—, quiero preguntarle unas cosas al médico.

Él torció el gesto y se puso tenso, como si se estuviera refrenando en un debate público para no estallar. Por fin saltó:

—Tú no eres médico, mamá. No tienes nada que decir.

—Ya lo sé, Jason. No voy a cuestionarlos. Solo quiero hacerles unas preguntas.

—¡No tienes nada que decir, mamá!

—¿Sabes qué te digo? ¡Que te den! ¡Que sí voy a cuestionarlos!

La tensión se disipó con la misma rapidez con que había estallado.

—Me voy fuera a fumar.

—Eso, mamá, ve a fumarte un piti.

Una hora después, levantamos a Jason de la silla. Me dio la mano, bajamos las escaleras y lo ayudé a subir al coche que había alquilado.

En el hospital, Cathy intentó conservar la calma, pero la verdad es que era todo muy desconcertante. El doctor Brunvand les dijo que el escáner de espalda indicaba que la lesión era «posiblemente indicativa de cáncer» y que el tratamiento podía haber causado una fractura vertebral por compresión.

Cabía la posibilidad, sin embargo, de que la espalda de Jason se hubiera deshecho como madera quebradiza debido a que la administración durante años de esteroides y quimioterapia había deteriorado la estructura ósea. De todos modos, el doctor Brunvand opinaba que, por si acaso, convenía seguir con el tratamiento contra el cáncer. A Jason se le saltaron las lágrimas.

—Eres un animal —le dijo el doctor Brunvand—. Pero no un perezoso, sino un tigre.

Jason tenía tantos dolores que le ingresaron para hacerle una resonancia magnética de los huesos afectados posiblemente por el cáncer y una punción lumbar para administrar quimioterapia directamente en la columna vertebral y determinar si el cáncer había invadido el líquido cefalorraquídeo.

Al día siguiente estaba más animado.

—Parece que no hay células tumorales, o casi, en el líquido cefalorraquídeo. El cáncer es mínimo o está desapareciendo.

El paso siguiente sería operarle para reparar la fractura vertebral.

—¡Qué buena noticia! Es increíble —me dijo—. Tío, tengo otra oportunidad.

* * *

Yo, por mi parte, tenía cada vez más dudas. ¿Jason tenía cáncer o su columna se había resentido por culpa de otra cosa? El doctor Brunvand me dijo que todo indicaba que se trataba de una recaída, pero mínima y tratable. Estaba casi seguro de que era el cáncer el que había provocado la fractura en la columna.

En cualquier caso, el organismo de Jason —la fiesta que seguía teniendo lugar dentro de la maltrecha carpa que era su vida— estaba desequilibrado. Yo, que ya había aprendido mucho sobre el sistema inmunitario, comprendí que su cuerpo trataba de contrarrestar con creces los efectos de la medicación que lo había mantenido con vida. Me costaba imaginar, por eso mismo, que Jason pudiera recuperar el equilibrio, pero él estaba convencido de que le bastaría con pasar por el quirófano para volver a recuperar fuerzas. Seguiría luchando. El plan era que estuviera ingresado hasta que le operaran y empezara la rehabilitación.

Durante las semanas siguientes, hablamos un par de veces y nos mandamos mensajes de voz.

28/5/16: «Hola, Matt, soy J. Perdona que no haya cogido el teléfono ni haya contestado a tus llamadas. Lo estoy pasando de puta pena en el hospital, pero la columna se me ha curado muy bien. Ahora ya solo queda que recupere fuerzas para volver a andar y ya está, me iré de aquí. En fin, ahí voy. No me puedo creer lo débiles que tengo las piernas, pero me noto más fuerte cada día que pasa. Y así estoy. Espero que tú estés bien».

1/6/16: «Hola, Matt, soy Greenie. Quería contarte que hoy me han dado una noticia estupenda. Ya tengo los resultados del escáner. ¡Resulta que estoy totalmente limpio! No tengo ni una pizca de Hodgkin en todo el cuerpo. Es una pasada, una noticia genial. Ahora me queda salir de aquí, con un poco de suerte dentro de dos o tres semanas, calculo yo».

A finales de junio se produjo una nueva crisis. A Jason le costaba respirar. No quería comer. La enfermera empezó a darle otra pastilla, para los ataques de ansiedad, pero él siguió negándose a comer. Le pusieron una sonda. Empezó a estar apático. El doctor Brunvand no lo entendía.

—Sus análisis están perfectos —decía— y el TAC no muestra nada anormal.

Antes de que dejara de responder a los estímulos, Jason le había dicho a Beth que se rendía, que quería morir. No soportaba más el dolor y el estar siempre ingresado en el hospital.

—Tiene motivos de sobra para estar deprimido, pero me gustaría que superara esta fase. No veo razón para que muera. No quiero tirar la toalla todavía —me dijo el doctor Brunvand.

En su opinión, Jason mostraba síntomas de angustia emocional. Al ir recibiendo los resultados de las pruebas sucesivas que le hicieron, el doctor Brunvand creyó entender qué era lo que le pasaba. Las pruebas indicaban que Jason sufría un pico inflamatorio, una especie de tormenta de citoquinas.

—Un síntoma característico de toxicidad después de la administración de nivolumab —me explicó.

A su modo de ver, la inflamación estaba afectando a la función cerebral. Era una especie de coma, le dijo a la familia. Para atajar la tormenta inflamatoria, le dieron esteroides.

—Vamos a ver si esto remite y se despierta sonriendo.

Jason despertó tres días después. Abrió los ojos de repente y pidió la cena. Cuando me llamaron, me levanté de un salto del escritorio y se me saltaron las lágrimas de alegría.

—¡Está vivo, Meredith! ¡Está vivo!

* * *

En julio seguía aguantando, a pesar de que se le presentaba una complicación tras otra. Yo estaba en Colorado y el día 27 fui a verlo al hospital.

Jason estaba débil y cansado. Al día siguiente me dejó un mensaje: «Hola, Rick, ¿qué tal? Soy Greenie. Oye, tío, quería darte las gracias por pasarte a verme. Espero que hayas tenido buen viaje. Perdona que ayer estuviera tan ido. Es que es muy raro, viene y va, pero en general estoy bien. Hoy he tenido una biopsia de hígado y luego diálisis, así que he tenido un día chungo, pero ya estoy mejor, tío. Bueno, ya veremos si salgo de esta. En todo caso, te quiero y gracias por venir.

Los resultados de la biopsia no indicaban que hubiera cáncer, pero sí, en cambio, una posible insuficiencia hepática. Tras la biopsia, perdió unas veinte unidades de sangre y tuvo que volver a pasar por el quirófano para detener la hemorragia. Surgían peligros a cada paso.

El fallo multiorgánico es otra señal de que el sistema inmunitario está atacando al propio organismo, aunque en este caso no era necesariamente

404 • LA MEJOR DEFENSA

un efecto secundario del tratamiento oncológico. Podía deberse a múltiples causas. A Jason le dijeron que, en el mejor de los casos, tendría que seguir yendo a diálisis el resto de su vida. Pero también cabía la posibilidad de que muriera de un fallo multiorgánico sin haber vuelto a salir del hospital.

Aquello fue un mazazo para él. Atenazado por los dolores y postrado en una cama de hospital, él, que era un soñador, un espíritu libre, estaba condenado a ser un enfermo el resto de sus días. Así, al menos, lo veía él.

—Se acabó, estoy harto —le dijo a la psicóloga que le dio la noticia—. Lo he intentado con todas mis fuerzas.

53

A su manera

El 10 de agosto, al día siguiente de que Jason se diera por vencido, Meredith y yo fuimos a verlo al hospital sin saber qué íbamos a encontramos. Vimos enseguida que, en efecto, ya no podía más. Con la cabeza echada hacia atrás y la boca abierta, apenas reaccionaba. Su madre estaba sentada a los pies de la cama y Beth a su lado, acariciándole la frente.

Volví a contarle a Jason algunas historias de nuestros tiempos gloriosos como si pudiera oírme y todos nos esforzamos por reír.

La enfermera le puso morfina. Jason estaba tranquilo. Decían que podía durar un par de días. Cathy fue a comer algo.

—Ya está —dijo mi mujer de repente.

La respiración de Jason se había vuelto anhelosa, un síntoma que Meredith, por ser médica, conocía bien.

Beth le apartó el pelo de la frente y lo besó.

—Adiós, mi dulce amor —le dijo.

Jason dio un último estertor.

Tan resuelto como lo había sido toda su vida, decidió que había llegado su hora y murió en ese mismo instante. Era lógico que escogiera el momento en que su madre, que había sido siempre su más fiel defensora, no estaba presente.

Unos minutos después, en medio del vacío médico y emocional que siguió, me descubrí de pie junto a su cama, mirando a alguien que durante sus cincuenta años de vida jamás había yacido inerte.

—Te quiero, Greenie —le dije—. Quiero darte las gracias por no haber mirado nunca por encima del hombro a aquel enclenque. Ojalá mi hijo tenga tu dignidad y tu clase.

* * *

El funeral, celebrado un par de días después, fue emocionante, triste y divertido. En mi discurso de despedida, conté la historia de cómo Tom y él, estando en la universidad, habían ido de Boulder a Berkeley en el Volkswagen escarabajo que Jason heredó de su padre. Cuando llegaron a Wyoming y ya se habían gastado casi todo el dinero que llevaban, se les rompió el vástago de un pistón y tuvieron que llevar el coche al mecánico para salvarlo. Al llegar a Reno solo les quedaban cincuenta dólares y andaban escasos de gasolina, así que a Jason se le ocurrió que lo mejor que podían hacer era… intentar ganar algún dinero en un casino. Perdieron los cincuenta dólares que les quedaban jugando al *blackjack*, durmieron en el coche y con los últimos cinco dólares que tenían compraron Doritos picantes. Llegaron a Berkeley con el depósito prácticamente vacío, pero a tiempo de ver la patada de *kickoff* de un partido de fútbol. Describí a Jason como un tipo capaz de ir más lejos que nadie sin pararse a repostar. Dije que me lo imaginaba en ese momento conduciendo su Escarabajo por el cielo, yendo hacia su padre, Joel, que lo aguardaba en el paraíso con su guante de béisbol raído.

Escribí una necrológica para el *New York Times* como colofón al artículo que ya había escrito sobre la experiencia de Jason con la inmunoterapia, un tratamiento que le había permitido abrigar esperanzas de curación y que, a la postre, había hecho posible que viviera un año más.

Pero ¿en qué se resumía todo esto, ahora que Jason había muerto?

54

Los significados de la vida

¿Quién me creo que soy titulando un capítulo *Los significados de la vida*? Y además no es una errata, no. Insisto: es los *significados*, en plural.

No soy tan pretencioso como para creerme capaz de destilar todo esto hasta dar con el sentido de la existencia, pero puedo afirmar con toda tranquilidad que tengo una idea bastante precisa de cuáles son los atributos esenciales de la vida, vistos a través del prisma del sistema inmunitario. Esta red es tan esencial para nuestro ser y nuestra supervivencia que su funcionamiento interno puede enseñarnos cómo vivir mejor y más tiempo.

Para ello es fundamental entender por qué es tan eficaz el sistema inmunitario. Su origen es antiquísimo y ha ido puliéndose y perfeccionándose mediante el proceso evolutivo, de ahí que cumpla su función de manera tan perfecta.

En primer lugar, todo está conectado. El cáncer, la autoinmunidad, el VIH, el resfriado corriente, las alergias… El sistema inmunitario, nuestra elegante red de defensas, es un río que recorre cada aspecto de la salud y el bienestar del ser humano. Alimenta la fiesta de la vida y lo hace buscando el equilibrio y la armonía.

Busca la paz con el entorno que lo rodea. Cuando empecé a estudiar el sistema inmunitario, yo tenía una idea muy distinta: creía —como sospecho que lo cree mucha gente— que su cometido principal era defender y atacar. Defender, sí; atacar, no necesariamente. De hecho, el sistema inmunitario se esfuerza continuamente por mantener la armonía, no solo limitando sus ataques a lo estrictamente necesario, sino también cooperando con los organismos que lo rodean y lo invaden. Intenta, ante todo, distinguir lo propio de lo ajeno, pero, al identificar lo que le es ajeno, no lo destruye sin más.

Ha entablado alianzas con las bacterias que prosperan en el interior del cuerpo humano, gracias a su simbiosis con el huésped. De hecho, si nuestro sistema inmunitario entrara en guerra con cada organismo que considera diferente, la especie humana no habría sobrevivido. Para que el sistema inmunitario funcione a la perfección, necesitamos mantener esa alianza con las bacterias de nuestro entorno y nuestro tubo digestivo.

Esta certidumbre matiza enormemente la idea de lo que nos es propio y lo que nos es ajeno. ¿Qué es lo ajeno, lo hostil, y quienes son nuestros socios y aliados?

Esto nos enseña con toda claridad que la cooperación es crucial para nuestra supervivencia como individuos y como especie. Puede que parezca evidente, pero la civilización ha estado dominada —incluso en la actualidad— por el tira y afloja constante entre los instintos opuestos de competir y cooperar, de dar prioridad a lo que la gente tiene en común o cebarse en lo que la divide. La lección que podemos aprender del sistema inmunitario es que cuanto mayor es nuestra capacidad para encontrar un terreno común, más aliados y armas tenemos para combatir a los enemigos de verdad peligrosos.

Se trata de un argumento muy convincente a favor de la diversidad. Cuanto más variada es nuestra caja de herramientas, más opciones e ideas tenemos para garantizar la supervivencia común. Bob Hoff era un marginado, un gay de Des Moines, pero no merece ser castigado por su diferencia, sino al contrario: tendríamos que acogerlo con los brazos abiertos como un aliado genético y cultural, un hermano y una parte esencial de nuestra supervivencia como especie.

Los investigadores de otros países pusieron los cimientos científicos que permitieron crear las medicinas que alargaron la vida de Jason y ayudaron a Linda, y que hicieron posible aplicar las aportaciones de Bob, que seguramente aún darán nuevos frutos. Si aprendemos juntos y cooperamos, podemos combatir la autoinmunidad, el cáncer y el Alzheimer, y quién sabe qué otros enemigos aparentemente invencibles.

Es inevitable que haya conflictos. Las sociedades y las personas chocan entre sí, igual que nuestras defensas reaccionan a veces con excesiva contundencia. Pero el sistema inmunitario nos avisa de que debemos optar por el camino menos destructivo posible para hallar un equilibrio que facilite la vida. Cuando no cooperamos, cuando nos decantamos con demasiada facilidad por el conflicto —literal y metafórico, físico y verbal, armado y político—, estamos emulando uno de nuestros mecanismos fisiológicos más autodestructivos: el sobrecalentamiento de nuestro sistema defensivo. De hecho, una de las ideas más equivocadas que tenía cuando empecé a documentarme para este libro es que es preferible tener un sistema inmunitario superpoderoso. Por todas partes hay anuncios que nos instan a reforzar nuestra inmunidad.

Esto es un error.

El doctor Fauci, una de las mayores autoridades científicas del mundo, me comentó que, cuando escucha anuncios que prometen estimular el sistema inmunitario, casi le dan ganas de reír.

—En primer lugar, porque eso es asumir que tu sistema inmunitario necesita que lo estimulen, cosa que posiblemente no es cierta. Y porque, si de verdad consigues estimular tu sistema inmunitario, las consecuencias pueden ser muy perjudiciales. Aunque los resultados que se están obteniendo con la inmunoterapia contra el cáncer son muy positivos, estamos viendo ensayos clínicos con efectos secundarios muy, muy tóxicos. No es solo que elimine el cáncer, es que introduce en el organismo un montón de cosas que desequilibran el sistema.

Algunas de las enfermedades crónicas más terribles que afectan a la fiesta de la vida humana surgen cuando este sistema se desregula, aunque sea mínimamente. A veces resulta muy difícil distinguir si el cansancio, la fiebre, los problemas gástricos, las erupciones cutáneas, el fallo multiorgánico, el edema pulmonar y otros muchos síntomas de enfermedad se deben al efecto de un patógeno o a un proceso inflamatorio. En ocasiones, estos síntomas tienen su origen, de hecho, en trastornos autoinmunes. Otras veces, son episodios de sobrecalentamiento del sistema, como el cansancio, el acné, las llagas y los problemas gastrointestinales que aparecen cuando nuestro elegante sistema defensivo se convierte en un estado policial.

El sistema inmunitario nos enseña que debemos propender hacia la cooperación y la integración.

Esto funciona así también en sentido inverso. La inhibición intencionada del sistema inmunitario mediante fármacos puede ser muy nociva. El doctor Fauci nunca ha atendido a Merredith Branscombe —cuya autoinmunidad sigue siendo un misterio—, pero cuando le hablé de su caso entendió perfectamente lo difícil que debía de ser su situación. Pese a los conocimientos que hemos acumulado, los mecanismos que producen la autoinmunidad son todavía poco claros, pese a que la precisión de los tratamientos con anticuerpos monoclonales esté aumentando.

—Por lo general, hay que administrar supresores muy inespecíficos del sistema inmunitario —explica el doctor Fauci—. Y eso produce una toxicidad que no hay forma de evitar.

La sociedad puede extraer una moraleja muy importante de este fenómeno, y es que nos hemos extralimitado en nuestro empeño por construir un mundo perfecto y eficiente.

* * *

Como comentaba anteriormente, es difícil encontrar una sola innovación técnica trascendental que no haya tenido efectos secundarios de largo alcance. Cuando aparecieron los automóviles, dispusimos de pronto de una libertad de movimiento mucho mayor y de un transporte increíblemente eficaz, pero se disparó la cifra de muertes por accidentes de tráfico. Conducir es en la actualidad lo más peligroso que hace la mayoría de la gente.

Con la aparición de la industria alimentaria, empezamos a procesar, empaquetar y transportar alimentos, de manera que cada vez más gente recibía un aporte de calorías suficiente, lo que redujo drásticamente la desnutrición. Pero los procesos industriales introdujeron también la comida basura, y la obesidad no ha parado de crecer en todo el mundo: se ha duplicado en setenta y tres países desde 1980 y en casi todos los demás va en aumento. La diabetes, por otro lado, hace estragos. La mala alimentación nos está matando por millones.

Una bomba atómica puso fin a una guerra espantosa, pero esa misma tecnología nos ha puesto en peligro constante.

Con la televisión, los ordenadores y los teléfonos, las comunicaciones actuales parecen cosa de la literatura de ciencia ficción del siglo XIX. ¡Mensajes de texto desde el Everest! Sin embargo, cada vez nos sentimos más atraídos por la parafernalia tecnológica y su novedad, por el subidón narcisista de dopamina que nos produce hacernos un selfi cuando vamos conduciendo.

Los procesos industriales han cambiado todas las facetas de nuestra vida cotidiana: la ropa, la vivienda, el transporte, las comunicaciones… Pero las chimeneas de las fábricas han conducido a un cambio climático que entraña peligros apocalípticos.

Suele decirse que no hay medicina más poderosa en el mundo que los antibióticos. Son vitales para nuestra supervivencia, de eso no hay duda. Pero su uso generalizado también amenaza con provocar una evolución de los patógenos que haga que las plagas de tiempos pasados nos parezcan un simple resfriado.

Estos ejemplos no son argumentos contra el progreso. No hablo desde el punto de vista de un ludita, pero conviene tomar conciencia de estos peligros. A veces, no podemos controlar nuestro mundo y sujetarlo con fuerza sin asfixiarlo en parte.

En ocasiones, hemos tratado de manipular en exceso el sistema inmunitario y hemos tenido que pagar un precio por ello. Debemos aprender que a veces hay que dejar que la naturaleza siga su curso.

Es la lección que cabe extraer del caso de Merredith y que ella tuvo que aprender por las malas.

* * *

En diciembre de 2017, apenas seis meses después de que diéramos el paseo del que hablo al principio del libro, cuando me mostró cómo se le inflamaba la piel al contacto con el sol, Merredith estaba dando una vuelta con sus perros. Uno de ellos, *Bam-Bam*, se paró de repente. Merredith tropezó con él, cayó sobre una roca y sintió un dolor horrible en el brazo.

Mientras caminaba hacia el coche para ir a urgencias, vio que el brazo le colgaba tan fofo que parecía estar ondeando al viento.

El húmero estaba tan fracturado que tuvieron que ponerle cuarenta y cuatro tornillos y dos placas. El cirujano le dijo que sospechaba que la fractura se debía a que sus huesos estaban debilitados por todos los medicamentos que había tomado.

La experiencia de Merredith es otro ejemplo de los peligros que entraña la manipulación del sistema inmunitario. Al final, Merredith decidió depender menos de la medicina moderna y dar prioridad a métodos curativos ancestrales, es decir, a las herramientas de nuestros tatarabuelos: hierbas medicinales, descanso y nutrición, vitaminas, cúrcuma y cerezas. No son remedios elegidos al azar, ni se basan únicamente en la sabiduría popular. Algunos tienen propiedades antiinflamatorias demostradas y reconocidas por la ciencia. (Merredith es también una gran defensora de los probióticos).

Ella sabe muy bien qué es lo que desencadena sus síntomas: el sol («sobre todo, el sol»), los alimentos procesados y el suero de la leche.

Ahora, es ella quien controla el timón.

—Las pistas estaban ahí desde el principio y yo podía dar con ellas. Podía prestar atención a lo que me decía mi cuerpo. Controlé lo que podía controlar y luego me puse a investigar sobre otros síntomas y causas; encontré artículos y estudios que demostraban, por ejemplo, que los enfermos autoinmunes suelen presentar un enorme déficit de vitamina D. Así que añadí vitamina D a mi dieta. Además, sabía por propia experiencia que las vitaminas del grupo B ayudan muchísimo a prevenir el cansancio. Empecé a tomar vitaminas B solubles en agua (de la marca MiO, por ejemplo). Y así sucesivamente, a base de ensayo y error, hasta que encontré una dieta que parecía funcionar. No es perfecta, pero es importante recordar que *no estoy peor* que cuando tomaba medicamentos.

Este libro es en gran medida un homenaje a la ciencia y a la medicina que surge de ella. No pretendo en modo alguno restarle importancia al progreso humano. El mejor ejemplo de que funciona es la aparición de los antibióticos, que marcaron el inicio de un periplo científico que recientemente ha alcanzado un nuevo hito con la creación del fármaco que permitió a Jason vivir un año más. Ojalá se creen tratamientos que prolonguen y mejoren la vida de las personas; lo deseo de corazón, por todo el mundo, por mi familia y por mí mismo.

Pero la historia de Merredith (al igual que la de la inmunología) también nos enseña que los medicamentos tienen que emplearse pensando siempre en el delicado equilibrio que ha permitido la supervivencia de nuestra especie. Actualmente estamos intentando controlar drásticamente el uso de los antibióticos para que ese avance médico que ha salvado tantas vidaS no nos lleve a una pandemia que amenace con destruir la civilización.

La moraleja que cabe extraer de todo esto es que es necesario entender las motivaciones de las compañías que venden los medicamentos para combatir las enfermedades, y los riesgos que representan.

—La industria farmacéutica obtiene grandes beneficios de combatir las enfermedades mediante fármacos y anticuerpos específicos. Yo ya no lo soporto más —declara el doctor Dinarello, el médico que nos ayudó a entender cómo funcionan la fiebre y las interleucinas—. La psoriaris, la artritis, la enfermedad inflamatoria intestinal… La industria está probando distintas formas de tratar esas dolencias, teniendo siempre las citoquinas como diana.

Pero esto entraña riesgo de infección, incluso de cáncer. ¿Por qué? Porque, como ya sabemos, estamos manipulando un sistema extremadamente sensible.

—Pensemos en un paciente cuyo sistema inmunitario está bastante bien regulado. El médico le dice que quizá se encuentre un poco mejor si

414 • LA MEJOR DEFENSA

toma tal o cual anticuerpo. Le avisa de que tiene riesgo de infección, pero también le dice que eso está controlado —explica Dinarello—. Los pacientes asumen ese riesgo.

Hay muchísimo dinero en juego, afirma, y añade:

—No hay más que ver los anuncios de la tele en Estados Unidos.

Los beneficios son enormes. Es bastante probable que el uso de estos medicamentos pueda contribuir a salvarte la vida, o a salvársela en un futuro a tus hijos o nietos. Pero aún más probable es que esos fármacos tengan efectos secundarios.

Casualmente (o puede que no tanto), el mismo día que entrevisté al doctor Dinarello sobre esta cuestión, estaba viendo las noticias por la noche y pusieron un anuncio de Otezla, un medicamento para el tratamiento de la psoriasis. El anuncio enumeraba una serie de posibles efectos secundarios, no muy distintos, en general, a los de muchos otros fármacos. Algunos parecían bastante típicos, como las náuseas o la diarrea, pero otros me llamaron la atención: «Algunos pacientes mostraron síntomas de depresión y pensamientos suicidas».

Ahora que tenía más clara la relación entre inflamación y estado anímico, estos efectos secundarios me parecían mucho más concretos. No se trataba únicamente de un tema «de cabeza».

Acudí a la página web de la empresa y encontré en ella más información relevante. En el apartado de preguntas frecuentes sobre Otezla, se decía:

No se conoce con total exactitud la forma en que actúa Otezla en pacientes con psoriasis y artritis psoriásica. Los resultados de los estudios de laboratorio indican que Otezla bloquea la actividad de una enzima llamada fosfodiesterasa 4 (PDE4), que se encuentra en el interior de las células inflamatorias del cuerpo humano y que al parecer influye en el proceso de inflamación. Se cree que, al bloquear la PDE4, Otezla afecta indirectamente a la producción de moléculas inflamatorias, ayudando a reducir la inflamación dentro del organismo.

Para el doctor Dinarello, la cuestión de los efectos secundarios de estos medicamentos pone sencillamente de relieve «lo sensible que es el sistema inmunitario a la supresión».

Los consumidores debemos ser precavidos a este respecto. Hay que informarse bien y tener cuidado. **Manipular el sistema inmunitario entraña múltiples riesgos.**

Los que buscan otro camino, como Merredith, pueden encontrar algunos remedios eficaces, avalados por la ciencia. Los mejores ejemplos son esas prácticas sobre las que tenemos un control total, como el sueño, el ejercicio, la medicación y la alimentación.

* * *

El sueño y el ejercicio son fundamentales para preservar el equilibrio del sistema inmunitario, en parte porque impiden que las glándulas suprarrenales se excedan en su función. Cuando estas glándulas generan un exceso de hormonas —adrenalina/epinefrina y norepinefrina—, puede crearse un círculo vicioso: se liberan citoquinas que producen inflamación, lo que a su vez desregula más aún el sistema y conduce a un agravamiento del insomnio y a la producción de más adrenalina. No solo puede agravarse la inflamación, sino que otras partes del sistema inmunitario pueden verse afectadas negativamente. Al mismo tiempo, la fiesta se vuelve vulnerable a la acción de células inmunitarias demasiado entusiastas y a patógenos que las defensas no son capaces de controlar, como el herpes.

Llevar un estilo de vida caracterizado por la ansiedad y el estrés es una buena forma de desregular el sistema inmunitario, con resultados muy perjudiciales. Linda Segre puede atestiguarlo.

Respecto a la nutrición, la idea es muy sencilla: cuanto menos tóxicas sean las cosas que ingieres, menos probabilidades hay de que tu organismo genere, o necesite generar, una respuesta inmunitaria. Las presencias foráneas —el humo del tabaco, por ejemplo— desencadenan una serie de reacciones susceptibles de generar enfermedad, como la inflamación y, posteriormente, la necesidad de reconstruir el tejido dañado. Cuantas más veces se producen daños en los tejidos, más probable es que las células recién creadas sean malignas y estén dotadas de la terrible combinación que conduce a la proliferación del cáncer. En lo tocante a la comida, la ciencia identifica numerosos riesgos asociados a las sustancias artificiales que consumimos, como aditivos, productos químicos y creaciones industriales que no son verdaderos alimentos y que aumentan la probabilidad de que el sistema inmunitario se vea obligado a reaccionar.

Hay aún más pruebas de que el ejercicio es bueno para la salud. Un estudio publicado en 2018 demostraba la importancia del ejercicio para el sistema inmunitario y la longevidad. Comparaba el sistema inmunitario de personas de entre 55 y 75 años que practicaban regularmente el ciclismo con el de otras de esa misma edad con hábitos sedentarios. Los que practicaban ejercicio con regularidad presentaban algunas diferencias cruciales: su timo generaba más linfocitos T y estaba menos deteriorado, porque producían menos citoquinas. El estudio concluía que el ejercicio ralentiza el proceso de envejecimiento natural del sistema inmunitario.

Todos estos consejos están ya muy trillados, pero quizás ahora veas con más claridad cuáles son sus fundamentos científicos y cómo se relacionan con tu sistema inmunitario.

Un ejemplo a seguir es el del doctor Ephraim Engleman, un gigante de la inmunología que vivió una eternidad. A los ciento cuatro años, se renovó el permiso de conducir y seguía yendo a su despacho a estudiar las enfermedades autoinmunes. Falleció cuando estaba a punto de cumplir ciento cinco años, en su laboratorio de la Universidad de California en San Francisco, donde había realizado investigaciones pioneras sobre las causas y la curación de la artritis reumatoide. Eso fue en 2015.

La necrológica que publicó la universidad enumeraba sus secretos para una vida longeva, tal y como él mismo los había enunciado: *evitar viajar en avión, mucho sexo, seguir respirando y, a ser posible, disfrutar de tu trabajo, sea el que sea, o no hacerlo.*

Y eso sería todo.

Yo añado a esos consejos lo que he podido observar al documentarme para este libro: que, cuanto más activo te mantienes, física e intelectualmente, más indicaciones le das a tu sistema inmunitario de que sigues desempeñando un papel esencial en tu propia supervivencia y en la de la especie. Esto se traduce en un círculo virtuoso en el que los mecanismos internos fundamentales del organismo se regeneran continuamente y te permiten seguir desempeñando una función esencial, lo que a su vez impulsa la continuación del ciclo. En cambio, si te estancas física y mentalmente, el sistema recibe la señal de que te has abandonado y entiende, por tanto, que no necesita «malgastar» recursos en tu supervivencia.

Por último, entre todas las lecciones que he extraído del proceso de escritura de este libro, quiero destacar la que para mí es la más sorprendente de todas. Voy a llamarla «la enseñanza de Jason».

55

La enseñanza de Jason

Cuando empecé a escribir esta historia, en la época en que Jason resurgió de sus cenizas y su cáncer pareció desaparecer como por milagro, pensé que quizás estuviera escribiendo un libro sobre nuestra búsqueda de la inmortalidad. La odisea de los inmunólogos estaba llegando a un punto en el que podíamos resucitar a las personas. Como especie, capitaneados por un plantel de científicos brillantes, estábamos descubriendo cómo manipular el sistema inmunitario de modo que tal vez fuera posible prolongar la vida quién sabía cuánto tiempo.

Fue la primera pregunta que me hice: ¿de veras teníamos como horizonte una vida larguísima? ¿Cómo no iba a plantearme ese interrogante? ¿Se trataba, en definitiva, de alcanzar la inmortalidad?

Conviene recordar que el intento de prolongar la vida es desde siempre una característica definitoria de la condición humana.

Si nuestra pretensión era alcanzar la inmortalidad, hemos fracasado sin paliativos en ese empeño. Sí, ahora vivimos más y mejor, pero lo máximo que hemos conseguido es que alguna que otra persona viva, como mucho, ciento diez años. O sea, un pestañeo. Ahora entiendo uno de los motivos fundamentales. Nuestro sistema inmunitario nos está poniendo la zancadilla.

Has oído bien. La red defensiva del organismo —que con tanta frecuencia se considera la clave de la salud y lo es, desde luego— tuvo mucho que ver en cómo acabó la historia de Jason, y en cómo acaba la historia de cada uno de nosotros.

Esa particularidad de la vida se debe en gran medida a algunos atributos esenciales del sistema inmunitario que he ido exponiendo a lo largo de este libro.

Uno de ellos está relacionado con los compromisos a los que tiene que llegar constantemente el sistema inmunitario para mantener el equilibrio dentro de la Fiesta de la Vida. Pensemos, por ejemplo, en la curación de las heridas. Nuestras defensas tienen que permitir que las células se dividan para que los tejidos puedan reconstruirse tras sufrir una lesión. El sistema inmunitario estimula el crecimiento de células nuevas, contribuye al flujo de sangre y nutrientes y ayuda a que la fiesta siga su curso y prospere. Pero esta solución también hace posible —incluso inevitable— que aparezcan y se multipliquen células malignas.

—Todo el mundo tiene cáncer —me dijo el doctor Jacques Miller, el descubridor de la función del timo, cuando estuvimos hablando de la importancia del sistema inmunitario y del significado de la vida.

El cerebro falla, los órganos dejan de funcionar, los pulmones se encharcan. Ello se debe en parte a que nuestras defensas se colapsan, unas veces debido a la invasión de un patógeno que las desborda y otras, como en el caso del cáncer, a que el propio sistema inmunitario se vuelve cómplice de la enfermedad.

El motivo es que el sistema inmunitario no ha evolucionado para defendernos como individuos, sino para proteger nuestro material genético y a la especie en su conjunto. Cumple maravillosamente su función de mantenernos vivos hasta que nos reproducimos y criamos a nuestra progenie. Y después desempeña con la misma eficacia su función de quitarnos de en medio.

—La evolución ha decretado que no podemos vivir eternamente —afirmaba el doctor Miller—. La naturaleza, la evolución, dictan que debemos dejar sitio a la siguiente generación.

Ruslan Medzhitov, el profesor de Yale cuyos estudios pioneros contribuyeron decisivamente a nuestra comprensión del sistema inmunitario innato, se mostró de acuerdo con esta reflexión y añadía que ningún procedimiento médico que inventemos nos conducirá a la vida eterna.

—No hay solución definitiva. No hay bufé libre. Si curas el cáncer, tendrás más casos de enfermedades neurodegenerativas. Y, si curas las enfermedades neurodegenerativas, alguna gran epidemia se llevará por delante a la gente que tenga cien años. No hay solución definitiva ni debe haberla.

Hay muchos motivos para el optimismo, sin embargo.

—Tenemos que distinguir entre esperanza de vida y esperanza de vida saludable —comentaba Medzhitov—. No conviene que vivamos para siempre, pero desde luego lo que sí conviene es que estemos sanos en nuestra vejez.

Eso es lo que nos han aportado todos esos inventos y avances científicos: un poco más de vida y mucho más bienestar en la vejez. Menos dolor, menos ansiedad, menos enfermedades incapacitantes. Menos fragilidad.

Como especie, nos hemos esforzado por alcanzar la inmortalidad y solo hemos conseguido prolongar un poco la vida. Pero la alternativa a eso era terrible: una muerte mucho más temprana e innumerables sufrimientos.

La moraleja que cabe extraer de la historia de Jason es la conveniencia de hallar un perfecto equilibrio entre dos principios enfrentados: debemos seguir luchando, debemos soñar y ejercitar todas las pasiones que nos han traído hasta aquí, y al mismo tiempo debemos esforzarnos mucho más por aceptar la muerte. La muerte no solo es inevitable, no solo está programada dentro de nuestro organismo hasta el punto de que el sistema inmunitario la facilita. Es esencial para nuestra supervivencia.

No es nada fácil, desde luego, sentirse atenazado por el miedo a la muerte y sin embargo aceptarla con humildad y elegancia. La prolongación de nuestra salud depende de que podamos crear este equilibrio, tan elegante como el del sistema inmunitario.

El 1 de enero de 2017, estaba en Colorado cargando las cosas en el coche después de pasar un día esquiando con la familia, cuando sonó mi móvil. Pensé en dejar que saltara el buzón de voz. Caían grandes copos de nieve y tenía prisa por marcharme, pero quien llamaba era Guy Greenstein, el hermano de Jason, y tuve un mal presentimiento.

—Hola, Guy.

—Hola, Matt. Tengo malas noticias. Mi madre ha muerto.

Guy la había encontrado sin vida junto a la puerta del cuarto de baño. Parecía haber sufrido un infarto fulminante.

—Mike, el forense, me ha dicho: «Pero ¿no acabó de verte?»

Descanse en paz, Catherine Greenstein.

Seis meses después, perdí a mi queridísima abuela, Anne Richtel, cuando faltaban pocos días para que cumpliera cien años.

En octubre de 2017, Ron Glaser pasó a cuidados paliativos en la residencia para enfermos de Alzheimer en la que estaba ingresado. Quedó confinado en una silla de ruedas, por el riesgo que corría de caerse. Apenas entendía nada.

—Puedo poner mi cara literalmente a cinco centímetros de la suya y que no me vea —me contó Jan Kiecolt-Glaser, que, con su buen ánimo de siempre, conseguía encontrar aun así algún motivo de alegría—. A veces, muy de tarde en tarde, todavía me reconoce y me sonríe.

Dos meses más tarde, el 27 de diciembre de 2017, casi un año después de que falleciera Cathy, murió el doctor Ben Barres, el gran estudioso de la demencia y de su relación con el sistema inmunitario. Tenía sesenta y tres años. Había confiado, me dijo, en que la inmunoterapia le concediera una prórroga, como a Jason. Dejó un legado inmenso que quizá aún nos salve de parte de la cruel ignominia de la demencia senil. Él encarna como nadie el valor de la diversidad. Nacido mujer, era en realidad un hombre y pudo percibir el mundo a través de dos prismas distintos, lo que quizá le permitió ver lo que otros no veían.

Durante este proyecto, la muerte siguió su curso. No es así como yo esperaba acabar el libro. Pensaba que contaría que Jason había ido a Denver en su coche apestoso para ponerse una inyección, que una mañana se había despertado y su novia le había dicho que los tumores habían desaparecido, y que luego había seguido con sus aventuras. Creía que seguiría poblando este mundo con sus cuentos y sus malos humos, deteniéndose solo un rato para repostar y comprar *snacks* en un 7-Eleven. E imaginaba que esa historia de supervivencia sería un rayo de esperanza para todos nosotros.

Después de la muerte de Jason, y mucho antes también, empecé a pensar con frecuencia en él de una manera nueva y muy concreta. Lo veía como hijo, como aquel chaval que perdió a su padre. Esta perspectiva me duele especialmente porque mi hijo Milo tiene diez años y, como Jason, es un deportista nato. Prodigio Segundo, lo llamaba él. Yo soy su entrenador, como lo era el padre de Jason de su hijo. Al igual que Jason y su padre, Milo y yo somos uña y carne. Como lo son la mayoría de los padres y los hijos. Mi hija, Mirabel, tiene ocho años y es una niña muy creativa, divertida y encantadora, tan maravillosa como su hermano. Antes nunca me atreví a soñar con tener una familia así y sin embargo, de algún modo, la tengo. La posibilidad pavorosa de dejar huérfanos a mis hijos o de perderlos, de perder a mi familia, se ha convertido en algo palpable. Como tantas otras personas, todos los días hago recuento de lo que tengo y doy gracias por ello. Cada día que pasa estoy más agradecido. Disponemos de un tiempo finito en esta Fiesta de la Vida. Es muy hermoso. Y duele.

Gracias a la ciencia y al conocimiento, cada vez disfrutamos de mayor bienestar en la vejez y conocemos mejor cómo funciona nuestro organismo, de manera que podemos decidir mejor lo que nos conviene. Cuando enfermamos, disponemos de un año más, o de dos, o de diez. Los Argonautas nos han traído el milagro de los días extra y, cuando se me agote el tiempo, beberé a grandes sorbos, agradecido, cada minuto de más.

He descubierto, por otro lado, un nuevo motivo de esperanza. Los dones que nos ha concedido el conocimiento humano han sido posibles gracias a un fabuloso proceso de cooperación, mediante la experimentación afortunada y laboriosa, en laboratorios, sí, pero también en casas y parlamentos, y mediante el progreso científico, cultural, político y social que da «dos pasos adelante y uno atrás». Como individuos, no vamos a sortear la muerte porque es inevitable. Pero, desde una perspectiva más amplia, la Fiesta de la Vida podrá continuar en todo su esplendor si encontramos la armonía como especie. Quizá, en definitiva, lo máximo a lo que puedo aspirar es a darles a mis hijos herramientas que lleven siempre consigo y que nos acerquen, aunque solo sea una molécula más, a la paz.

Después de que falleciera Jason, me quedé a los pies de su cama y le di las gracias por haber sido siempre amable con el pequeñajo que fui. Dependiendo de las circunstancias, cada uno de nosotros puede ser, a ratos, un pequeñajo o un grandullón, puede estar necesitado de cuidados o ser capaz de darlos, puede suplicar, ser un amigo, un matón o un rival. Cada uno de nosotros, como entes microscópicos dentro de un organismo mayor, tiene un poder enorme para buscar la cooperación, para encontrar la armonía, para precipitar el conflicto o atenuarlo.

La profunda amistad que acabé forjando con Jason es la plasmación de esa verdad inconmensurable que nos enseña el sistema inmunitario. Que estamos juntos en esto.

AGRADECIMIENTOS

Un día estuve hablando del sistema inmunitario para este libro con el doctor Mike McCune, un afamado médico e investigador de la Universidad de California en San Francisco. Habíamos pasado horas charlando de distintos temas y, al darle yo las gracias por su generosidad, me contestó:

—Estoy intentando crear al inmunólogo más ameno del mundo.

Le pregunté qué quería decir y me explicó que la inmunología necesitaba un traductor, alguien que diera vida a estos conceptos y se los explicara al gran público.

Espero que el doctor McCune sienta que invirtió bien su tiempo al brindármelo. Y lo mismo digo de las decenas de científicos y médicos con los que estoy en deuda. Entre ellos se cuentan los hombres y mujeres sobre los que he escrito y a los que cito en el libro y muchas otras personas cuyos nombres no figuran aquí, pero cuyo tiempo y sabiduría me fueron de inmensa ayuda. Por favor, aceptad todos mi más honda gratitud por vuestra paciencia y buen humor y, sobre todo, por vuestra labor científica. Habéis salvado, facilitado y prolongado muchísimas vidas.

Gracias a Dorsey Griffith por su paciencia al ayudarme en el proceso de documentación. Y a Vicki Yates, por ser un verdadero regalo del cielo en este y otros proyectos.

Tengo la suerte de haber encontrado una familia en la editorial William Morrow. Peter Hubbard, editor y amigo, gracias por tu sentido del humor, tus cuidados y tu inmensa sabiduría. Gracias también a Nick Amphlett, siempre presente, siempre capaz. Gracias inmensas, como siempre, a Liate Stehlik, editora, amiga y capitana inconmovible en el proceloso mar del mundo editorial.

A Laurie Liss, mi agente y casi, casi una hermana, mucho cariño. Nuestro árbol no está seco aún.

He contraído una deuda inmensa con Douglas Preston, maestro y escritor de primera fila, que aceptó el papel de caja de resonancia y editor periódico de este libro. No podría haber tenido mejor consejero que él.

Mi agradecimiento y mi amor a mi esposa, Meredith Jewel Barad, el cimiento de todo; a Milo y Mirabel, nuestros ángeles, y a *Uncle Mort* y *Pickles*, nuestras mascotas. Gracias, mamá y papá.

Al doctor Mark Brunvand: pasaste horas hablando conmigo, explicándome cosas, abriéndome tu corazón, y te convertiste en maestro y amigo. Gracias por todo eso y por haber pasado la vida entera haciendo lo mismo por tus pacientes, procurando siempre sortear los escollos.

A Bob Hoff: llevaré para siempre grabada tu historia porque me ha enseñado mucho acerca de la valentía. Sufriste una época brutal de la historia de este país, en tus propias carnes y en la de tantos amigos muertos. Tu dignidad me deja sin aliento. Gracias por ser tan abierto. Me horroriza que todavía haya reductos de discriminación y espero con todas mis fuerzas que esa enfermedad autoinmune que es la intolerancia remita antes de conducirnos a la catástrofe.

A Linda Segre, tres palabras: elegancia bajo presión. Me doy cuenta de que no debe de ser tan fácil como tú haces que parezca a veces. Estoy seguro de que los lectores te estarán tan agradecidos como yo por haber contado lo difícil que es abrirte camino mientras luchas con el demonio de la autoinmunidad.

A Merredith Branscombe quiero darle las gracias por partida doble: por contarme tu historia y por actuar como ayuda de campo con ojo de águila de este empeño periodístico. Tu experiencia como escritora y creadora aportó una perspectiva que enalteció esta empresa. Gracias.

Para la familia de Jason y a Beth, no me bastan las palabras. Me tratasteis como un hermano. Siento mucho que hayáis perdido a Cathy y

Jason. Cathy era una persona extraordinaria, divertida y cariñosa, y no hay duda de que Jason heredó de ella su pasión por la vida.

Jason…

Hablo a menudo con él. Normalmente, en un susurro, después de que Milo, mi hijo, haya hecho alguna genialidad en el campo de béisbol. «Greenie», le digo, «te habría llamado para contarte esto». O: «¿Has visto eso, Greenie?»

Te llevo en el corazón. Cuento entre mis bendiciones el que llegáramos a ser amigos. Tu luz sigue brillando.

Ecosistema digital

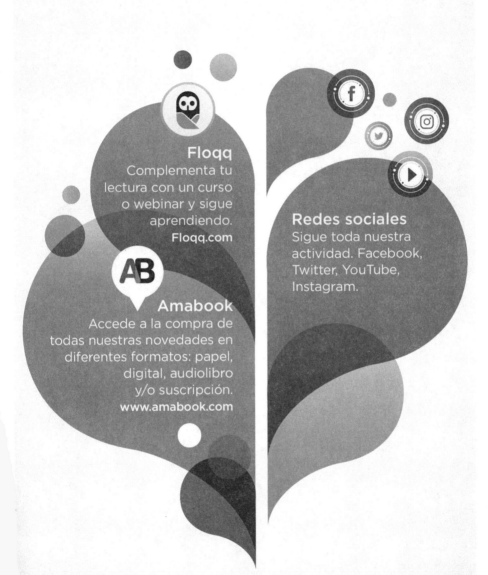

Floqq
Complementa tu lectura con un curso o webinar y sigue aprendiendo.
Floqq.com

Amabook
Accede a la compra de todas nuestras novedades en diferentes formatos: papel, digital, audiolibro y/o suscripción.
www.amabook.com

Redes sociales
Sigue toda nuestra actividad. Facebook, Twitter, YouTube, Instagram.

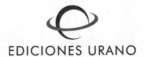